U0213116

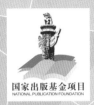

国家出版基金项目
NATIONAL PUBLICATION FOUNDATION

数字骨科学丛书
Digital Orthopaedics Series

主　审　钟世镇　戴尅戎　邱贵兴
总主编　裴国献

数字骨肿瘤外科学
Digital Bone Tumor Surgery

主　编　郭　征

山东科学技术出版社

图书在版编目（CIP）数据

数字骨肿瘤外科学 / 郭征主编. —济南：山东科
学技术出版社，2019.2
（数字骨科学丛书）
ISBN 978-7-5331-9726-1

Ⅰ. ①数… Ⅱ. ①郭… Ⅲ. ①数字技术—应用—骨
肿瘤—外科学 Ⅳ.①R738.1-39

中国版本图书馆CIP数据核字（2019）第015826号

数字骨肿瘤外科学
SHUZI GUZHONGLIU WAIKEXUE

责任编辑：马　祥　徐日强
装帧设计：魏　然

主管单位：山东出版传媒股份有限公司
出 版 者：山东科学技术出版社
　　　　　地址：济南市市中区英雄山路 189 号
　　　　　邮编：250002　电话：（0531）82098088
　　　　　网址：www.lkj.com.cn
　　　　　电子邮件：sdkj@sdpress.com.cn
发 行 者：山东科学技术出版社
　　　　　地址：济南市市中区英雄山路 189 号
　　　　　邮编：250002　电话：（0531）82098071
印 刷 者：山东临沂新华印刷物流集团有限责任公司
　　　　　地址：山东省临沂市高新技术产业开发区
　　　　　新华路1号
　　　　　邮编：276017　电话：（0539）2925659

规格：16开（210mm×285mm）
印张：16.25　字数：430 千
版次：2019 年 2 月第 1 版　　2019 年 2 月第 1 次印刷
定价：200.00元

主　审

　　　　钟世镇　　南方医科大学

　　　　戴尅戎　　上海交通大学医学院附属第九人民医院

　　　　邱贵兴　　北京协和医院

总主编

　　　　裴国献　　空军军医大学

主　编

　　　　郭　征　　空军军医大学

副主编

　　　　KC Wong　香港中文大学

　　　　王　臻　　空军军医大学

　　　　丁焕文　　华南理工大学

　　　　付　军　　空军军医大学

编　者（以姓氏笔画为序）

　　　　王　飞　　空军军医大学

　　　　王　玲　　西安交通大学

　　　　王财儒　　西部战区总医院

　　　　石　磊　　空军军医大学

　　　　石玲玲　　解放军联勤保障部队第九〇九医院

　　　　伍苏华　　维度（西安）生物医疗科技有限公司

　　　　刘　洋　　空军军医大学

　　　　李小康　　空军军医大学

　　　　吴智钢　　解放军第五一八医院

　　　　沙　漠　　解放军联勤保障部队第九〇九医院

　　　　张涌泉　　维度（西安）生物医疗科技有限公司

　　　　陈　亮　　长安大学

　　　　袁超凡　　空军总医院

　　　　黄　晨　　山西省古交市中心医院

　　　　康建峰　　西安交通大学

　　　　蓝平衡　　厦门大学

　　　　蔡　虎　　陕西省医疗器械质量监督检验院

　　　　裴延军　　空军军医大学

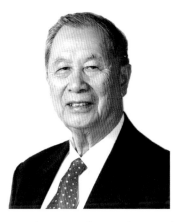

　　"十年树木，百年树人。"10年前(2008年)，我曾经为《数字骨科学》的出版写过序文，期望对这部数字医学园地里破土而出的新苗，加以精心呵护、培育成长。该部著作融集了骨科学家、影像学家、生物力学家、计算机学家、机械工程学家等多学科专家们，在裴国献教授率领下，成为第一批敢于尝试"食螃蟹"的群体，探索、创新、开花、结果。

　　"忽如一夜春风来，千树万树梨花开。"皇天不负有心人，有志者事竟成。由山东科学技术出版社出版的"数字骨科学丛书"，共有五个分册：《数字骨科学基础》《数字创伤骨科学》《数字脊柱外科学》《数字关节外科学》《数字骨肿瘤外科学》。这部丛书集我国数字骨科学领域学术经验之大成，是一部能够反映我国数字骨科学领域发展现状的专著。

　　"不忘初心，砥砺前行。"环顾我国数字骨科学的创立、发展和未来，任重道远，前景辉煌。2011年，由裴国献教授任首任组长的中华医学会医学工程学分会数字骨科学组正式成立，在这个全国性数字骨科学术团体的领引下，诸多骨科医生涌入信息科学技术引发的数字化革命洪流中。

　　"看似寻常最奇崛，成如容易却艰辛。"编著这部丛书的学术团队，在骨科学领域中引进了前沿性的数字化理论、理念、设备、技术和方法。他们研究了医学影像学领域不同类型设备的原理和优势，心灵手巧地分析、设计各种操作，把三维重建可视化技术、手术导航技术、3D打印技术、虚拟仿真技术、生物力学有限元分析技术等在临床上的应用发挥得淋漓尽致。"玉经琢磨多成器，百炼功成始自然"，他们既重视"阳春白雪"式创新驱动，深入研究了骨科前沿的内植物材料学和医用机器人，同时关注"下里巴人"式普罗大众，在康复支具和训练上大力着墨，建立造福广大群众的数字化骨库。丛书的出版，也验证了学术团队的艰辛奋斗历程，"若将世路比山路，世路更多千万盘"。

　　"涓涓细流，归为江海；纤纤白云，终成蓝图"，我诚挚地衷心祝贺丛书的出版，为我国骨科医师提供特点鲜明、内容翔实、实用性强的优秀参考书。在这里，还要感谢山东科学技术出版社的鼎力支持，将丛书成功申报国家出版基金资助项目。"不要人夸颜色好，只留清气满乾坤"，在医学之路上，只有探索、创新，才会有发展、前进。

　　庆贺"数字骨科学丛书"出版之际，欣为之序。

中国工程院资深院士

南方医科大学教授　　钟世镇

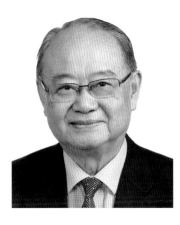

每当我们回顾21世纪以来的医学进步时，我们必然会提及数字技术与医学结合所带来的巨大进步，都会发现互联网、云计算、大数据、导航、机器人、人工智能等均以不可思议的速度进入我们的日常生活和工作。

在这同时，数字技术融入了各种疾病的预防和治疗，在实现精确化、个性化、微创化、远程化等多个方面都发挥了不可替代的作用，促进了医疗质量的提高。

在骨科领域，我们比过去更加迫切地需要医学与工程知识的互补与沟通，医工结合已经成为发展现代骨科技术不可或缺的基础，成为推动现代化医疗和创造新技术的原动力。

在发展数字化医疗服务的过程中，一切原有的医疗秩序被"打乱"了。医生们无论年资高低，在新的数字技术面前，都将重新成为"小学生"。而工程师们，都要从医学一二年级的解剖、生理知识学起。然后，他们将一起从医工结合的"学校"毕业，逐渐成为数字医学技术的拥有者乃至创造者。"数字骨科学丛书"的出版，将为介绍与普及数字骨科学领域医工交叉的新成果、新知识和促进医工之间的沟通、融汇做出贡献。

由裴国献教授担任总主编的"数字骨科学丛书"包括5个分册，各分册自成体系，但又互相衔接，涉及骨科的各亚专科。本套丛书以骨科临床需求为基础，由来自生物力学、机械工程学、信息科学、解剖学、医学基础研究及骨科临床的百余位专家共同撰写完成。内容涵盖了数字骨科学基础知识、基本技术及骨科各专业的数字化手术，汇集了数字技术用于骨科领域的最新进展，是骨科临床技术与数字技术紧密整合的多学科专家集体智慧的结晶。

感谢编撰本丛书的工程学和医学专家们付出的辛勤劳动！

中国工程院院士

上海交通大学医学院附属第九人民医院终身教授

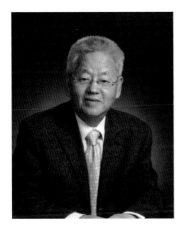

云计算、互联网、物联网、大数据、虚拟仿真、人工智能、5G网络等数字化、智能化新技术已全方位到来，数字化高科技成果极大地改变了传统社会模式与医学实践模式。21世纪以来，数字医学得到了迅猛发展。有限元分析、计算机辅助设计（CAD）、计算机辅助制造（CAM）与计算机辅助骨科手术（CCAS）、图像技术、逆向工程、3D打印、手术导航、虚拟仿真、VR/AR/MR、机器人手术、远程医疗等数字化技术在临床应用的广度、深度的增加，有力促进了医学科学技术朝着以"精准化、个性化、微创化、智能化与远程化"为特征的现代医学方向高速发展，数字化技术是现代医学的一场技术革命。

2006年，裴国献教授率先提出了"数字骨科学"的概念，并牵头分别于2011年11月成立了中华医学会医学工程学分会数字骨科学组，于2016年4月成立了SICOT中国部数字骨科学会（已成立10个省级SICOT数字骨科学分会）及中国研究型医院学会骨科创新与转化专业委员会数字骨科学组等3个数字骨科学术组织，在相关期刊开辟了数字骨科技术专栏，出版了多部数字骨科学专著，组织编写并发表相关数字骨科技术标准专家共识三部，同时受Springer出版集团之约组织编写的*Digital Orthopaedics*一书将于2019年初出版并全球发行。这些举措对推动我国数字骨科技术基础研究、技术研发、临床推广应用均起到了积极的作用，有力推动了我国数字骨科学的迅猛发展。

数字骨科学作为骨科学科一门新的分支，涉及人体解剖学、立体几何学、生物力学、材料学、信息学、电子学及机械工程学等众多领域，是一门多学科、多领域交叉的新兴学科。数字骨科学作为数字医学的重要分支及骨科学的亚专科近几年发展迅速，其临床应用已涵盖了骨科学的所有亚专科，包括创伤骨科、骨肿瘤科、脊柱外科、关节外科、显微修复、小儿骨科、骨病与骨矫形等专科。数字骨科技术的应用，极大地促进了骨科临床的诊治水平，提升了骨科手术设计、手术定位、手术操作的个性化、精准化，提高了骨科严重性创伤、肿瘤、畸形的诊疗效果，推动了骨科学的整体发展。随着信息科学、生命科学、影像学及数字医学等技术的整体发展，以个性、微创、精准及远距为目标的数字骨科学必将得到更快的发展。

由裴国献教授担任总主编的"数字骨科学丛书"，由《数字骨科学基础》《数字创伤骨科学》《数字关节外科学》《数字脊柱外科学》和《数字骨肿瘤外科学》5个分册组成，是本领域首部大型专著，内容覆盖数字骨科基础知识、基本技术与骨科各亚专科的临床应用，是一部叙述详尽、系统，体现国际前沿技术，并从理论到实践可操作性强的临床教科书。也正因为如此，本丛书具有有别于其他骨科专著的鲜明特点。

我和裴国献教授相知多年，深知他治学严谨，博学多闻。在他担任总主编的新作"数字骨科学丛书"即将出版之际，我愿为此作序，将此书推荐给大家。相信此大型丛书的出版，对临床骨科医生特别是青年骨科医生认识数字骨科、继而走进数字骨科会起到一定的启示与导向作用，同时对推动我国数字技术在骨科的广泛应用与进一步发展会起到一定的推动作用。

中国工程院资深院士

北京协和医院教授

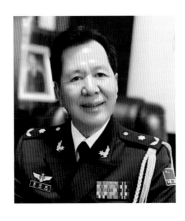

21世纪以来，数字医学的发展促进了数字化技术在骨科领域的快速开展。钟世镇院士继美国、韩国之后在国际上开展了"虚拟中国人"的人体切片建模研究，为"中国数字人""数字解剖学"和中国数字医学的发展奠定了重要基础，拉开了中国数字医学的序幕。可以说，钟世镇院士是中国数字医学的重要奠基人和开拓者。2006年，基于钟世镇院士"数字解剖学"的概念及理论，我们将数字化技术在骨科的应用这一涉及面广、内容宽泛的新兴的重大技术，适时进行了科学定位、理论凝析与学科归属，提出了"数字骨科学"的概念与理论，旨在将数字化这一通用性的最新技术与骨科学有机地融汇在一起进行学科性的设置、系统性的研究、专科性的应用，继而形成这一前沿交叉技术在骨科学科的自身学科理论与临床技术体系，以求快速、高效地促进数字化技术在骨科的应用，更有力助推骨科学更高、更快的整体发展。

数字骨科学是数字化技术与骨科学相结合的一门新兴交叉学科，属于骨科学的新分支，涉及解剖学、立体几何学、生物力学、材料学、信息科学、电子学及机械工程学等领域。数字骨科学范围较广，凡是以数字化手段用于骨科的研究、诊断、治疗、康复及教育的数字医疗技术均属于数字骨科学范围。数字骨科学理论与技术的建立，必将促使骨科未来的诊疗行为数字化、个性化、可视化、虚拟化、精准化与智能化，并进一步达到骨科诊疗行为的规范化与标准化。数字骨科学作为骨科学的重要分支与组成，目前已成为骨科学发展最为迅速、新技术含量最高的亚专科之一，具有巨大的发展应用前景。

在当今科学技术飞速发展的时代，多领域融汇、跨学科交叉是任一领域、任一学科发展的必然途径与趋势，数字骨科学学科的问世是骨科学发展的自然走向与必然趋势。数字化技术可为骨科的研究、教学、临床、康复及教育提供全新的模式与手段，实现了由二维到三维、由平面到立体、由静态到动态的重大技术变革。目前我国已先后建立了三个数字骨科学的学术组织，即中华医学会医学工程学分会数字骨科学组、中国研究型医院学会骨科创新与转化专业委员会数字骨科学组和SICOT中国部数字骨科学会，其中SICOT中国部数字骨科学会已先后成立了10个省级分会。数字骨科学术组织的建立，为数字骨科技术的临床应用与发展提供了一个组织上的保障和学术交流平台，有助于发展、壮大数字骨科技术队伍，以对数字骨科技术实施更高、更快的深入研究、系统开发与广泛的临床转化应用。

2008年我们编撰出版了《数字骨科学》（第一版），10年来数字骨科学有了迅猛的发展，3D打印技术、VR、AR、MR、机器人技术和人工智能等新技术层出不穷，推动了骨科手术诊治的个性化和精准化，引领、促进了骨科学的进一步发展。为了及时介绍数字骨科学的最新理论、知识与技术，更有效地推动数字骨科技术的临床应用，2016年我们编撰出版了《数字骨科学》（第二版），同时应国际著名出版集团Springer之约，我们编撰的*Digital Orthopaedics*（英文版）于2019年初出版，全球发行。相关数字骨科系列专著的出版发行，有力推动了数字骨科技术的推广与应用。

"数字骨科学丛书"由《数字骨科学基础》《数字创伤骨科学》《数字脊柱外科学》《数字关节外科学》和《数字骨肿瘤外科学》5个分册组成，已被列入国家出版基金资助项目。本书由生物力学、材料学、机械工程学、3D打印、基础研究、解剖学和临床骨科等专家联合编撰。各分册即独立成章，又相互衔接，是一部全面反映我国数字骨科发展现状的系统、新颖、实用的权威性专著，是我国数字骨科的集大成之作，代表了目前该领域的最新技术，可使读者对数字骨科这一前沿技术的理论与临床应用有一全面、系统的了解，具有较强的临床应用与参考价值。

在本丛书付梓之际，感谢为本书付出辛勤劳动的各分册主编、副主编、编者及主编助理雷星博士、穆亚莉秘书，感谢山东科学技术出版社韩琳编辑的悉心指导和全力支持，特别感谢本丛书顾问钟世镇院士、戴尅戎院士和邱贵兴院士在繁忙工作之中为本丛书担任主审并作序，大师指点、运筹帷幄。

掩卷搁笔，由于数字骨科学实为一新生的骨科学分支，发展时间不长，其相关理论有待不断研究，诸多新技术有待进一步探究、拓展，故书中不成熟、不系统乃至不妥及纰漏之处均在所难免，恳请读者不吝雅正，有待新著时增补、完善。谨盼此丛书能成为编者与骨科同仁学术交流的载体，以期为我国数字骨科的发展有所裨益。尽其责，飨读者，则甚慰！！

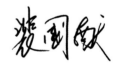

　　《数字骨肿瘤外科学》是裴国献教授作为总主编编著的"数字骨科学丛书"的分册之一。本书宗旨是紧密结合骨肿瘤外科的临床实际讲述数字化技术的临床应用。书中采用大量生动的图片资料呈现实际应用案例，尽可能避免冗长的文字叙述，做到生动形象并通俗易懂，让读者更加容易地理解和掌握相关技术方法。

　　近年来，随着数字化技术的迅猛发展，诸多传统学科，尤其是医学面临着新的机遇和挑战。数字骨肿瘤外科学就是在这一大背景下产生的新兴学科。骨肿瘤外科强调肿瘤的安全切除及骨关节缺损的有效重建，但传统外科技术方法难以实现骨肿瘤个性化和精细化切除与重建的要求。数字骨科技术（如图像融合、计算机辅助导航、个性化外科手术导板和3D打印个性化定制假体等）可以较好地弥补传统外科技术之不足，实现骨肿瘤精准外科治疗的目的。

　　本书将紧密结合骨肿瘤外科临床常见问题，通过展示临床场景，深入浅出地给大家介绍相关数字化技术在这些场景中应用的具体步骤与方法，以及如何更高效地应用数字化技术辅助完成骨肿瘤手术操作，解决传统技术难以应对的临床难题。相信本书能成为骨肿瘤外科医生有价值的临床工具书，同时成为数字骨科工作者和爱好者的重要参考书。

　　本书副主编KC Wong教授（中国香港）、王臻教授、丁焕文教授、付军博士都是我国骨肿瘤外科和数字骨科领域的著名学者，他们不仅具有丰富的骨肿瘤外科临床实践经验，而且精通数字化技术的应用，在他们的带领下，其各自的专业团队取得了许多骄人的成绩，引领并推动着我国数字骨肿瘤外科的发展。本书的各位编委也都是来自我国一流的骨肿瘤外科团队的核心成员，他们具有的骨肿瘤外科及数字骨科技术经验必将极大丰富该书的实质内容。衷心希望本书能够向广大读者全面展现数字骨肿瘤领域的新知识、新探索和新经验。相信大家在阅读此书时，一定能充分体会数字技术带给骨肿瘤外科的学术价值和艺术魅力。

　　面对数字骨科技术的日新月异，编者的知识储备仍然有限，在该书编著过程中谬误之处在所难免，恳请广大读者不吝斧正，使我们共同提高。

郭　征

目录 CONTENTS

第一章 数字化技术在骨肿瘤外科应用概论

一、引言

数字骨肿瘤外科学是一门以医工结合为基础的、新兴的应用临床医学学科。它是数字化技术快速发展与骨肿瘤外科领域个体化、高精度需求相结合的必然产物，是新兴数字化技术与传统医学经验融合的结晶。

具体而言，数字骨肿瘤外科学涉及数字化断层X线影像扫描（CT）技术、数字化磁共振成像（MR）技术、数字化三维影像重建技术、计算机辅助设计（CAD）技术、计算机辅助空间定位导航技术、计算机辅助力学模拟技术、计算机辅助机械加工技术、3D打印（增材制造、快速成型）技术、机器人技术、虚拟现实（VR）技术、虚拟操作技术等在内的多种数字化技术。这些数字化技术的原始应用领域可能并非骨肿瘤外科领域，甚至并非医学领域，但是在长期的生产实践应用过程中，医疗工作者、骨科医生、骨肿瘤外科专科医生以及医学工程人员逐步将这些技术应用于骨肿瘤患者的病情分析、疾病诊断、手术规划、肿瘤切除方案设计、切除后重建方式、重建假体设计、假体生物力学分析、手术精准定位、手术自动化操作、手术后功能康复评价、病历资料汇总等骨肿瘤外科领域的各个具体的临床工作环节，以数字化技术指导骨肿瘤外科的临床工作，就形成了数字骨肿瘤外科学这个新兴学科。

二、数字骨肿瘤外科学发展历史

世界上最早将数字化技术应用于骨肿瘤外科可以追溯到20世纪70年代。1972年，Hounsfield发明了首台数字化断层X线影像诊断设备（CT），并成功应用于颅脑的内部成像。

1974年应用于全身的CT设备问世，从那时起，数字化的X线断层扫描技术就开始应用于骨肿瘤的临床诊断。在接下来的40多年间，骨肿瘤外科临床医生与数字化技术工程人员密切合作，由骨肿瘤外科医生提出具体的临床问题，由理工学科人员提供以数字化技术为基础的解决方案，骨肿瘤外科医生在临床得以实践，结果经由双方分析后再进一步改进应用于临床。这样不断地进行技术融合、应用分析、改进提高，数字化骨肿瘤外科从无到有。

20世纪80年代初，就已经有骨肿瘤外科医生将基于数字化影像的三维重建技术应用于骨肿瘤的诊断。90年代末，随着计算机辅助导航系统的问世及广泛应用，骨肿瘤外科医生开始尝试将导航系统应用在骨肿瘤切除手术中，用于精准地标识肿瘤边界。进入21世纪，随着数字化技术的发展和机器人技术的兴起，骨肿瘤外科开始研究将手术机器人技术应用于骨肿瘤的精准切除。我国追赶国际先进水平的脚步一刻未停，差距在逐步缩小，而且近年来，某些数字化技术临床应用领域甚至已经反超，开始位于世界领先水平。2009年导航系统应用于骨肿瘤切除重建，2014年手术机器人应用于脊柱肿瘤切除，2014年首先尝试应用钛合金3D打印假体重建骨肿瘤切除后的骨盆、锁骨、肩胛骨，目前我国自主研发的骨肿瘤专用的导航、手术机器人系统正在研发过程中。

从最早的简单应用理工学科的数字化技术，到反向要求数字化工程技术进行针对性改进提高，骨肿瘤外科医生与理工学科人员的联系日益紧密，交际越发广泛。为更好地实现医工结合，促进医学工作者与工科人员的交流，2000年全世界范围内成立了数字化技术骨科应用的学术组织（international society for computer assisted orthopaedic surgery，CAOS），2011年我国成立了基于中华医学会的数字骨科学组，为骨科医生与工程师间的紧密合作提供了良好的交流平台。通过经常性的学术活动、应用经验分享以及新的数字技术推广，骨肿瘤这个传统的临床学科正通过数字化技术的飞跃而快速地发展进步。

三、骨肿瘤外科在骨科领域的特殊性

骨肿瘤外科是骨外科学的一个分支领域，也是一个交叉学科，其包含了骨与软组织肿瘤、骨病的全部范畴。因此，骨肿瘤外科既包括了骨外科的全部共性，又包含了肿瘤内科、外科的部分特性，是一门极其复杂的交叉学科。其疾病种类的复杂性，决定了其疾病诊断、治疗的复杂性。骨肿瘤的发病部位不确定，同一部位病变性质不确定，同一性质病变患病程度不确定，再加上骨肿瘤的发病率低（如骨肉瘤发病率为百万分之三），每一例骨肿瘤患者均需要个体化地进行诊断、手术规划和手术治疗。无论骨科领域传统的临床理念，还是肿瘤内外科的经典临床经验，均不能机械地套用在骨肿瘤外科领域上，所以骨肿瘤外科更需要个体化的、精准的诊断及手术方式，以满足骨肿瘤患者各不相同的需求。所以骨肿瘤外科是一门临床要求高，相关经验不容易积累的特殊学科，更需要像数字化技术这样的精准技术代替传统经验。

骨肿瘤外科的临床要求特殊性具体表现在以下几个方面：①诊断要求高，病变范围的界定十分重要。②手术计划需要制订得更加精准。③手术实施过程中，需要准确还原手术规划。④功能重建需要针对每位患者采用个体化方式。⑤骨肿瘤外科医生的培训、操作技能的提高都需要精准的信息支持。

四、数字化技术的快速进步和应用对骨肿瘤外科发展的影响

最早介入骨肿瘤外科领域的数字化技术是数字化图像处理技术，它与CT同时出现，因为CT就是数字化的医学影像。日益先进、实用的数字化图像处理技术，使我们能够将二维断层图像数据转换成三维图像，并且能够从任意角度进行观察和测量，有助于更加精确地判断骨骼肿瘤的空间位置与侵袭范围，从而让外科医师能够制订出更加安全合理的手术切除方案。

数字化设计基于数字化、三维化的医学影像，医生可以清楚地看到骨骼周围、内部的肿瘤生长情况，准确地描绘出安全的外科边界。接下来就可以依托强大的软件，模拟手术过程，提前预知肿瘤切除后的局部情况，甚至设计随意形状的填充物来重建恢复骨结构。数字化设计技术的精妙之处在于，可以反复多次地模拟不同方案的手术操作，对比不同的手术效果，还可以根据不同的需求和想法设计出不同的修复方式。

数字化图像处理技术和数字化设计技术是数字化技术应用的前提与基础，虽然在临床工作中，大部分医生看不到完整的这两个环节，但正是这两项技术支撑起了数字骨肿瘤外科学这个交叉平台。这两项技术也可以说是本书后面介绍的多项数字化技术的核心、灵魂，而其他众多的数字化技术则是这两项技术的具体表达，是方案的具体实施的手段。

在临床实践中，有了精妙的数字化设计，如何在手术中精准实施就成了问题。传统手术方式的误差无法匹配数字化设计动辄0.1 mm的设计精度。计算机辅助导航系统（computer assisted navigation system，CANS）是近年来骨外科领域，尤其是骨肿瘤外科领域迅速发展起来的一项新技术。该技术能实现人机交互，其最大的优势在于能在术中精确地定位解剖结构，使术者能实时获知操作的具体位置。该系统可以利用数字化图像结合数字化设计方案，指示术区的空间三维位置，使骨肿瘤的切除范围和假体的精确安装具有可操作性，同时还能指导、验证术者操作结果的正确性。许多报道显示，导航技术的应用，可以较好地实现骨肿瘤的精确切除与重建，不但可以辅助良性骨肿瘤的外科手术，在恶性骨肿瘤外科治疗方面也比传统手术更有独特的优势，从而保证了骨肿瘤

的手术效果。自1999年首台完全针对骨科的手术导航系统进入市场以来，这一技术已在骨外科手术中得到成功应用，2004年起应用于骨肿瘤的精确切除与重建，由此逐渐拉开了计算机辅助导航在骨肿瘤领域应用的序幕。

有了导航系统，医生们开始抱怨自己的手抖，与导航系统精准的定位形成了鲜明对比。而不会手抖的机械臂与导航系统便是完美搭档了，这便是手术机器人的原型。目前，骨科最常用的手术机器人是以色列Mazor Robotics公司开发的Renaissance机器人和我国的天玑手术机器人，其原理均为根据术前设计在手术中指导术者进行定位。在骨肿瘤领域，手术机器人几乎可以应用于所有类型的手术。

就在计算机导航技术和机器人技术不断更新换代的时候，一项新的、风靡全球的技术悄然兴起，这就是3D打印技术。

刚出世的这项技术还被称为增材制造、快速成型，随着科技的发展，它的应用越来越广泛，也越来越为大众所接受，并被赋予了崭新的名字——"3D打印"。在医学领域，借助于3D打印技术，医生可以将虚拟的设计变为实物。3D打印技术可以为骨肿瘤医生提供一种区别于传统的新方法和工具，因此这一技术的应用给骨肿瘤专业带来了新的理念。特别对于骨肿瘤外科医生，3D打印的模型可以带给医生真实的肿瘤感官，3D打印导板可以在手术中精确地还原手术设计，3D打印的金属植入体可以修复全身任何部位的骨骼缺损。3D打印技术号称的"所想

即所得"，在骨肿瘤外科已被完美诠释。

除了这些新的数字化技术，还有很多经常见于骨肿瘤外科临床的数字化技术，诸如传统的数字化机械加工技术、数字化异体骨管理系统、有限元力学分析技术等等。这些数字化技术的应用，均基于骨肿瘤外科领域的临床需求，以数字化方式高效精准地解决了骨肿瘤外科临床问题。

五、结论

数字化技术与骨肿瘤外科本是两个互不相干的学科，一个属于电子科学领域，一个属于生命科学领域。在两个学科发展过程中，出现了很强的学科互补性，骨肿瘤外科的个体化、高精度需求恰恰就是数字化技术的专长之处。经过多年的临床实践，数字化技术确实为骨肿瘤外科带来了精准的诊断治疗方式，不仅满足了骨肿瘤外科的传统需求，还通过数字化技术的应用产生了骨肿瘤外科新的手术方式、治疗方法，极大地促进了骨肿瘤外科发展。同时在骨肿瘤领域广泛应用的各项数字化技术也经受了临床实践考验，这些经验反过来也促进了数字化技术的进一步提高，两个学科相辅相成，共同促进发展。

随着数字化技术的不断进步和骨肿瘤外科领域需求的不断提高，数字骨肿瘤外科势必会向着更好的方向发展，为更多的骨肿瘤患者带来康复的希望。

参考文献

1. Kumar S J, Harcke H T, Macewen G D, et al. Osteoid osteoma of the proximal femur: new techniques in diagnosis and treatment. Journal of Pediatric Orthopedics, 1984, 4(6):669-72.

2. 张清, 牛晓辉, 王涛,等. 计算机导航系统在骨肿瘤切除和重建中的应用. 中国医药生物技术, 2009, 4(2):114-118.

3. 付军. 西京医院骨科率先在国内开展骨科机器人手术. 中华创伤骨科杂志, 2014, 16(5):29-37.

4. Fan H, Fu J, Li X, et al. Implantation of customized 3-D printed titanium prosthesis in limb salvage surgery: a case series and review of the literature. World Journal of Surgical Oncology, 2015, 13(1):308.

第二章

医学图像数字处理技术在骨肿瘤外科中的应用

第一节 医学数字化技术的基石——图像分割与三维重建技术

一、概述

CT及MR等影像设备都能够输出具有空间位置信息的二维断层图像数据集，如果这些断层图像数据集满足一定的条件，我们就能够通过图像分割技术将这些图像中感兴趣的组织结构提取出来并最终通过三维重建技术将其转换成三维图像。

在骨肿瘤的诊断及术前规划中，通过重建得到的骨与软组织三维图像具有传统二维断层图像难以比拟的优势。首先，三维图像能够带来更加直观、真实的感官效果（图2-1），并且能够从任意的角度进行观察和测量，有助于更加精确地判断肿瘤的空间位置与侵袭范围，从而让外科医师能够制订出更加安全合理的手术切除方案。除此之外，术前骨肿瘤模型的3D打印，截骨导板的设计，个体化假体的设计与模拟安装等也都离不开图像分割与三维重建技术（图2-2）。

图像分割与三维重建实际上是对医学图像信息的提取与初步处理过程，是进行后续其他处理的基础。对于缺乏工科背景的临床医生来说，想要从数学原理上完全理解图像分割与三维重建技术存在不小的难度。尽管如此，我们也难以将这项工作完全交由图像技术人员来完成，因为在分割与重建过程中只有依靠临床医师的解剖学知识与临床经验才能确保重建的三维图像真实、准确地反映实际解剖结构。因此，在图像分割与重建过程中，临床医师必须要居于主导地位。近年来不断出现的医学图像处理软件，使得以临床医师为主导的图像分割与三维重建成为可能，通过这些软件，我们不必关心分割与重建过程中复杂的数学计算过

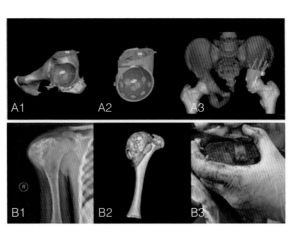

图2-2 三维重建在个性化假体与截骨导板设计中的应用
A1.重建肿瘤骨三维模型并对其进行测量及特征提取。A2.根据测量及拟合结果完成假体设计。A3.在患者三维重建模型上模拟假体安装。B1.1例6岁男性患者右肱骨近端外侧软骨瘤X线片。B2.在肿瘤骨三维模型上完成截骨导板设计及模拟安装。B3.术中导板引导摆锯截骨，既以安全边界切除肿瘤又最大限度保留骨骺

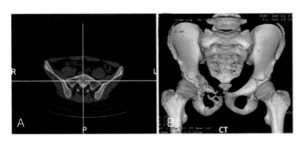

图2-1 CT二维断层图像与三维重建图像对比
A.轴位CT断层图像。B.三维容积重建图像。三维图像更直观地显示骨肿瘤对右侧耻骨上肢及髋臼前缘骨质的破坏

程，只要根据所需重建结构的影像学特征选择合适的方法就能够高效、可靠地重建出三维图像。可进行医学图像分割与重建的软件有很多，其中Materialise公司的Mimics软件在国内应用较为广泛，其操作简单，交互性好，基本能够满足一般临床图像分割与重建的需要。本节将主要以Mimics 17.0软件为例，介绍图像分割与重建的基本方法，希望能对读者的临床工作提供参考。

二、医学图像的分割

图像分割过程实际上就是对影像数据中感兴趣组织结构的提取与标记的过程。例如我们要重建骨组织的三维图像，就需要先在所有断层图像中将代表骨组织的像素点提取并标记出来，这些标记的像素点是之后进行三维重建的基础。

早期的医学图像分割需要在每张断层图像上手动画出组织结构的轮廓，这种方法完全依赖于分割者的解剖知识与临床经验，并且十分费时，效率较低。随着计算机技术的发展，一些半自动的图像分割方法被引入临床并逐渐得到广泛应用，借助计算机的高速数据处理能力，临床医生能够极大地提高图像分割的精度与效率。然而，由于医学图像的复杂性与多样性，目前尚没有哪一种单一的图像分割方法能够完全胜任医学图像分割任务，如何根据组织结构的影像学特点在众多的分割方法中选择最

合适的一种或几种方法是分割者面临的一大难题。分割者不仅要对所需分割结构的影像学特征有足够的了解，而且要熟悉每种分割方法的基本原理与使用方法。下面我们将介绍几种处理骨肿瘤影像数据时常用的分割方法。

（一）阈值分割（Thresholding）

阈值分割是基于像素灰度值的分割方法，其基本假设是认为同种类的组织具有相同或相近的灰度值，而不同种类组织的灰度值则有差异，因此我们可以将复杂的组织分割问题转化为简单的灰度值分割问题。

显然，只要对医学影像数据稍有了解，我们就会发现这种假设并不是完全正确的，而且也很难区分灰度值相差不大的组织（例如CT图像中的肿瘤组织与正常软组织），但是对于灰度值与周围组织相差较大的组织结构来说（例如CT图像中的皮质骨），这种方法却是非常有效的。实际上，由于其简单高效的特点，阈值分割已成为骨组织分割中不可或缺的方法，几乎所有的骨组织分割都是从阈值分割开始的。

在Mimics软件中，通过分割（Segmentation）下拉菜单中的阈值分割（Thresholding）命令就可以打开阈值分割的工具条，在这里读者可以根据自身需求设定分割的阈值，分割的结果将会自动保存为一个蒙板（Mask）。读者也可以选择系统提供的预设值，Mimics提供骨、牙齿、脂肪、皮肤等多种组织的CT阈值范围预设（图2-3）。

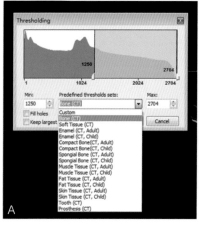
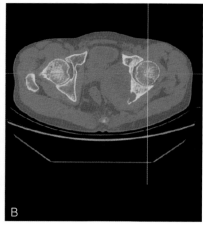

图2-3 Mimics中的阈值分割
A.阈值分割工具条中绿色区域为选中的阈值范围，在预设值下拉列表中有多种组织阈值范围预设可供选择。B.相应阈值下选中的组织结构示意图，图中绿色区域为选中的组织结构

在实际应用中，由于CT设备差异和患者个体差异等，系统的预设值并不总能满足要求。为了确定所需分割组织的阈值范围，更为常用的方法是绘制一条通过分割对象的线段，称之为剖面线，软件会显示通过这条剖面线的像素灰度值的分布曲线，据此可以设定更加准确的分割阈值。

在Mimics中，用户可以通过选择Segmentation下拉菜单中的Draw profile line命令，激活鼠标变为铅笔形状，在断层图像上绘制剖面线，系统会弹出沿剖面线的像素灰度值曲线，单击Start Thresholding按钮，曲线上会显示两条阈值分割线，拖动分割线就可方便地设定分割阈值。有时候为了得到更加准确的结果，可能需要绘制多条剖面线（图2-4）。

在临床上，并非只有骨组织的分割能使用阈值分割方法，事实上，只要所需分割结构与周围结构的灰度值具有足够的差别（例如植入的假体，造影剂增强后的血管及肿瘤组织等），都可以采用阈值分割的方法进行预分割处理。

（二）区域增长（Region Growing）

在前面的例子中，细心的读者可能已经发现，尽管我们希望分割的是骨组织，但阈值分割得到的结果却不仅仅只有骨组织，它实际上由3个互不相连的部分组成：骨盆、股骨及CT床架（图2-5A）。显然，CT床架并非我们需要的结构，但是由于其灰度值与骨组织相近，因此无法通过阈值分割方法将其与骨组织区分开。这时就需要用区域增长的分割方法对阈值分割结果进行修正。

区域增长可以简单地理解为对初步阈值分割结果中互不相连的区域进行分组，从而生成新的分割结果。例如在前面的例子中，若想要从阈值分割结果中将骨组织分离出来，我们只需要通过Segmentation下拉菜单中的Region Growing命令，先用鼠标选择骨盆部分，再选择股骨部分，这两部分就会分离出来生成一个新的分割结果。在这个结果中，CT床架已经被去除了（图2-5B）。

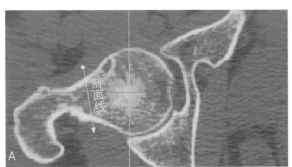
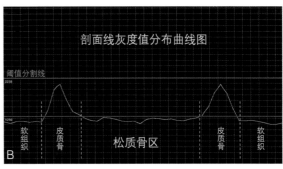

图2-4　剖面线阈值分割
A. 剖面线绘制：在断层图像上绘制一条通过待分割对象的线段。B.剖面线灰度值分布曲线：绘制剖面线后，软件会弹出沿剖面线灰度值分布曲线，我们可以通过拖动阈值分割线方便地分割骨皮质、骨松质与软组织

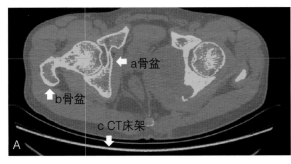
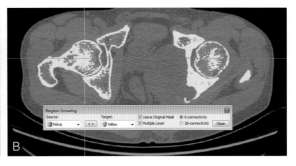

图2-5　区域增长
A. 通过阈值分割得到分割结果实际上由3个互不连通的部分组成：a. 骨盆，b. 股骨，c. CT床架。B. 通过区域增长方法，将股骨与骨盆分在一组重新生成新的分割结果，在这个结果中，CT床架已经被去除

（三）形态学操作（Morphology Operation）

阈值分割是基于像素的灰度值进行分割的，在松质骨区域，由于像素灰度值具有较大的不均一性，容易产生数量众多的小孔和毛糙边缘。除非所使用的影像数据来源于显微CT，否则由于噪声与部分容积效应等原因，通过阈值分割得到的这些小孔并不是骨小梁结构的真实反映，它们也并没有什么实际意义（图2-6A）。这样的分割蒙板重建出来的3D模型虽然从表面看起来没有什么问题（图2-6B），但是当我们剖开模型时就会发现其内部结构十分混乱，包含众多不规则的孔隙（图2-6C）。如果不加注意，这些孔隙有时候会给我们带来很大的困扰。

例如我们有时希望通过3D打印得到股骨的外部形态模型来模拟假体安装，但如果我们将上面的模型数据不加处理而直接发送至3D打印设备进行3D打印，打印设备将花费大量时间去刻画这些无意义的内部孔隙，导致打印效率低下。除此之外，当我们进行三维模型自动配准时，软件会默认对模型的所有表面进行配准计算，这些混乱而复杂的模型内部表面结构势必会加重计算负担。更重要的是，这些结构与扫描噪声相关，具有一定的随机性，会极大地影响模型配准的精确度。

对于较大的孔洞，我们可以通过后面将要介绍的空腔填充（Cavity Fill）命令手动进行填充，但对于数量众多的小孔隙则需要用到形态学工具了。

形态学计算着重研究图像的几何结构，它的基本思想是用具有一定形态的结构元素去度量和提取图像中的对应形状以达到对图像分析和识别的目的。最基本的形态学计算是膨胀（Dilate）和腐蚀（Erode）。我们可以将膨胀简单地理解为将分割蒙板向周围扩大若干个像素，而腐蚀则正好相反，它将使蒙板范围向内部缩小若干个像素。先腐蚀后膨胀的过程称为开运算（Open）。它具有消除细小蒙板区域，在纤细处分离蒙板和平滑较大蒙板边界的作用。先膨胀后腐蚀的过程称为闭运算（Close）。它具有填充蒙板内细小空洞，连接邻近蒙板和平滑边界的作用（图2-7）。

在Mimics中，我们可以通过Segmentation菜单下的Morphology Operation命令打开形态学工具条，在Source栏内选择要优化的蒙板，在Operation栏内选择所需的形态学运算，在Number of Pixels栏内选择所使用的结构元素的大小（结构元素过大有时会导致意想不到的结果，在处理细小孔隙或毛糙边缘时，将之设为1~2个像素较为合适），单击Apply按钮完成形态学运算并将结果保存在一个新的模板中（图2-7）。

（四）空腔填充（Cavity Fill）

通过形态学操作我们能够将蒙板内不需要的小孔隙消除，但仍会遗留一些较大的空洞，如果我们不需要这些空洞，就可以选择空腔填

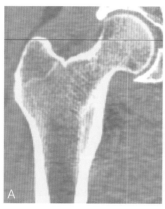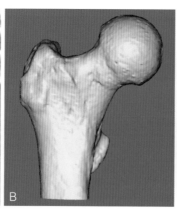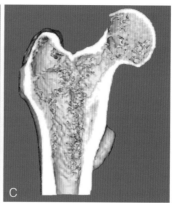

图2-6 松质骨区域的不规则孔隙
A. 单纯阈值分割得到的蒙板会在松质骨区域产生众多不规则小孔及毛糙边缘。B、C. 这样的蒙板尽管表面没有问题，但是内部结构较为混乱

充工具手动将这些空洞填充。

在Mimics中，我们可以通过Segmentation菜单下的Cavity Fill命令打开空腔填充工具条，在Fill cavity of栏下选择需要填充空腔的蒙板，在Using mask栏下选择是将填充的空腔保存为一个新的蒙板还是直接与现有蒙板合并。Mutiple Layer选项则是让用户选择是在一层蒙板平面上进行填充还是在蒙板的三维空间中进行填充（图2-8）。

空腔填充工具简单易懂，但我们在实际使用时仍然需要注意一些可能出现的问题。首先，所填充的空腔必须是完全封闭的，即使只有一个像素的缺口也可导致填充出现"溢出"现象。对于一些因为局部容积效应或伪影等原因造成"伪缺口"，我们可以采用蒙板编辑工具手动修补（蒙板编辑工具将在后面的小节中介绍）后再使用空腔填充。

空腔在一个断层图像上是否封闭是较为容易分辨的，但在三维空间中一个空腔是否封闭则往往难以准确判断，有时尽管反复检查，但仍然会发生意想不到的"溢出"，这时可以对每一层都采用单层空腔填充。

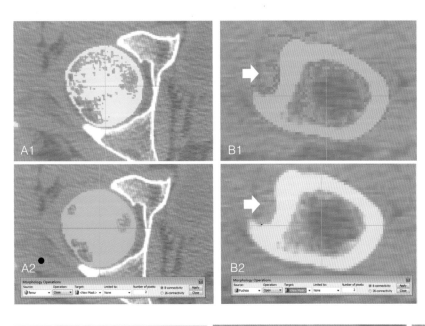

图2-7　形态学操作
A1、A2. 闭运算能填充蒙板内的细小孔隙，连接邻近蒙板。B1、B2. 开运算能够消除细小蒙板区域，平滑较大蒙板的边界

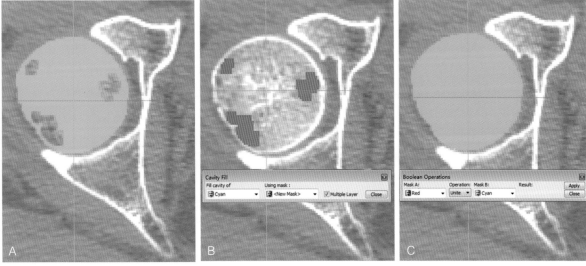

图2-8　空腔填充
A. 需要填充空腔的蒙板。B. 填充结果默认保存在新蒙板中。C. 将A与B两个蒙板通过布尔运算"并"（unite）操作合并，得到最终的填充结果

此外，空腔填充工具会默认将填充的空腔保存为一个新的蒙板，我们可以通过后续的布尔运算功能将这个新的蒙板与原始蒙板合并。这样可以避免误操作后对原始的蒙板产生无法撤销的修改。当然，如果为了简化操作我们也可以将空腔填充的操作结果直接保存在原始蒙板上。值得注意的是，如果在Using mask上选择将结果保存在一个已有的蒙板A时，软件会将正在操作的蒙板与A合并，生成一个临时的蒙板B并填充其中的空腔，填充的结果将添加到蒙板A中。

（五）布尔运算（Boolean Operations）

布尔运算是图像分割的辅助工具，它虽然不能直接用于分割图像，却能够对已有的分割蒙板进行不同的组合从而得到全新的分割结果。布尔运算有三种：相交（intersect）、相减（minus）、合并（unite）。

对A与B两个蒙板执行"相交"运算，得到结果是两个蒙板相互重叠的区域；执行"相减"运算，A-B得到结果相当于从A蒙板中去除与B重叠部分，反之亦然；执行"合并"运算则相当于将两个蒙板所有区域合并在一个新蒙板中（见图2-8）。

（六）3D磁性套索（3D Live Wire）

不论是阈值分割，还是区域增长，都是基于区域的分割方法，当我们要分割的结构只包含一种类型的组织，并且其中所有像素点具有较均一的灰度值时（例如CT影像中的皮质骨结构），这种基于区域的分割方法能够很方便地进行分割。但如果我们要分割的结构中包含多种不同类型的组织或其中各像素灰度值波动较大时（例如MR中的骨肿瘤结构），单纯应用以上方法就难以满足要求了。对于这种复杂结构的分割，我们往往还需要用到基于边缘或是轮廓的分割方法。

灰度图像中不同结构的边缘处像素灰度值的变化往往较为剧烈，我们可以通过灰度的一阶或二阶导数作为依据来进行边缘检测。基本的边缘检测算子诸如Roberts算子、Sobel算子的缺点在于对噪声较为敏感，当边缘像素值变化不明显时容易产生伪边缘或不连续的边缘，因此需要人为设置边缘连接点，将邻近边缘连接起来，并不是一种全自动的边缘分割方法。随着人工智能技术的发展，依靠计算机的超高速计算能力和大量学习数据，一些更为先进的边缘分割方法如人工神经网络方法、遗传算法等也逐渐被应用于医学领域，这些方法具有较高的鲁棒性（Robustness），可有效减少噪声干扰，降低图像分割过程中人为干预的程度，最终做到全自动图像分割。尽管具有良好的发展前景，但由于对设备性能和大数据的依赖，目前这些分割方法在医学图像分割领域尚未得到广泛的应用，对此感兴趣的读者可以自行参考相关书籍及文章。

Mimics中的3D Live Wire是一种较为基础的边缘分割方法，其使用方法类似于Photoshop中的磁性套索，当我们在所需结构的边缘设置一系列的点时，点与点的连线会自动贴附在边缘上完成分割。3D Live Wire工具允许用户在三个正交断面的其中两个断面中绘制肿瘤的轮廓，软件会自动计算出第三个断面的肿瘤轮廓。例如在图2-9中，我们在3D Live Wire工具的窗口中将Automatic contour栏改为Coronal，选择冠状断面为自动生成轮廓的断面，在轴位及矢状位断面绘制肿瘤轮廓线，当绘制足够多的轮廓线后，在自动分割断面（冠状面）会自动生成轮廓线，并显示另两个正交断面上绘制轮廓线的位置，叫结构线。全部绘制完成后，点击Segment按钮，软件将轮廓线转换为蒙板。工具窗口中的Gradient magnitude参数接近于0，轮廓线会向灰度值较低的方向移动；若接近于100%，则向灰度值较高的方向移动。而Attraction参数则用于过滤轮廓线细节，该参数接近于-3时，将保留轮廓线上所有细节，反之则会过滤掉轮廓线上小的细节。

（七）手工分割

CT图像上各个像素的数值代表相应单位组织全体的平均CT值。如果某组织结构小于层厚，其CT值受层厚内其他组织的影响将会偏离其真实值。如在高密度组织中较小的低密度病灶，其CT值偏高；反之，在低密度组织中的较小的高密度病灶，其CT值偏低，这种现象称为部分容积效应。由于部分容积效应的影响，在用阈值分割工具分割较薄的骨皮质时常会出现骨皮质不连续，而在分割关节部位时又容易出现不同骨组织间的"假性连接"，这些误差都需要通过手工方式进行修正（图2-10）。实际上，在现有技术条件下，为了确保医学分割的准确性，在分割过程中由临床或是影像学医生进行最终检查及手工修正是不可或缺的步骤。

Mimics中提供多种手工分割工具用于前期分割结果的编辑与修正，其中包括单层编辑蒙板（Editing Masks）、多层编辑（Mutiple Slice Edit）及三维编辑（Edit Mask in 3D）等。

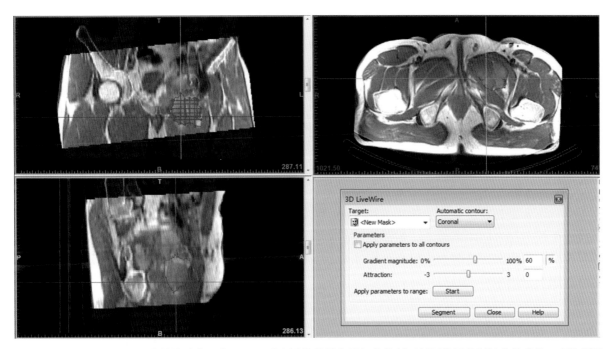

图2-9 采用3D Live Wire分割骨肿瘤。在CT-MR融合图像的轴位及矢状位断面每隔数层绘制肿瘤轮廓线，当绘制足够多的轮廓线后，在自动分割断面（冠状面）会自动生成轮廓线

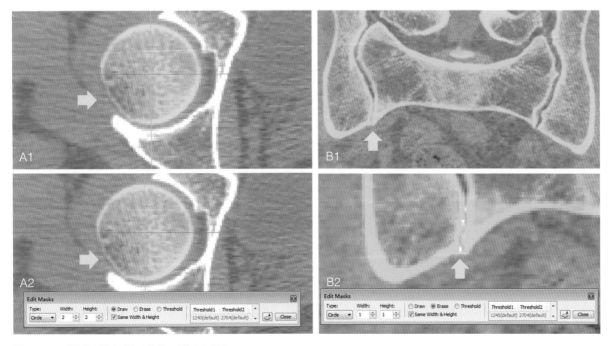

图2-10 采用编辑蒙板工具修正蒙板误差
A1、A2.采用编辑蒙板工具手工修补骨皮质缺口。B1、B2.采用编辑蒙板工具手工分离骶髂关节

单层编辑蒙板工具的使用正如绘画过程一样，当选择绘制（Draw）选项时，我们绘制的区域会加入编辑的蒙板中；而选择擦除（Erase）选项时，绘制的区域会从正在编辑的蒙板中去除；选择阈值（Threshold）选项时，我们可以设置一个阈值范围，这样绘制区域中只有在这个阈值范围内的像素才会添加到蒙板中，而不在这个阈值范围的像素将会从蒙板中去除。在编辑蒙板工具的Tpye栏中我们还可以选择绘制方式，Mimics提供椭圆形笔尖（Circle）、方形笔尖（Squre）、套索（Lasso）、磁性套索（Live Wire）及漫水填充（Flood Fill）等多种绘制方法。

用于进行三维重建的CT影像数据的层厚通常为亚毫米级，在这个尺度上即使是一个椎体也包含数十层断层图像，如果采用单层编辑工具一层一层地进行蒙板修改工作量十分巨大，而且由于层与层之间距离很近，相邻数层的修改操作也大同小异，这时为了提高工作效率，就需要用到多层编辑工具对相邻各层进行批量处理。对于修改操作变化不大的数个相邻层，我们可以简单地将一层的修改直接复制到其相邻层中；而对于解剖结构规律变化的数个相邻层，则可以选择对第一层和最后一层进行手工编辑，中间层的修改将由软件根据插值自动生成（图2-11）。

除了在断层图像上编辑蒙板，Mimics也支持直接在三维空间中编辑蒙板，当我们打开三维编辑工具后，软件会首先将我们正在编辑的蒙板各层堆砌起来形成三维蒙板，与三维模型类似，我们也可以对三维蒙板进行旋转，缩放和平移等操作，从各个角度观察三维蒙板，这样有利于分辨一些在二维断层图像上难以判断归属的结构。但由于三维蒙板仅仅是二维蒙板的简单堆砌，其修改编辑的方式较为粗放，无法像重建后的三维模型那样支持点、线、面等多个层级的精细修改操作，因此实际应用较少。对于一些确实在二维蒙板上难以进行准确分割的结构，我们可以先将蒙板重建成三维模型，利用三维模型修改工具进行修改操作。

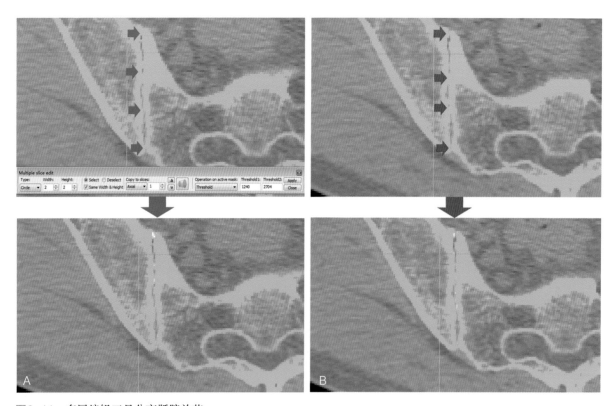

图2-11 多层编辑工具分离骶髂关节

A.采用多层编辑工具在某一断层图像中手工分离骶髂关节。B.由于邻近层解剖结构相差不大，通过多层编辑工具直接将A中的修改操作复制过来就可以完成邻近层的骶髂关节分离，缩短了操作时间

三、医学图像的三维重建

医学图像的三维重建及显示也称为医学图像的三维可视化技术，其目的是将患者的三维影像数据转换为更加直观的三维模型。目前医学图像的三维重建按绘制方法可以分为两大类：表面绘制法与体绘制法。

（一）表面绘制法重建三维模型

1. 表面绘制的基本原理

顾名思义，表面绘制法正是通过绘制三维物体的几何表面来重建三维模型的，因此其需要解决的首要问题是如何确定三维物体的表面。由于原始的医学影像数据无法提供计算机可识别的表面信息，采用表面绘制法进行三维重建之前必须要进行图像分割。经过分割后图像数据存在标记与未标记两种类型的像素点，而这两类像素点之间的界面就是我们要重建的三维模型的表面。

最初采用的表面绘制方法是基于轮廓的绘制方法，首先在二维断层图像上绘制出轮廓线，然后把各层对应的轮廓线拼接在一起搭出三维物体"框架"，最后用一系列的三角形或多边形小面片在这个"框架"之间填充拟合物体表面（图2-12A）。基于轮廓线的算法相对简单，数据量少，计算速度快，并且重建出的三维模型一般具有更为光滑的表面，然而光滑有时候是以损失局部细节为代价的，并不能说明模型具有更高的精度。

随着医疗影像设备输出层厚的减少以及图像体素分辨率的增加，基于体素的表面绘制方法逐渐得到了广泛的应用。基于体素的表面绘制法有多种，其中最为经典的方法是由Lorenesen等提出的移动立方体法（marching cubes），其基本思想是从三维体数据中提取用户给定值的等值面，所以也称为等值面提取法（isosurface extraction）。其主要实现方法是将图像断层序列中上下两层相邻的8个像素点构成的立方体作为处理单元，并称之为一个体素。对于那些完全位于分割蒙板的内部或者外部的体素来说，其8个顶点上的像素状态是一样的，要么是全部被标记，要么是全部未标记，因此这些体素内不包含界面信息。而那些位于分割蒙板边缘的体素，其8个顶点上的像素则存在标记与未标记两种状态，这两种状态的像素顶点之间必然存在一个界面，这就是等值面（实际上也就是我们需要重建的三维物体的表面），通过特定的插值算法可以在立方体内用一个或多个三角形面片来表示这个等值面。最后将所有体素立方体内的等值面连接起来就构成了整个三维物体的表面。

与基于轮廓的表面绘制法不同，基于体素的表面绘制法不用再考虑三维物体整体的拓扑关系，算法实现简单，重建可靠性与精度较高，能够十分真实地反映原始图像数据中的细节信息（图2-12B）。尽管看起来很不错，但问题就在于对于医学三维重建来说，有时候我们可能并不需要那么多"细节"。首先，在现有的技术条件下，我们获得的原始医学图像数据不可避免地会受到图像噪声的影响，这使得我们重建出来的三维模型上"细节"很有可能只是无意义的噪声而已，对于临床诊断或者术前规划意义不大。其次，骨面上的细小凹陷与凸起会极大地增加模型三角面片的数量，消耗大量内存，拖慢计算速度，并且给模型的后续处理带来不必要的麻烦。因此，在Mimics软件中，除非是用于技术性验证或其他特殊用途，推荐医学三维重建采用基于轮廓的表面绘制方式。

2. 采用表面绘制重建三维模型

尽管表面绘制法的数学原理较为复杂，但在Mimics软件中采用表面绘制法进行三维重建的操作却十分简单，打开三维重建的对话框后，只要选择对应的分割蒙板，选择合适的重建质量（Quality），点击重建按钮（Calculate）就可以完成重建，计算机会根据用户选择的重建质量自动选择重建方式以及优化方式（图2-13）。重建质量越高，模型越精确，然而构造模型的三角面片也越多，耗费的内存也就越大，软件会根据用户计算机性能推荐最优的重建质量。

而如果用户需要手动调整重建及优化方式，可以点击Options选项，打开重建参数对话框，用户可以根据需要自己设置重建及优化参数（图2-14）。

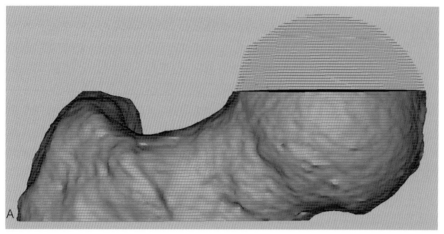

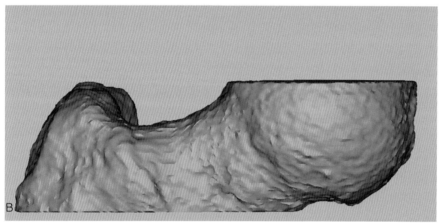

图2-12　基于轮廓与基于体素的表面重建方法对比
A. 基于轮廓的表面绘制法先在各层中绘制轮廓线，然后将对应轮廓线拼接在一起搭出"框架"，最后在框架间填充三角面片拟合物体表面。B. 基于体素的表面绘制法不需要先搭建整体框架，直接计算出每个体素中的等值面，将所有等值面连接起来就构成了三维物体表面，该方法重建精度与可靠性较高，但容易受噪声影响，导致模型表面产生较多细小沟壑及隆起

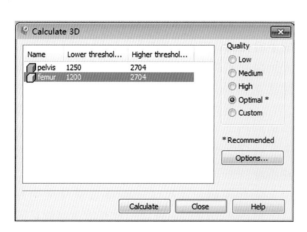

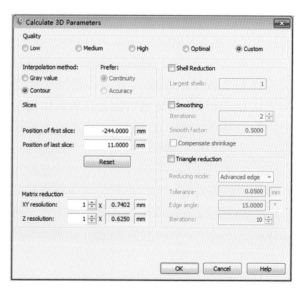

图2-13　Mimics中的三维重建对话框　　　　图2-14　Mimics中的三维重建参数设置对话框

插值方法（Interpolation method），可以选择基于体素（Gray value）或是轮廓（Contour）的表面绘制方法进行重建。

重建范围（Slices），软件默认对所有蒙板层面进行重建，用户也可以输入重建范围，只对蒙板的一部分进行重建。

矩阵压缩（Matrix reduction），有时由于计算机硬件限制或是重建目的需要，我们要降低原始图像数据的分辨率从而缩减三维模型的三角面片数量，这时就可以调整矩阵压缩选项。XY resolution指在XY平面分辨率，Z resolution指在Z轴上的分辨率，若在XY resolution栏内输入2，在Z resolution栏内输入3，则整体图像数据分辨率降低为1/（2×2×3）。当在XY平面上压缩分辨率时，可以设置压缩算法，在Prefer栏内选择Continuity选项模型具有较平滑的外观，但精度较低；选择Accuracy选项模型精度较高，但容易受噪声影响导致表面出现小的间隙或隆起。压缩图像数据分辨率能够极大地缩减三维模型三角面片数量，提高计算速度，减少内存消耗，但也会牺牲三维重建的精度。

减少壳体（Shell Reduction），通过表面绘制法重建出的三维模型是由一系列小面片包裹而成的空壳，每一个封闭的面称为一个壳体。当蒙板包含不连通的部分时，每个部分都将重建出一个独立的壳体。例如，在对下肢骨的蒙板进行三维重建时，股骨、髌骨与胫骨将会被各自重建成独立的壳体，通过设置保留壳体的数目，用户可以按照大小顺序保留一个或几个壳体。

平滑（Smoothing），表面重建的三维模型受原始图像噪声的影响可能会在表面出现一些隆起与沟壑，通过适度的平滑处理可以使表面光滑但又保留三维结构原始外形。Iterations是迭代次数，也就是将进行平滑计算的次数。Smooth factor是平滑因子，其取值范围为0～1，接近0时平滑的力度很小，而接近1时则原始三维结构将被平滑成一个圆球。平滑操作类似于将模型表面打磨光滑，因此平滑后的模型尺寸会有所缩小，这时可以选中Compensate shrinkage选项以在一定程度上补偿这种尺寸上的缩小。

三角面片缩减（Triangle reduction），其原理是在用户设定的误差范围内，把原先不在同一平面内的三角面片合并到同一平面内，然后重新剖分以减少面的数量。采用三角面片缩减时要先设定允许的误差范围，其中Tolerance是指两个三角面片合并后对应点的位置偏差。Edge Angle是指共边的两个三角面片的角度，如果小于这个角度，那么这两个面将被合并到一个面内。Mimics提供三种三角面片缩减模式（Reducing mode），分别是：点方式（Point）、边方式（Edge）和高级边方式（Advanced Edge）。其中高级边方式会轻微缩小原三维模型的尺寸，但其产生的表面噪声较少；而点方式和边方式则具有更加规整的三角面排列。

3. 三维模型表面优化

不论是采用基于轮廓还是基于体素的方法进行三维重建，都不可避免地会受到原始图像数据中噪声的影响，导致重建出的三维模型表面上出现不规则的噪点。这些噪点使得模型三角面片数量增加且变得更加不规则，消耗内存增大，对后期的交互性处理带来不必要的麻烦。这时就需要根据电脑性能和后期处理的需要对三维模型进行优化。

Mimics中对三维模型的优化有三种方式：平滑（Smoothing）、三角面缩减（Triangle reduction）与包裹（Wrap），其中平滑与三角面缩减方式我们已在前面介绍过了，这里对包裹做一简要介绍。

包裹相当于在三维模型外表面重新再覆盖一层封闭的表面，它能够封闭原始模型上的细小的孔洞、抹平小的突起，过滤小的三角面片，消除悬浮或者自交面，这对于后期模型的交互性处理尤其是模型的有限元分析是十分有帮助的。包裹与平滑的对比如图2-15。

在Mimics中执行包裹操作可以选择Tools菜单栏下的Wrap命令（图2-16），首先在弹出的对话框左侧选择要包裹的三维模型，Smallest Detail参数用于设置包裹后模型的三角面片的最小尺度；Closing Distance参数用于设置将被填平或封闭的小孔隙的尺寸，小于这个尺寸的孔隙将被填平。Dilate result选项被选择时，包裹的

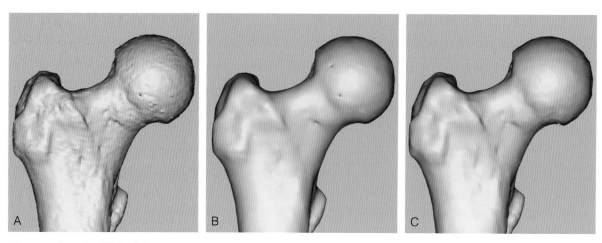

图2-15　包裹与平滑的对比
A.原始三维模型，模型表面存在许多噪点与细小孔隙。B.经平滑处理后的三维模型，三维模型表面变得更加光滑，但模型上原有的小的空洞仍然存在。C.经包裹处理后的三维模型，模型表面更加光滑，而且模型表面上小的空洞已被填平

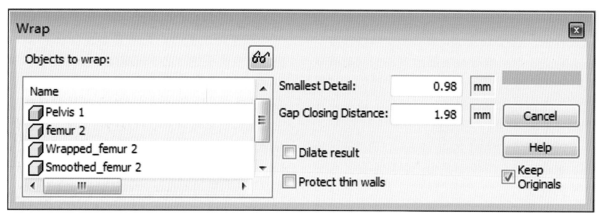

图2-16　包裹（Wrap）命令对话框

结果将会适度膨胀使得蒙板边缘的像素将被包括进来。Protect thin walls选项如果未被选中，模型表面小于Smallest Details设置尺寸的细小隆起将被抹平。而如果选中，这些细小隆起将被保留，但这会使得模型整体增厚，增厚的程度取决于Smallest Details设置的尺寸。

（二）体绘制法重建三维模型

采用体绘制法重建三维模型又称为体渲染或容积重建，其本质上是一种三维可视化技术，其基本思想是将原始图像数据中的每一个像素都看成是空间中的一个正方体单元，称之为一个体素（注意这里的体素与基于体素的表面绘制中体素的定义有区别）。我们可以为每一个体素都指定一个颜色与不透明度，当模拟的光线穿过整个数据场时，我们就能够看到由空间内一系列小的体素构成的物体三维模型。例如我们需要重建骨组织，可以先将原始图像数据中灰度值处于皮肤或软组织阈值范围内的体素设置为全透明，而将灰度值在骨组织阈值范围内的体素设置为不透明或半透明，并为其设置颜色，这样就能够看到骨组织的三维结构而又排除了软组织或皮肤的遮挡。体渲染的数学原理较为复杂，其基本算法包括经典的光线跟踪法（ray casting）、足迹法（footprint）、错切形变法（shear-wrap）等等，不同的图像处理软件的计算原理不尽相同，因而其体绘制效果和特点也相差甚远，本小节我们将通过Materialise公司的Mimics软件和宝葫芦公司的外科手术模拟器软件简单介绍体渲染在骨科的应用。

1. 在Mimics软件中进行体渲染

在Mimics中进行体渲染需要首先在体渲染参数面板中设置体素的不透明度和颜色。Mimics通过控制点和参数线来调整不同体素的不透明度和颜色。

不透明度的设置方法如下。① 添加或删除控制点：将鼠标移到折线上，按下鼠标左键可添加控制点；将鼠标移到需要删除的控制点上，按下鼠标右键选择"delete"可删除控制点。② 控制点或参数线位置调整：将鼠标移动到控制点上，按下左键拖动控制点上下或左右移动。将鼠标移到水平线上可以拖曳调整水平线高度。

颜色的设置方法如下。① 颜色控制点的添加、删除与移动等操作与不透明度控制点的调整类似。② 控制点颜色的调整：将鼠标移到控制点上单击右键，弹出颜色面板，选择所需颜色即可。

所有参数设置完成后，在三维图像窗口中打开体渲染按钮就可以观察到体渲染的结果（图2-17）。

尽管我们无法得知Mimics软件进行体渲染采用的具体计算方法，但从得到的渲染结果来看其算法应该仍旧是基于经典的光线追踪法，这种方法主要的缺陷是计算过程需要遍历数据中的每个体素，计算量庞大，而且当观察方向发生变化时，数据场中每个体素之间前后关系发生变化，就需要重新进行计算才能正确显示结果，这大大降低了Mimics体渲染的交互性。除此之外，Mimics并不支持对用户选定区域进行独立的体渲染，只能对全部体数据集进行体

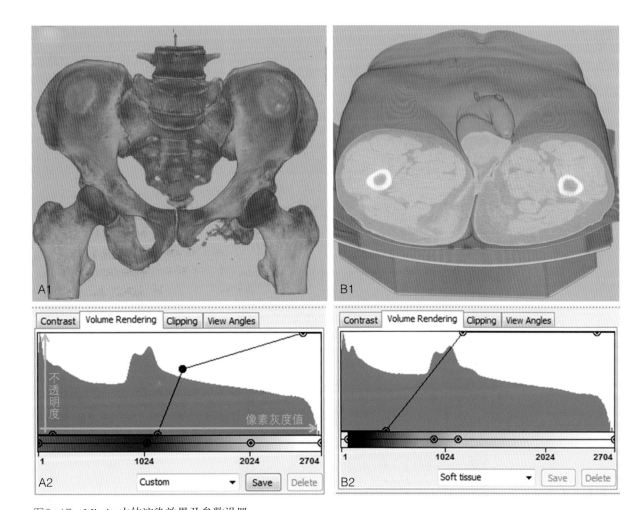

图2-17　Mimics中体渲染效果及参数设置

A1、A2.骨组织的体渲染，A1为渲染结果；A2为参数设置窗口，参数设置窗口分为两部分，上方为不透明度设置，而下方的颜色条用于设置渐变颜色。B1、B2.软组织的体渲染，体渲染中所有的体素都参与形成最后图像，因此通过体渲染得到的模型不仅有表面结构，还包含内部信息

渲染，有时会因为组织之间的遮挡效应难以得到满意的结果。

2. 在宝葫芦外科手术模拟器中进行体渲染

宝葫芦软件是一款针对骨科临床医师开发的三维影像处理和分析软件，该软件提供了丰富的可媲美大型CT/MR工作站的体渲染（容积重建）预设效果（图2-18），能够方便地重建出皮质骨表面、松质骨、皮肤等组织，在某些部位甚至可以通过对普通CT数据的体渲染观察浅表肌肉与肌腱组织，而这在Mimics中则需要经过繁琐的参数设置与不厌其烦地测试才能达到。

除此之外，该软件还为每个体渲染预设值提供了修改参数（图2-19），对参数的修改结

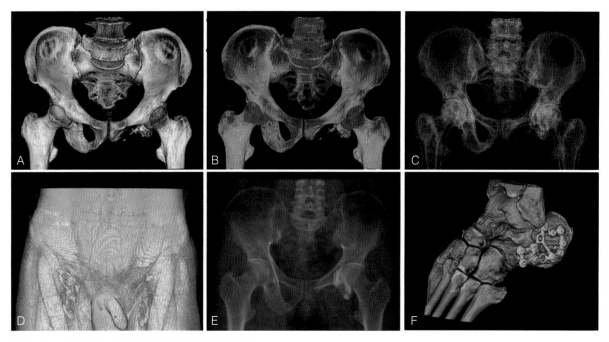

图2-18　宝葫芦软件中体渲染（容积重建）效果
A. 皮质骨表面容积重建效果。B. 骨密度容积重建，采用伪色表示骨密度值，颜色越深骨密度越低。C. 松质骨容积重建效果。D. 皮下组织容积重建效果，皮下脂肪CT值较低，通过容积重建将脂肪组织消隐从而可观察到浅表的肌肉、肌腱及血管组织。E. 模拟X线容积重建效果。F. 植入物容积重建效果，通过选择合适的容积重建模式可以有效消隐金属植入物周围伪影

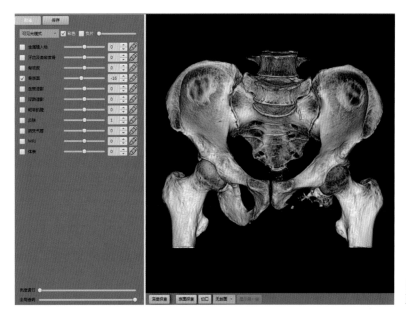

图2-19　宝葫芦软件中进行容积重建时的参数设置

果将实时显示在渲染结果中，得到满意渲染结果后可将渲染参数保存成新的预设值。

使用宝葫芦软件进行体渲染时操作简单，渲染速度快，渲染完成后可以实时进行旋转、平移、缩放等操作。对于不需要进行体渲染的区域，可以使用软件提供的橡皮擦工具擦除。该软件还提供深度探查、体表面探查与模拟手术切口功能（图2-20），进一步增强了体渲染的交互性。

（三）表面绘制法与体绘制法三维重建特点对比

表面绘制法通过提取和构造物体的几何表面来进行三维重建，在进行表面重建之前需要通过图像分割操作来提供三维物体的表面信息，因此图像分割的精度决定了表面绘制法重建的精度。通过表面绘制法重建的三维模型是一个仅有表面结构的空壳，丢失了原始图像数据中的很多信息，但也正是因为这样，它的重建速度快，占用内存小，可以方便地进行移动、旋转以及切割、分离、合并等修改操作，适用于模拟手术操作或是进行假体设计。

与表面绘制法不同，体渲染实际上并非是重建了一个具有几何结构的三维模型，而是提供了一种在三维空间中观察原始图像数据的方法，因此通过体渲染重建的三维图像无法作为一个三维模型文件被导出用于其他用途。体渲染最大的特点在于不再需要对原始图像数据进行精确分割，原始图像中所有的体素点都将参与组成最终的三维图像。我们可以通过控制不同体素的不透明度，隐藏那些不需要的结构，保留我们想要观察的结构。而通过对不同灰度值范围的体素赋予不同的颜色，我们还可以在三维图像中区分不同质地的组织，从而得到更多的细节信息。正是由于能够最大限度地保留原始图像信息，体渲染尤其适用于三维体数据浏览以及辅助诊断。

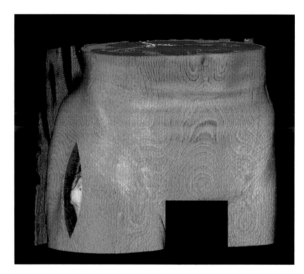

图2-20　手术切口模拟

第二节　骨肿瘤诊断与术前规划的利器——图像融合技术

一、概述

如何以安全的边界精确地切除骨肿瘤是目前骨肿瘤外科治疗面临的一大难题！切除边界过小容易造成肿瘤复发甚至扩散，而盲目扩大切除边界又势必给后期重建带来困难。为了能够制订出更加合理的手术切除方案，术前影像学数据是必不可少的。然而遗憾的是，由于成像原理的限制，目前尚难以通过某种单一的影像学检查获得关于病灶区域的全面、完整的信息。

计算机断层扫描（computed tomography，CT）具有较高的空间分辨率，对骨骼成像清晰，但由于正常软组织与肿瘤软组织对X线的吸收能力区别不大，因此CT难以进行区分。磁共振成像（magnetic resonance imaging，MRI）可以清楚地显示肿瘤的轮廓，了解肿瘤对邻近组织侵袭情况，但由于骨组织（尤其是皮质骨）含水量少，氢质子密度低，导致其MR图像信号过低，难以判断肿瘤对骨的破坏情况。单光子发射计算机断层扫描（single-photon emission computed tomography，SPECT）和正电子发射计算机断层扫描（positron emission tomography，PET）等功能学检查反映组织代谢情况，可有效进行肿瘤良恶性鉴别，确定临床分期，但它们不能准确反映解剖结构，单独应用难以定位病灶位置。

在实际应用中，往往需要将患者的CT、MR以及PET等图像数据相互参照，反复进行对比分析，这个过程经常耗费大量的时间和精力。并且，这种方式的术前分析主要依赖于医生对解剖结构的熟悉程度以及临床经验，缺乏直观性，难以满足肿瘤精确切除的要求。

为了能够在术前更加精确、直观地评估肿瘤，从20世纪90年代开始，临床医师与图像处理工程师开始尝试将来自不同成像设备的图像数据整合在一个图像数据集中，医学图像融合（medical image fusion）技术因此应运而生。该技术在诞生之初就显示了其在骨肿瘤诊断中的巨大作用，它使得临床医师能够在一张图像中同时观察到肿瘤的血供、代谢情况以及对骨和周围组织器官的侵袭情况，这为确定肿瘤的性质、分型和分期提供了重要参考。

除了用于肿瘤诊断外，图像融合技术在骨肿瘤外科术前规划中的作用也越来越得到重视。计算机导航技术在骨肿瘤切除及重建手术中的应用，客观上对术前规划的精确性提出了更高的要求，单模态的影像数据已难以满足术前精确规划的要求。因此，目前大部分计算机辅助骨肿瘤手术（computer assisted tumor surgery，CATS）大多采用融合的多模态图像数据进行术前设计。

最常见的是将CT与MR图像进行融合（图2-21～图2-25）。CT图像具有较高的分辨率，对骨组织成像清晰，可直接用于骨骼三维重建和截骨平面的设计；而MR图像数据则可以更清楚地显示肿瘤的轮廓和肿瘤周围水肿情况，有利于了解肿瘤与邻近组织间的关系；二者融合后可以获得更加全面的骨肿瘤结构信息。有时为了进一步评估肿瘤的性质和侵袭范围还需要将SPECT、PET等功能图像与CT或MR图像进行融合。对于术前接受过放疗或是手术切除后复发的恶性肿瘤患者，功能图像与结构图像数据的融合可以更准确地分辨肿瘤与瘢痕组织，为术者制订安全合理的切除边界提供有益参考。

二、如何选择合适的融合方法

近年来可用于医学图像融合的软件层出不穷，融合算法多种多样。有的图像处理软件还提供数种不同的融合方式，有些方式需要人机交互操作完成融合，有些则是由软件进行全自动融合。对于刚涉足该领域的临床医师来说，众多的选项常常令人不知所措，在进行实际图像融合的时候究竟应该选择哪一种融合方式？如何才能够减少图像融合中出现的误差？如何才能够减少融合所花费的时间，提高融合的效

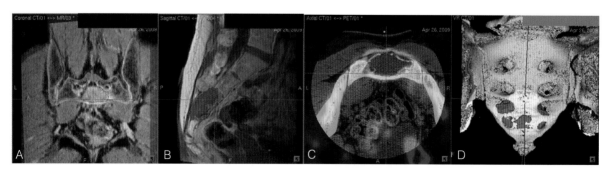

图2-21　Wong报道的1例累及S3～S4骶骨脊索瘤患者的CT/MR/PET图像融合
A. 冠状位CT与T2权重MR图像融合。B. 矢状位CT与T1权重MR图像融合。C. 轴位CT与PET图像融合，蓝色示代谢异常增高区域。D. 将融合图像上人工分割标定出的肿瘤范围（A～C中红色线框所示）进行三维重建，与骨骼三维模型进行融合。其中A～C为采用简单加权法进行的像素级融合，D为决策级融合。通过图像融合，术者可以更加准确地评估肿瘤性质及侵袭范围，极大地方便了术前手术边界的设计

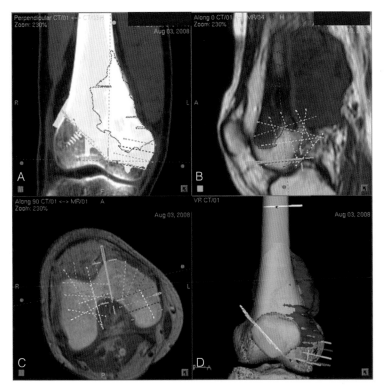

图2-22 Wong采用Stryker导航系统脊柱模块对1例股骨远端骨皮质旁型骨肉瘤患者进行图像融合

A. 个性化定制假体的CAD数据与患者CT数据融合，有利于更加准确地制订匹配的截骨区域。B. 矢状位MR图像，红色线框示肿瘤范围。C. 轴位CT-MR融合图像，显示通过虚拟螺钉构建的远端截骨平面。D. 将三维重建后的肿瘤组织（红色区域）与股骨进行融合，用虚拟螺钉标记出截骨平面

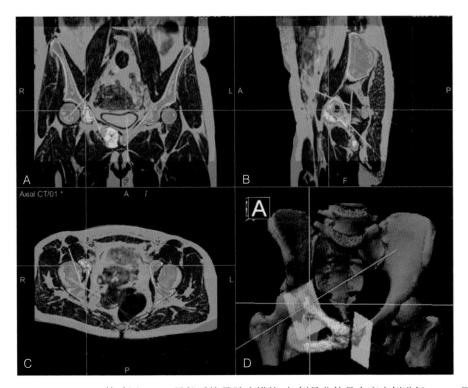

图2-23 Gerbers等采用Stryker导航系统骨肿瘤模块对1例骨盆软骨肉瘤病例进行CT-MR图像融合

A～C. 通过人工分割的方法在融合图像上标记出肿瘤侵袭范围（亮黄色区域）。D. 将三维重建后骨骼和肿瘤组织进行融合，制订截骨平面。由于通过图像融合准确地判断了肿瘤范围，患者2/3的髋臼得以保存，随访5年未复发，功能良好

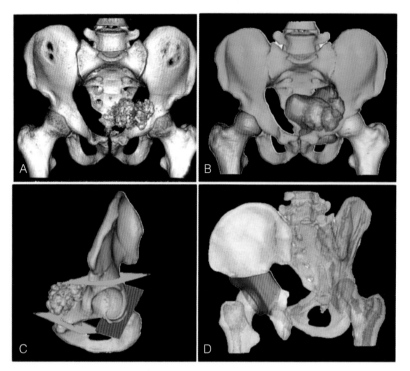

图2-24　张涌泉等采用Mimics软件对1例骨盆Ⅱ＋Ⅲ区软骨肉瘤患者行CT-MR图像融合
A. 患者骨盆术前三维CT图像。B. 将由MR数据重建得到的肿瘤模型（红色区域）与三维CT进行融合。C. 根据融合图像数据在三维CT模型上设计截骨平面。D. 将个性化定制假体CAD模型（红色）与三维CT进行融合以验证匹配程度

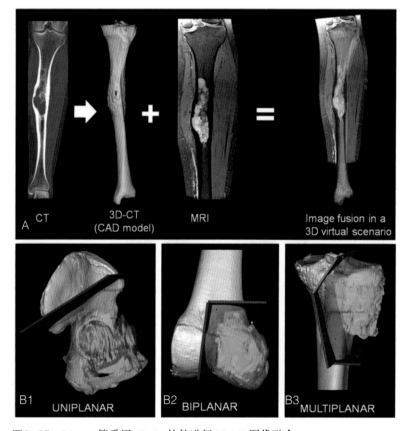

图2-25　Ritacco等采用Mimics软件进行CT-MR图像融合
A.1例胫骨干软骨肉瘤的CT与MR图像融合过程。B1～B3.在融合图像上进行截骨平面设计，其中绿色区域为由MR数据获得的骨肿瘤三维模型

率？要想解决这些问题，就必须从了解图像融合的基本原理开始。

（一）图像配准是关键

当采用不同来源的图像数据进行融合时，首先需要进行配准（image registration），简单地说就是将两幅图中的解剖结构对齐。图像的配准，是整个图像融合过程中的技术瓶颈，也是图像融合误差的主要来源，其重要性不言而喻。

虽然图像配准的方法多种多样，但其原理（图2-26）基本一致。以二维断层图像为例，其上所有像素点的位置均可用平面坐标（X，Y）来表示，在配准时，先指定其中一幅图像作为基准，对另一幅图像中的像素点进行位置变换，最终使得两幅图中同一坐标所指示的解剖位点完全相同。

图2-26所示的例子中，要使得图b与图a完全配准只需要将图b进行平移与旋转就可以完成。但有时仅仅进行平移与旋转并不能完成配准，还需要进行等比或不等比的缩放。在某些更复杂的情况下甚至还需要对图像进行非线性的变形。我们在进行医学图像配准时应该选用何种变换？每种变换有什么特点？这就是我们在进行配准时需要讨论的第一个问题：确定用于配准的空间变换类型。

1.常用于配准的空间几何变换

常用于图像配准的变换分为线性变换与非线性变换两种形式，其中线性变换又包括刚体变换、仿射变换和投影/透视变换。由于篇幅所限，我们仅介绍最常使用的刚体变换与仿射变换。

（1）刚体变换（rigid body transformation）是最简单的空间几何变换，它假设物体是一个刚体，既不能进行拉伸也不能扭曲，因此图像内部任意两点间距离不变，只需要通过平移和旋转就能够进行配准（图2-27）。

严格地说，只有不包含关节的骨骼才适用于刚体变换。脑组织由于受颅骨保护，不会因运动而变形，多数情况下可认为是一个刚体，许多医学图像配准技术的研发和应用正是从脑部开始的。骨盆各关节之间活动性很小，也可认为是一个刚体，并且由于骨肿瘤与骨的相对位置较稳定，骨-骨肿瘤系统一般也可近似认为是一个刚体。由于刚体变换不需要考虑组织变形，大大降低了配准难度，提高了配准效率，因此目前多数涉及脑与骨骼系统的配准算法都采用刚体变换。

然而必须要注意的是，人体其余的大多数组织和器官，包括活动度较大的骨关节系统都是不符合刚体假设的。人的无意识运动，呼吸、心跳和肠蠕动等生理运动都会引起组织器官的变形或相对位置的变化。此时就需要借助更为复杂的非线性变换才能达到较满意的配准结果。

（2）仿射变换（affine transformation）除了能够进行平移与旋转外，还可以进行图

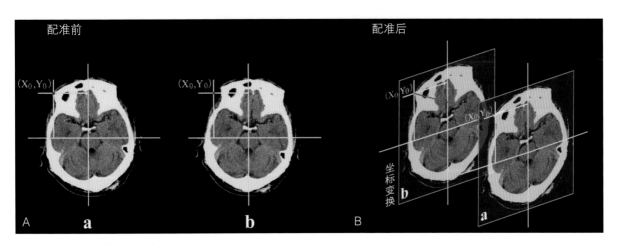

图2-26　配准基本原理示意
A.图a与图b是同一患者的CT断层图，在未配准前，两幅图中同一坐标（X_0,Y_0）所指示的解剖位置并不相同。
B.以图a为基准，对图b的像素点坐标进行变换，最终使得两幅图中同一坐标所指示的解剖位点完全相同

片的均匀或非均匀缩放以及剪切变换等（图2-28）。刚体变换实际上也可认为是仿射变换的简化形式。图片经仿射变换后，平行的直线仍然映射为直线，并且保持平行。均匀尺寸仿射变换多用于使用透镜系统的照相图像（如X线等），在这种情况下，物体的图像和该物体与成像的光学仪器间的距离有直接关系，配准时必须考虑由此引起的图像缩放效应。仿射变换还可用于校正由CT台架倾斜引起的剪切或MR梯度线圈不完善产生的畸变。

2.配准的基本算法

当确定了空间变换的类型后，需要通过一定的方法计算出变换参数。以二维图像的刚体变换为例（图2-28），需要计算出图A在X轴和Y轴的位移u和v以及旋转的角度θ。在这里u、v、θ就是二维刚体变换的3个参数。知道这3个参数后就可以通过变换矩阵将图A中的像素点移动到与图B配准的位置。实际上，待配准的两组图像不可能完全相同，配准只是寻求使两组图像最为匹配的最优化参数。

根据参数计算方法的不同，可以将配准方法分为点法（point method）、曲线法（curve method）、表面法（surface method）、矩和主轴法（moment and principal axes method）、相关法（correlation method）以及最大互信息法（maximization of mutual information）等。对各种配准计算方法的详细讨论已超出了本书的范围，有兴趣的读者可以自行参考相关书籍，本章仅对常见的点法、表面法和最大互信息法做简要介绍。

（1）点法：点法是最基本的配准方法，采用点法配准时我们需要先在两幅待配准图像中寻找对应的标志点，图像融合软件能够自动计算出这些标志点的变换参数，然后将整个图像都按此参数进行变换就可使图像配准。由于该方法计算简单，效率高，在几乎所有的图像融合软件中都可见到，是最常用的手动配准方法。

点法又可分为内部点（intrinsic points）与外部点（extrinsic points）法。内部点通常是图像中的一些解剖标志点（landmark point），这个标志点在需配准的两个图像中都是清晰可见并容易准确选取的，例如髂前上/下棘、髂后上/下棘、坐骨棘、椎体的棘突与横突等。然而，如果是不同模态图像的配准，如MR与CT的配准，选取符合要求的点有时十分困难，也难以达到所需精度。

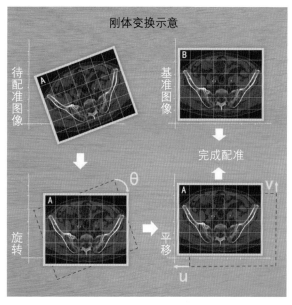

图2-27 刚体变换原理示意。刚体内部任意两点间的距离是固定的，刚体变换类似于将摆在桌面的两张照片进行配准，将图像A旋转θ角度，在X轴和Y轴分别平移u与v距离，就能达到与图B的配准

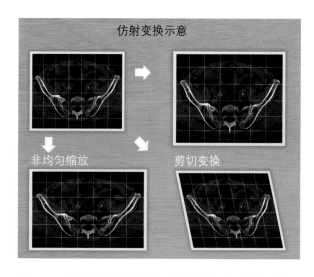

图2-28 仿射变换原理示意。仿射变换除了能够进行平移与旋转外，还可以进行图片的均匀或非均匀缩放以及剪切变换等，它将直线仍然映射为直线，并保持平行

至于PET与SPECT等功能图像上则几乎不包含解剖标志点，这时就需要在进行检查前人工添加在两种成像设备上均能清晰显示的外部标志点，例如在患者骨骼上嵌入的含放射性核素的小球、含硫酸铜的管子、铬合金珠、明胶球等。外部标志点法属于前瞻性配准法，理论上能以较高的精度配准所有模式的图像数据，但由于其有创性，目前已很少应用于临床，只用于检验其他配准方法的精确度。

点法配准实际上将整个图像的对齐问题转成求对应标志点的对齐问题，这虽然大大简化了配准过程，但也等于配准时舍弃了图像中绝大多数其他点的信息，如果图像中的解剖结构完全没有发生变形，并且能保证两个图像中点的选取绝对准确，这当然不是问题。但在实际配准中以上两点都难以达到，这是导致点法配准误差的主要原因。因而在多数图像融合软件中，在采用点法配准时都会建议使用者选择多对标志点以减少误差。

（2）表面法：表面法可看作点法的延伸，它实际上是采用构成某个表面的一系列点集进行配准。人体某些部位（例如股骨远端）与骨盆不同，并没有太多可作为解剖标志点的骨性突起，这时候可采用表面法辅助配准。在两组图像数据中选择了对应的表面就相当于选择了构成这个表面的一系列点集，可显著增加配准精度。

（3）最大互信息法：最大互信息法与前两种方法不同，它是一种只依赖于图像灰度信息的全自动配准方法。其基本原理是基于体素（像素）相似性，即如果两组图像数据描述的是人体同一结构，在几何对齐的情况下对应体素的灰度值相似性最大。我们对每一个可能对齐的位置都测量一次对应体素灰度值的差异，差值最小的位置就是两组图像数据配准的位置。测量体素相似性的方法有多种，最大互信息法是目前最为常用的一种方法。互信息的概念来源于信息论，用以表示两个事件集合间的相关性。在图像配准领域，互信息实质上就是指两组图像数据对应体素的相似性。当两组图像体素间互信息为最大的时候，它们的位置就是互相配准的位置。

点法与表面法都是基于图像特征的配准方法，这种方法大大压缩了图片信息，使配准计算量减小，可做到快速匹配，并且能够避免图像噪声，局部遮挡，非感兴趣区组织变形等因素的不良影响。然而，基于特征的方法很大程度上依赖于图像的分割（segmentation）和对解剖特征的提取。除了外部标志点法外，此类方法对于FMR、PET、SPECT等解剖结构不明显的功能图像来说并不适用。此外，由于基于特征的配准方法对特征提取的错误非常敏感，需要配准人员具有一定临床经验且对相关解剖结构要有足够了解。

基于图像灰度信息的配准方法如最大互信息法人工干预少，不需要对图像进行分割及特征提取，是一种全自动的配准方法，几乎可以用于任何模式图像间的配准。需要注意的是，这些基于灰度的配准方法多数仍然是采用刚体变换。由于整个脑组织可基本认为是一个刚体，所以它们在脑部配准中可以达到较高的精度。然而在骨肿瘤系统中，我们认为仅有骨组织（不包含关节部位）以及和骨紧密结合的肿瘤组织是近似的刚体，而骨组织周围的其余软组织灰度信息在此时则成为影响配准的因素，因为它们在两次图像采集中由于体位、生理活动等因素总是会发生变形，无法完全配准。此时，完全基于灰度信息的自动配准方法往往不能达到满意的效果。除此之外，实际计算得到的配准函数通常不是光滑的，存在许多局部极大值，配准过程可能收敛到局部极值而得到错误的配准参数，因此即使是脑组织也并非每次都能得到正确的配准结果。

在临床应用中，并不存在最好的配准方法，只有最合适的配准方法。需要根据图像融合的目的综合考虑配准精度、耗费的人力与时间等因素。其中对配准精度的估计尤为重要。然而要评价一次配准（尤其是不同模态图像的配准）是否准确又是非常困难的，因为这些图像大多在不同时间或是不同条件下获取，并不存在完全的配准。除了通过各种检验算法计算配准误差外，最主要的还是根据临床中的实际需要进行目测观察评估。

（二）融合结果的显示

配准解决了两组图像数据的"对齐"问题，但这只是图像融合的第一步，接下来我们要面对的问题可能更具有挑战性：如何在已配准的两组图像数据中提取有用的信息并将之综合显示在一个新的图像数据集中，这个过程我们也称之为狭义的图像融合。狭义的图像融合的分类方法有很多，在这里我们为了便于读者理解将其分为像素级图像融合与决策级图像融合两类。

1. 像素级图像融合

对像素级图像融合的研究兴起于航空及航天测绘领域，从简单的加权平均到最近流行的小波变换，图像工程师发明了众多的像素级图像融合算法，其最终目的都是试图将两个图像数据中的有用信息更加合理地整合在一起。尽管现在通过功能日益丰富的软件，我们只需要单击几次鼠标就能够进行复杂的图像融合，但是了解一些简单的算法原理，明白各种算法的优势与局限性对我们实际操作中融合策略的选择仍然是有裨益的。

医学图像中的结构或功能信息都是通过像素的灰度值来描述的，因此最简单的融合方法就是将对应空间位置上的像素灰度值叠加在一起。最常用的叠加方法是加权平均法，融合后像素的灰度值F与源图像像素灰度值f1、f2之间的关系可以表示为：

$$F = \omega \cdot f1 + (1-\omega) \cdot f2$$

其中 ω（$1 > \omega > 0$）称为权重系数，这里可以理解为融合图像中包含原来两幅图像信息的比例。若所有像素均使用统一权重系数，实际上相当于调节两组图像的不透明度，临床医师可以很方便地通过改变权重系数实时调节融合图像，以达到最佳效果。由于人眼对颜色的识别优于对灰度的识别，也可以将一幅图（一般为功能图像）中的灰度值变化转换为颜色变化后再进行融合（图2-29）。

简单加权平均法最大的问题在于降低了图像的对比度，使得源图像中较清晰的解剖结构在融合后降低了可识别度。实际上，我们更希望图像中不同像素点使用不同的权重系数，例如图2-30中，A点在骨皮质区，CT对骨皮质结构的描述优于MR，因此我们希望这点应该采用

CT图像中对应点的灰度值（$\omega = 1$）。而B点位于肿瘤软组织区域，此时则应使用MR图像中对应点的灰度值（$\omega = 0$），这样才能更好地描述肿瘤软组织结构。对于图像背景处则最好能使用两幅图的灰度均值（$\omega = 0.5$），这样可以减小图像背景噪声的影响。将这种融合规则与多分辨率融合算法结合起来就可让计算机自动进行智能化融合。这种融合策略理论上要比简单的加权平均法具有更好的融合效果，因而在航空航天测绘领域得到了广泛的应用（如多分辨金字塔法、小波变换法等）。然而，据我们所知，这些融合算法在医学图像融合领域大多数仍旧处于研究阶段，多数的商业化医学图像处理软件中，仍然只提供简单加权平均这一种融合方法。这实际上也从一个侧面反映了医学图像融合的复杂性。

2. 决策级图像融合

像素级图像融合优势在于能够最大限度地保留原始图像数据的信息，尽管这对于肿瘤性质及侵袭范围的评估十分有益，但是在进行术前规划时，我们有时更希望以3D图像的形式立体直观地展示融合结果。这时候我们通常会先将每个图像数据中所需要的结构分割提取出来，分别进行三维重建，然后将它们组合在一个三维模型上（图2-31）。这种融合方式我们称之为决策级图像的融合。

这种基于图像特征的融合方法原理简单，不涉及复杂数学计算，我们使用起来也更加灵活。由于从一个图像数据中分割提取出来的结构会自动包含位置信息，因此对于已经配准的两组图像数据，当我们将所提取的结构组合在一个图像数据中时，它们会自动处于配准位置。如果图像数据尚未配准，我们既可以先采用基于图像灰度信息的方法配准图像，然后再进行分割重建；也可以先对图像进行分割重建，然后再采用基于图像特征的配准方法将重建的三维模型进行配准。

决策级图像融合是建立在图像的分割和特征提取基础上的，这种方法实际上是在融合之前先对图像进行了人工分析与处理，这种处理的精度将直接影响融合效果。融合人员不仅需要掌握图像分割与重建的相应技术，更重要

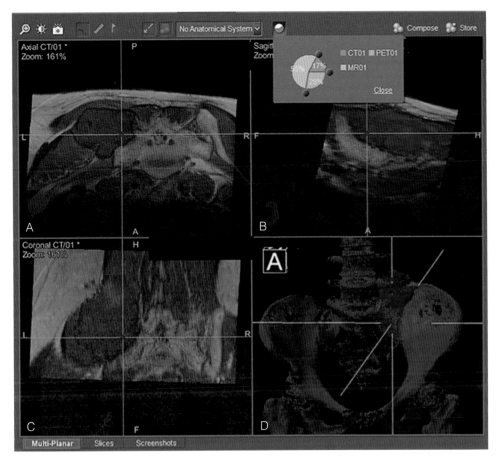

图2-29 1例累及左侧髂后上棘和骶骨的骨盆肿瘤术前MR/CT/PET融合图像
A~C. 分别为轴位、矢状位、冠状位像素级融合图像。D. 为三维重建图像，红色区域显示肿瘤范围。右上角的扇形图显示了各个源图像的显示权重，图像融合使得临床医生能够准确评估肿瘤的性质和侵袭范围，为制订合理的手术方案提供参考

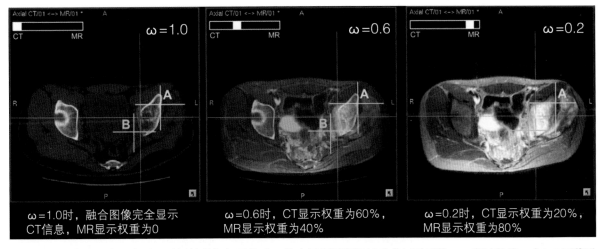

图2-30 像素级融合示意图。采用简单加权平均法，临床医师可以通过改变权重系数ω，实时调节CT与MR图像融合效果

的是要对图像数据中的生理及病理解剖结构具有足够的了解。另外，与像素级图像融合相比，决策级图像融合结果舍弃了源图像数据中的大量信息，在精确度上不及像素级图像融合，临床上通常都将这两种方式结合起来应用。

三、医学图像融合技术应用现状及展望

配准问题是目前医学图像融合面临的最主要的问题，它直接决定图像融合的精度。在骨科领域，目前绝大部分商业软件提供的配准方式都是基于线性变换，尽管这大大简化了计算过程，提高了配准效率，但正如前文所述，当组织器官因为移动或生理运动产生变形，或者在不同人之间进行同一解剖结构的配准时，线性变换并不能满足要求。这时需要采用更为复杂的非线性变换，它可以将直线映射为曲线，因而也叫弯曲变换（curved transformation）。非线性变换最早用于个体脑部图像数据与计算机化脑图谱之间的配准，理论上可以纠正由于个体差异导致的解剖结构形变。然而遗憾的是非线性变换必须以组织的理论物理模型为基础。一个完美的模型需要考虑每种组织的弹性、硬度、拉伸强度等物理特性，并通过有限元分析（finite element analysis）的方法表现这些性质间的相互作用。很明显，由于人体组织的复杂性，这样一个模型所需的计算量是难以想象的。

一种折中的方法是采用简化的物理模型，比如弹性力学模型。该模型假设人体组织是一个具有均一固定弹性的物体。这虽然并不正确（例如支气管与肺泡组织显然具有不同的弹性），但对于某些组织来说（如脑组织），其内部各结构间弹性相差较小，因而是基本适用的，类似的物理模型还包括流体力学模型、光流场模型等。尽管这些模型都对人体组织实际物理特性做了简化，但其计算量仍然十分惊人，以christensen的黏滞流体模型（viscous fluid model）为例，即使采用每秒能处理1亿条指令的MIPS R4000处理器，也需要计算7天才能完成。然而，在骨科领域情况却要好得多，人体的骨骼结构并不像软组织一样可以随意变形，

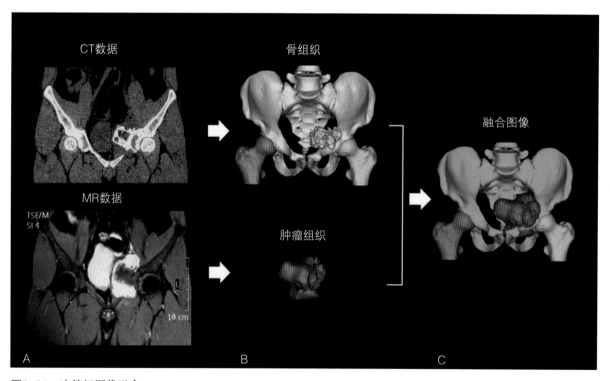

图2-31 决策级图像融合
A.图像分割，采用阈值分割方法提取CT数据中的骨组织，采用手动分割法提取MR数据中的肿瘤轮廓。B.对分割后的组织进行三维重建。C.将重建后的骨组织与肿瘤组织三维模型进行融合

其只能以关节为轴进行位置和角度变换，因此整体骨骼结构的非线性变换可以转化为独立骨结构的线性变换来进行处理。例如可以将整体脊柱配准转化为以各个单椎体为单元的线性配准，这样就大大减少了因为人体姿势变化导致的配准误差，极大地提高了配准精度。随着计算机硬件性能的提升和算法的优化，非线性的配准方法是医学图像融合领域的一个重要发展方向。

在本节中介绍的图像配准技术都是将预先采集的相对独立的图像数据，通过图像后处理的方法进行配准。这类方法最大的问题在于两组图像数据由于采集的时间或条件不同，其所描述的解剖结构本身已经发生变化，尽管通过采用非线性变换算法能够在很大程度上减少误差，但对于软组织来说，采用非线性算法不仅计算量大，而且现有的数学模型对软组织形变和位置变化的预测并不能令人满意。目前这个问题最好的解决方法是采用混合扫描系统，例如CT-PET、CT-SPECT以及MR-C型臂血管造影机混合系统等，这些系统能够在同一时间和条件下获得患者不同模式图像数据并自动配准融合，从而极大地提高图像配准的精确度。随着技术地不断发展，更多的混合扫描系统将不断涌现，这无疑将进一步简化图像融合操作，为临床进行准确诊断及精确手术治疗提供更多帮助。

图像融合显示效果依赖于合理有效的图像融合算法，基于图像解剖结构显著性与多分辨率的图像融合方法（如多分辨金字塔法、小波变换法等）能够让计算机自动分辨每组图像中的显著性结构，并在融合后的图像中进行显示。而图像中的显著性结构（例如CT数据中高信号的骨组织或MR中数据的异常高信号或低信号区等）一般来说都是我们感兴趣的结构，这些方法理论上要比简单加权平均法具有更好的融合效果，已被广泛应用于航空航天测绘领域。然而在医学图像融合领域，这些融合算法的应用还并不成熟，针对不同模式的医学图像融合算法的研究仍然是目前图像融合领域的热点。

限于篇幅，本节仅对图像配准进行了简单介绍。对此感兴趣的读者可以参考Joseph V. Hajnal等编著的*Medical Image Registration*，该书从临床医生的角度，以非数学的方法详细介绍了配准原理以及现有配准技术在医学图像融合领域的实际应用，尤其是对非线性变换技术以及基于灰度的全自动配准技术有较为详尽的介绍。书中包含大量实例和通俗易懂的说明，对于想要详细了解配准技术的临床医生十分实用。读者也可参考田捷等编写的《医学成像与医学图像处理教程》中的相关章节，其中对配准的数学原理以及算法的实现均有较为详细的阐述。

第三节　图像数字处理技术在骨肿瘤外科中的应用实例

一、采用Mimics软件进行三维重建与图像融合

（一）病例介绍

患者，男，55岁，左侧臀部疼痛4个月入院，曾于2年前行"左侧坐骨软骨肉瘤切除术"，术前CT及MR显示左侧髂骨、耻骨下支及坐骨支软组织肿块伴多发骨质破坏，提示肿瘤复发。胸部CT和SPECT均未见远处转移。计划行手术治疗，为准确评估肿瘤侵袭范围及设计合理手术边界，术前采用Mimics软件进行图像融合及手术截骨平面设计。

（二）数据导入

打开Mimics 17.0软件后，选择File菜单下的New project wizard选项（或者执行快捷操作Ctrl+N）导入患者CT数据与MR数据，分别生成CT与MR项目文件。

Mimics会检查图像的大小、像素尺寸、方位和图像重构中心等重建参数；扫描层厚、分辨率

等扫描参数；以及患者姓名、年龄等信息。在序列检查窗口中，这些参数分类显示在不同的标签下。如果有一个参数不同，软件会将导入数据集分割成不同的图像序列。选择所需的图像序列，点击Convert按钮进行转换（图2-32）。

■ 技巧提示

· Mimics在Compression下拉框中提供4种图像压缩方式"Lossless""CT""MR"和"Cut air"，其中"CT"压缩方式为有损压缩，因为CT图像中体素灰度值低于200时小于空气扫描的灰度值，无临床意义，所以CT压缩会将灰度值<200的体素点的值均压缩为0。但对于MR图像来说，灰度值在10～200仍具有临床意义，因此若要进行CT与MR的图像融合建议选择"Lossless"无损压缩方式，从而最大限度地保留图像信息。

（三）图像分割与骨组织三维重建

图像分割与三维重建是后续我们进行决策级图像融合的基础，并且重建出的骨骼三维模型也可对数据配准中解剖标志点的选择起辅助

作用。因此建议读者在配准与融合前先进行骨组织分割与重建。图像分割与三维重建的具体方法参加本章第一节。

1.图像分割

打开刚才生成的CT项目文件。先用阈值分割工具（thresholding）对图像进行预分割，这里我们既可以选用剖面线（draw profile line）工具辅助设定阈值，也可在阈值预设栏（predefined thresholds sets）下选择系统预设的骨阈值范围，并根据断层图像中实时显示的分割结果调整阈值范围，调整完毕后勾选Fill holes和Keep Largest选项，单击Apply按钮，完成阈值分割（图2-33A）。分割成功后，系统将以设定的阈值范围生成一个蒙板（Mask），保存在右上方的蒙板列表中，双击蒙板名字，将蒙板命名为Pelvis（图2-33B）。在三个断层图像中检视分割蒙板，观察边缘处是否毛糙，是否存在中断或者"假性连接"，特别是对关节部位、骨皮质较薄区域以及植入假体周围区域，要对照原始断层图像数据仔细检查，必要时采用形态学工具或手工蒙板编辑工具进行修改（具体方法参加本章第一节内容）。

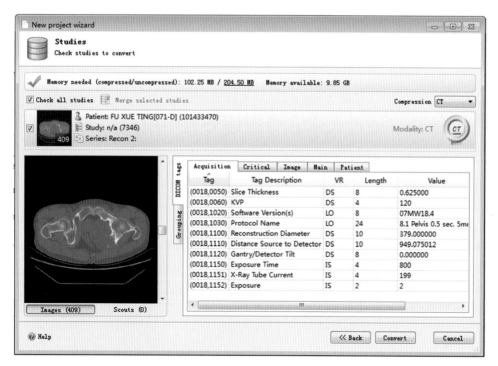

图2-32　图像序列检查窗口

2. 三维重建

点击工具栏的三维重建按钮 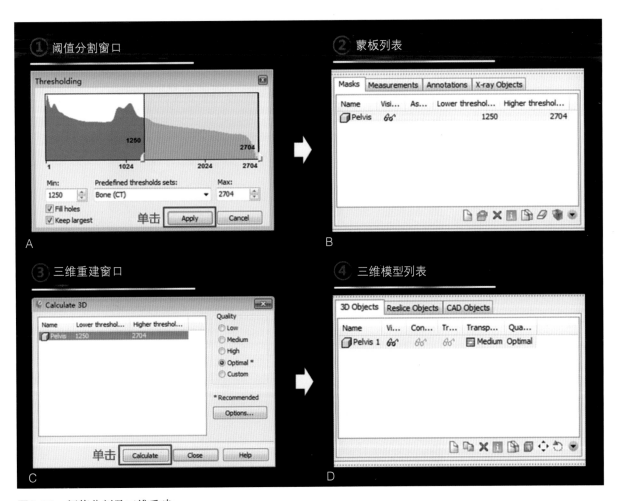 或选择 Segmentation菜单下的Calculate 3D选项，打开三维重建窗口（图2-33C），选择刚才生成的蒙板Pelvis，采用软件推荐的重建质量，点击Calculate按钮，软件将计算出骨组织的三维模型并显示在右下角的窗口中（图2-33D）。对重建的三维模型进行检查，观察是否存在异常空洞、桥接等，对照原始图像数据重新修改蒙板，直到重建出满意的三维模型（图2-34）。若三维模型存在明显毛糙边缘可进行适当优化以获得光滑表面（具体方法参加本章第一节），但优化是以牺牲重建精度为代价的，因此用于诊断或术前规划的三维骨组织模型并不建议过度优化。

（四）数据配准与像素级图像融合

在CT项目文件中，选择Registration菜单下的Image Registration选项，打开图像数据配准窗口。患者的CT数据会自动导入到Dataset1栏下。点击Dataset2栏中的文件导入按钮，将患者的MR项目文件导入到Dataset2栏下（图2-35）。

■ 技巧提示
· 图像融合后会自动生成一个新的项目文件，这个项目文件的分辨率，扫描层厚等扫描参数默认与Dataset1数据相同，在临床中CT数据的分辨率与层厚一般优于MR数据，因此建议采用CT数据作为Dataset1，这样融合图像具有更好的显示效果。
· 在配准窗口中，两组图像数据均以轴

图2-33　阈值分割及三维重建

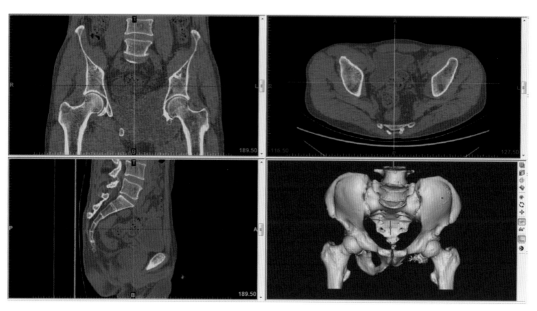

图2-34　骨盆三维重建

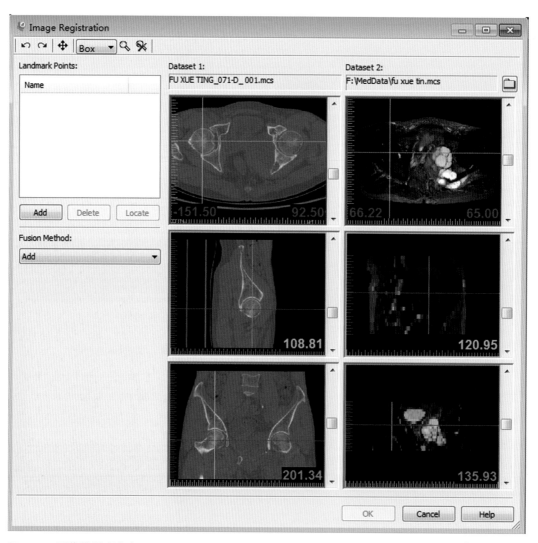

图2-35　图像数据配准窗口

位、矢状位及冠状位三视图显示。在任一视图中，按住鼠标右键左右移动可调整显示窗位，上下移动可调整显示窗宽。按住Ctrl键，鼠标右键拖曳可进行缩放。按住Shift键，鼠标右键拖曳可平移图像。

1. 配准

Mimics提供基于解剖标志点的手动图像数据配准，系统默认Dataset1中的图像为基准图像，而Dataset2中的图像为待配准图像。配准流程如下：点击左侧的Add按钮添加解剖标志点，在CT与MR图像中对应的解剖标志点上进行标记，系统自动将这一对解剖标志点命名为P01并保存在左侧的标志点列表中。重复上述操作，标记至少3对解剖标志点。

- 技巧提示

——如何准确选择解剖标志点

- 采用高质量原始图像数据。"巧妇难为无米之炊"，为了能够准确选取解剖标志点，首先应该选用高质量的原始图像数据，一般情况下，CT数据的分辨率大于512×512，扫描层厚小于1 mm；MR数据的分辨率大于256×256，扫描层厚小于2 mm就能较好地满足骨肿瘤术前规划对配准精度的要求。

- 选取骨性标志点。Mimics默认采用刚体变换进行图像数据的配准，而软组织由于在两次图像采集中容易发生形变，并不符合刚体假设。因此，为了提高配准的精度应尽量选择骨性标志点作为配准标志点。

- Ⅰ类标志点的选择。配准时选取的标志点需要在两个图像中都是清晰可见并能够准确选取的，例如髂前上/下棘、髂后上/下棘、坐骨棘、椎体的棘突与横突等，我们一般称这类标志点为Ⅰ类标志点，这类标志点的特征，在轴位、矢状位及冠状位三视图中的至少一个视图上表现孤立的点，而在其余视图上表现为不规则几何图形的顶点。我们可以在任一视图准确地选中它们（图2-36）。

- Ⅱ类标志点的选择。在配准实际操作中，

有时会由于原始图像数据扫描精度不够而对解剖标志点的选取带来困难。例如临床常用的MR数据扫描层厚为5 mm，在这个精度下，许多的Ⅰ类标志点在MR上并不可见，或者虽然可见但难以准确选取，此时可以选取Ⅱ类标志点。这类标志点一般是指较规则解剖结构的几何中心，例如股骨头或是肱骨头的球心等（图2-37），Ⅱ类标志点的选取精度不及Ⅰ类标志点，但它们受原始图像数据精度的影响也较Ⅰ类标志点小。

- 对于缺乏骨性标志点的部位（例如长骨的骨干等）采用点配准的方法容易造成较大误差，此时应采用表面法或是基于图像灰度信息自动配准方法进行配准，Mimics软件目前并不支持这些方法。

Mimics的Image Registration功能实际上将整个图像数据的配准问题简化为若干解剖标志点之间的配准，这样虽然极大简化了计算，提高了效率，但也会造成一定误差。因此建议读者在进行配准时最好多选择几对配准标志点，可以在一定程度上减少因个别点选取不准确带来的影响。

2. 图像融合

首先在图像数据配准窗口左侧的Fusion Method一栏中选择融合算法。尽管Mimics提供了众多的图像融合算法，但大部分只是对图像对应体素的灰度值进行简单四则运算或逻辑运算。对于CT与MR图像融合来说，常用的算法主要是"Add""Average"与"Opaque"。

Add算法就是将两个图像对应体素灰度值相加，若结果的灰度值超过4 095 GV，则将被系统自动设为4 095 GV，从而影响图像质量，此时最好使用Average算法进行融合。

Average算法取两个图像对应体素灰度值的均值。

Opaque算法中融合图像的灰度值完全等于Dataset2图像中对应体素点的灰度值，实际上相当于将待配准的Dataset2图像移动至与Dataset1图像配准的位置。

这里我们选择Average算法，点击OK按钮按钮，系统将自动进行图像融合并生成一个

新的项目文件保存融合结果，融合结果如图2-38所示。读者可自行选择其他算法观察融合效果。

（五）决策级图像融合

决策级图像融合需要分别将骨与肿瘤组织进行三维重建，然后将他们组合在一个三维模型上。我们之前已经重建了该患者骨骼的三维

模型，这个模型会自动导入融合后的项目文件中。现在我们需要通过3D磁性套索（3D Live Wire）的方法分割及重建肿瘤组织。

打开融合后的项目文件，在Segmentation菜单下选择3D Live Wire选项。3D Live Wire工具允许用户采用手动方式在三个正交断面的其中两个断面中绘制肿瘤的轮廓，软件会自动计算出第三个断面的肿瘤轮廓。这里，我们在弹出的

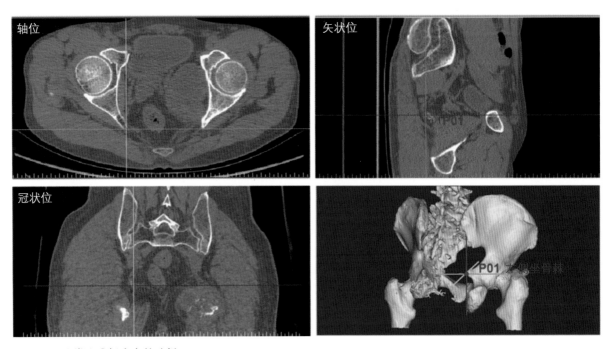

图2-36　Ⅰ类配准标志点的选择

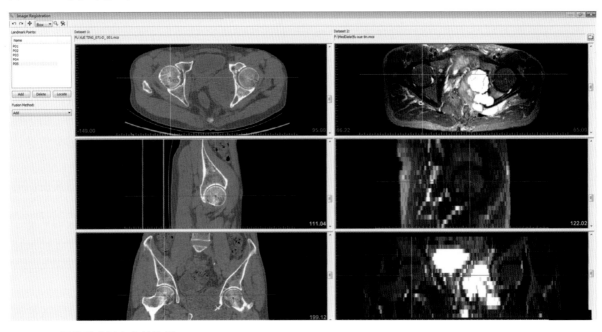

图2-37　Ⅱ类配准标志点的选择

窗口中将Automatic contour栏改为Coronal，选择冠状断面为自动生成轮廓的断面，在轴位及矢状位断面绘制肿瘤轮廓线（图2-39）。

当绘制足够多的轮廓线后，在自动分割断面（冠状面）会自动生成轮廓线，并显示另两个正交断面上绘制轮廓线的位置，叫结构线。全部绘制完成后，点击Segment按钮，软件将轮廓线转换为蒙板，按照之前介绍的方法用此蒙板重建出肿瘤组织三维模型（图2-40）。

通过前述操作，我们得到了能够清晰显示肿瘤边界的融合断层图像，并且构建了骨肿瘤系统的三维模型，图像融合的主要工作已基本完成。在Mimics中，我们还可以在融合后的图像数据上较为方便地设计截骨平面。

最直接的方法是采用Medcad菜单下的平面工具（Plane），选择Draw命令，此时光标变为笔形，然后在断层图像数据或三维模型上绘制不共线的3个点来创建截骨平面（图2-41）。

Mimics作为一款通用的医学影像处理软件，优势在于功能较为全面。它不仅具备强大的图像分割与重建功能，通过软件的MedCAD模块和Simulation模块我们还能够进行计算机辅助设计与虚拟手术规划，为骨肿瘤手术安全边界的设计提供了许多便利。然而，在CT与MR

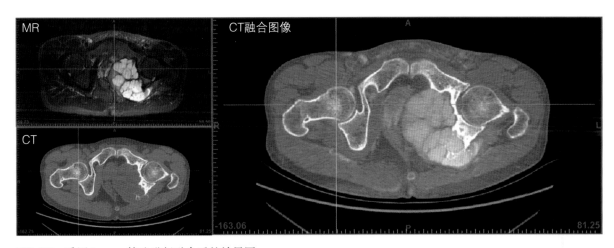

图2-38　采用Average算法进行融合后的效果图

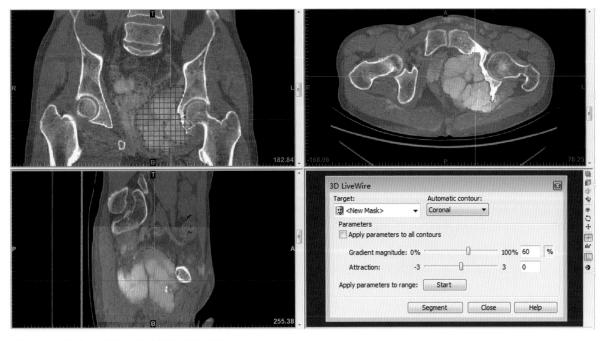

图2-39　通过3D磁性套索绘制肿瘤轮廓线

图像数据配准方面，Mimics也存在许多不完善之处。其中最主要的不足在于缺乏对配准误差的定量控制与评估。在选取配准标志点时只能通过操作者主观进行评估，容易造成较大的误差。此外，Mimics提供的图像融合算法仅支持简单四则运算或逻辑运算，无法调节融合时两组图像数据的权重，这不仅使得融合后的图像对比度下降，造成某些解剖结构难以识别。也给临床医师主观评价图像的配准误差造成了许多困难。

二、在Stryker导航系统中进行图像分割与图像融合

与Mimics软件不同，在Stryker导航系统中，Registration特指术前影像学图像数据与术中实体解剖结构间的配准。若需要进行CT与MR图像间的配准与融合，则需要在关联（Correlation）菜单下进行。本节将以具体病例简要介绍如何在Stryker导航系统中进行术前MR与CT数据间的融合。

（一）病例介绍

患者，男，13岁，右髋部疼痛伴右下肢跛行1个月，术前CT及MR图像显示右侧耻骨上支及髋臼前缘软组织肿块伴骨质破坏，胸部CT和SPECT均未见远处转移。计划行手术治疗，为准确评估肿瘤侵袭范围，术前采用Stryker导航系统进行图像融合。

（二）数据导入

打开导航系统（orthomap 3D navigation），在软件界面上方可见7个选项卡，选择第2个选项卡"Image Sets"，在右上角的媒体选择栏中选择数据所在的媒体（例如光盘）。与Mimics相同，导航系统也会检查图像的大小、像素尺寸、方位、扫描层厚、分辨率以及患者姓名、年龄等信息。如果有一个参数不同，软件会将导入数据集分割成不同的图像序列。选择所需的图像序列，点击Import按钮，将患者的CT数据导入软件中（图2-42）。

当数据导入完成后，系统会提示是否进行后续的术前规划操作，或者继续导入其他图像数据，这里选择继续导入其他图像数据（import more image sets），将患者的MR图像数据也导入软件中（图2-43），待所有所需数据均导入完毕后，选择Proceed to planning按钮以进行后续操作。

（三）图像分割

选择Planning选项卡，在右上角的数据树窗口中选择刚才导入的患者CT图像数据，然后选择Create a new segment选项（图2-44），软件弹出图像分割对话框。在对话框的Type栏下系

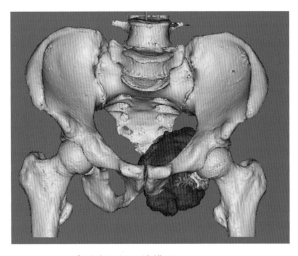

图2-40 重建肿瘤组织三维模型

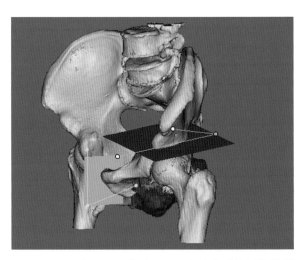

图2-41 通过Mimics的平面工具在融合后的图像数据上绘制截骨平面

统提供4种分割类型：bone、tumor、vasculature和user define。对于不同的分割类型，系统预设了不同的自动分割方法，当然用户也可以通过工具栏的图像分割工具进行手动分割（图2-45）。这里我们选择Bone类型，然后在Name栏下为新建的分割取名并选择显示颜色，单击Automatic Segmentation按钮，系统会自动分割出骨组织并在左侧的视图中显示（图2-46）。用同样的方法在MR数据中将肿瘤组织分割出来，

此时分割类型应选择tumor或者user define。分割的结果将保存在右上角数据树窗口中相应的数据树下。

- 技巧提示
· 在进行自动分割，尤其是进行肿瘤组织的自动分割时，建议读者先设定边界，在边界外的区域不会进行分割。系统默认的边界包含整个图像，可在二维图像边缘的白色边框处单击拖曳以改变边

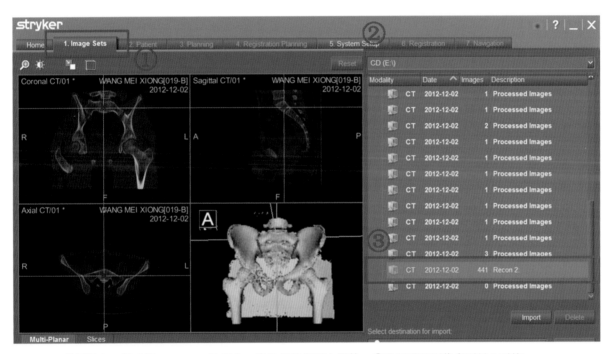

图2-42　数据导入。①选择Image Sets选项卡；②选择数据所在媒体；③选所需的图像序列导入系统

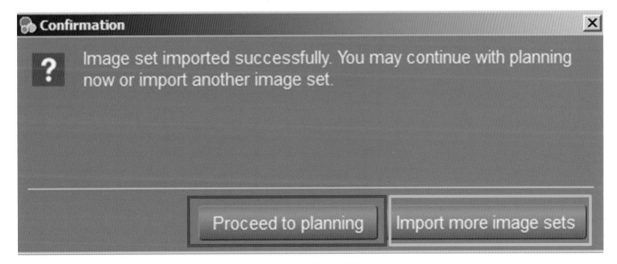

图2-43　数据导入确认窗口。选择Import more image sets按钮继续导入患者MR图像数据，待所有数据均导入完毕后选择Proceed to planning按钮进行后续操作

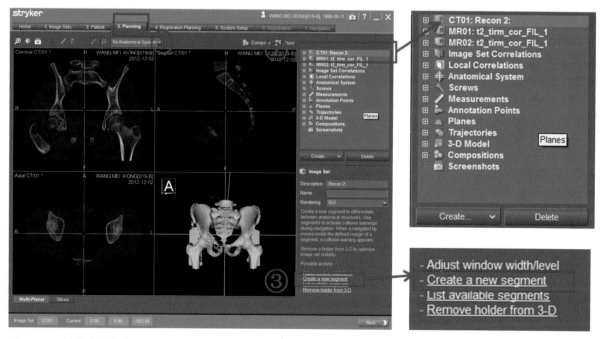

图2-44 图像分割操作步骤。①选择Planning选项卡。②选择需要进行图像分割的数据。③点击Create a new segment选项弹出图像分割对话框

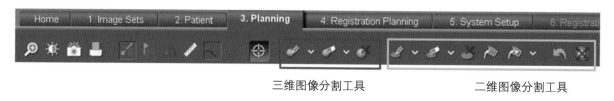

图2-45 手动分割工具栏。分割类型选定后，在工具栏会出现手动图像分割工具，用户可根据需要进行手动图像分割

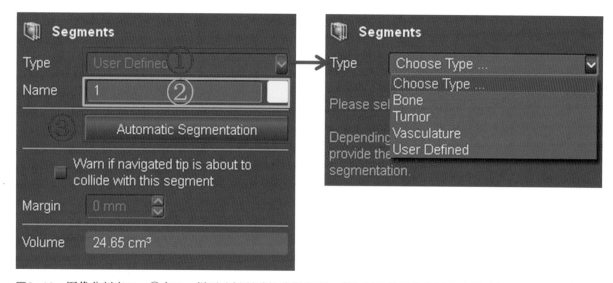

图2-46 图像分割窗口。①在Type栏下选择所需的分割类型。②为创建的图像分割命名并选择显示颜色。③单击Automatic Segmentation按钮，系统将进行图像分割并将结果显示在左侧视图中

界，若边界不可见可缩放图像以显示。

- Stryker导航系统提供4种预设的自动图像分割类型：bone、tumor、vasculature和user define。其中bone类型的自动分割是基于阈值的分割（具体参见第三章中关于阈值分割的内容），只适用于CT数据。系统会提示用户通过滑块调整阈值从而控制图像分割重建后的效果。tumor、vasculature和user define类型的自动分割基本相同，其原理类似于Mimics软件中动态区域增长或是Photoshop软件中的"魔术棒"工具。用户首先将十字光标放置于需要分割的组织范围内，设定容差值（tolerance value），系统默认容差值为10，单击Start按钮，系统会将邻近区域内与十字光标点具有类似灰度值的所有点分割出来。使用这种方法可以在MR数据中方便地分割肿瘤及血管等组织。

- 在选择了分割类型后，在工具栏中会相应地出现10种手动图像分割工具（见图2-45），当自动分割不能满足图像分割要求时可以选择手动分割，关于手动分割的具体内容读者可自行参考相关书籍

或是导航系统的帮助文件。

（四）图像配准及融合

点击右上角数据树窗口中的Image Set Correlations选项（图2-47），选择CT01-MR01数据对，在右下方配准方法中选择全自动配准（Automatic Matching），系统开始进行图像数据配准计算（图2-48），并将配准结果实时显示在视图中，若用户对配准结果满意后可以单击对话框中Finish按钮以结束配准。最后在软件右下角点击Confirmed按钮以保存配准结果。

- 技巧提示
- 系统会自动列出用户可能需要配准的所有数据配对，例如若用户导入了1个CT数据CT01与两个MR数据MR01，MR02，系统会列出三种配对可能性CT01-MR01、CT01-MR02、MR01-MR02，若数据对未完成配准，会在数据对的前方以红"×"标注。
- Stryker导航系统最新版的软件均支持基于图像灰度信息的全自动配准（基于图像灰度信息配准的相关内容参见第2节相关内容），这种配准方法简化了配准操作，提高了配准精度，极大地缩短了临

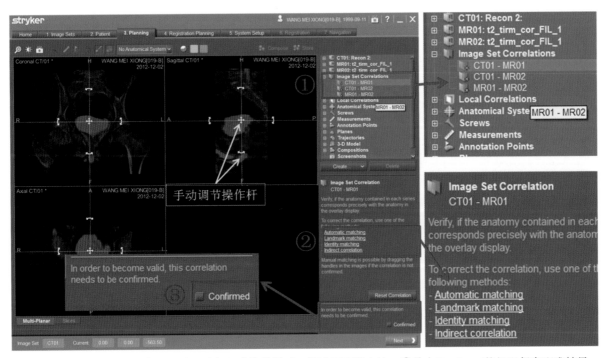

图2-47　配准操作步骤。①选择需要进行配准的数据对。②选择配准方法。③单击Confirmed按钮以保存配准结果

床医生进行图像融合的时间。然而正如前所述，由于存在一些客观因素影响，自动配准（图2-48）有时会收敛到局部极值而并不能得到正确配准结果，这时则需要通过手动调节操作杆将图像位置进行粗配准，然后再次进行自动配准，这样往往能够得到比较满意的效果。

· 若反复尝试自动配准均不能得到满意的配准效果，则需要进行手动配准，同Mimics一样，Stryker导航系统也提供基于解剖标志点的配准方法Landmark Matching。当选择Landmark Matching选项时，系统弹出手动配准对话框，首先点击Add Landmark按钮添加配准标志点，在CT图像数据中选择一个解剖标志点，

点击Set in CT01按钮确认，然后在MR图像数据中选择相对应的点，点击Set in MR01按钮确认，从而完成第一对标志点的输入。重复上述操作，添加至少3对解剖标志点。标志点的选择方法请参照本节第一部分。

· 当添加了超过3对解剖标志点时，系统会自动计算每对标志点的误差以及总体配准误差，当某个点的误差值过大时系统将会以红色标示，这时建议读者取消选择这对标志点并重新选点。

配准完成后，可在工具栏实时调整CT数据与MR数据的显示权重，更改二者显示颜色（图2-49），这样既为了达到最佳融合显示效果（图2-50），又为了主观评估配准的精度。

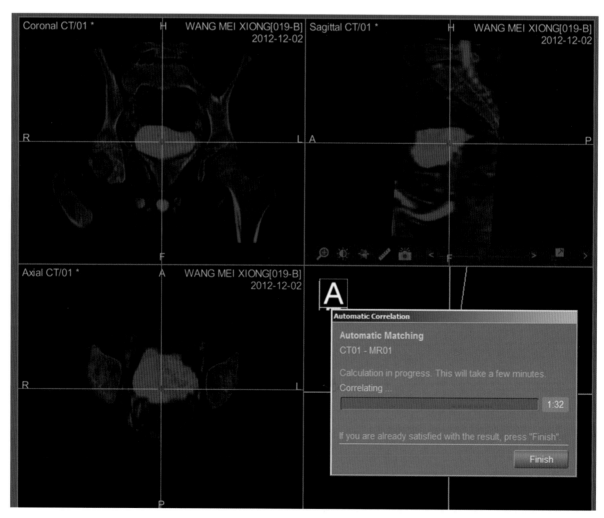

图2-48　计算机自动配准过程窗口。采用Automatic Matching进行全自动配准，当用户对配准结果满意时可以单击Finish按钮结束配准计算

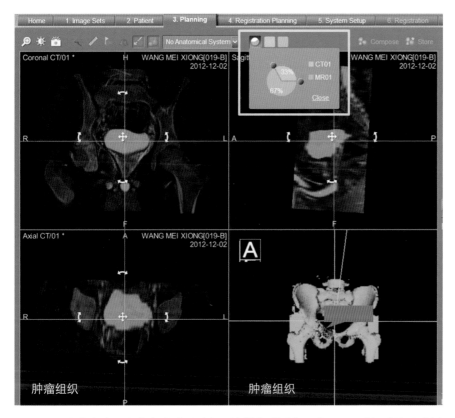

图2-49　配准完成。配准完成后，可在工具栏实时调节CT与MR显示权重及显示颜色（黄色方框所示），以达到最佳显示效果

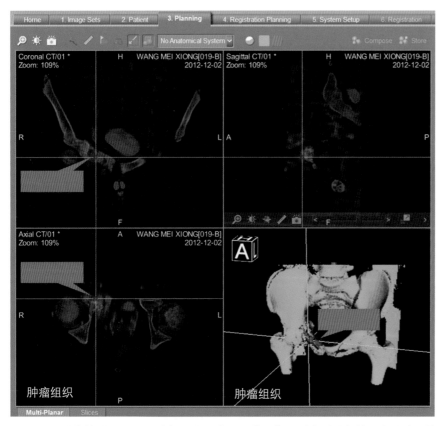

图2-50　融合效果图。通过融合后的二维及三维图像可明确累及耻骨上支及髋臼前缘的肿瘤范围，利于手术截骨边界的设计

与Mimics软件的融合模块相比，采用导航系统的术前规划模块进行图像配准操作更加简便，缩短了图像配准所需时间，更重要的是导航系统具有较好的误差控制机制，确保了配准的精度，并且导航系统提供更加丰富的融合图像显示方式，用户可以方便地通过调节显示权重与显示颜色以达到最佳显示效果，以适应不同临床需求。但由于导航系统及配套设备较为昂贵，目前仍难以在临床推广应用。

参考文献

1. Wong KC, Kumta SM. Use of Computer Navigation in Orthopedic Oncology. Curr Surg Rep, 2014, 2:47.

2. Wong KC, Kumta SM. Computer-assisted tumor surgery in malignant bone tumors. Clin Orthop Relat Res, 2013, 471:750-61.

3. Gerbers JG, Stevens M, Ploegmakers JJ, et al. Computer-assisted surgery in orthopedic oncology. Acta Orthop, 2014, 85:663-9.

4. 张涌泉, 郭征, 付军. 计算机导航辅助髋臼肿瘤精确切除与重建. 中华骨科杂志, 2013, 33:555-60.

5. Ritacco LE, Milano FE, Farfalli GL, et al. Accuracy of 3-D planning and navigation in bone tumor resection. Orthopedics, 2013, 36:e942-50.

6. Wong KC, Kumta SM, Antonio GE, et al. Image fusion for computer-assisted bone tumor surgery. Clin Orthop Relat Res, 2008, 466:2533-41.

7. 罗述谦, 吕维雪. 医学图像配准技术. 国外医学·生物医学工程分册, 1999, 22:1-8.

8. （意）卡拉梅尔, （意）巴托洛兹齐. 3D图像处理技术与临床应用. 于铁链, 吴天, 译. 天津: 天津科学技术出版社, 2008, 70.

9. Christensen GE, Rabbitt RD, Miller MI. Deformable templates using large deformation kinematics. IEEE Trans Image Process, 1996, 5:1435-47.

第三章 数字化个体设计在骨肿瘤外科中的应用

对于采取保肢治疗的骨与软组织肿瘤患者，由于肿瘤的侵袭范围在个体中差异很大，所以切除肿瘤后所造成的组织缺损范围就会因人而异，为了获得更好的肢体功能，理论上就必须使用适配的假体进行重建。因此，个体化定制假体对骨与软组织肿瘤患者就有良好的使用需求和特殊的意义。

以前，由于技术条件的限制医生只能选择标准化的假体或者半标准化的肿瘤型假体进行重建。这就给骨科医生进行手术规划带来困扰：如果按照合理的肿瘤边界进行切除，那么切除后就有可能找不到完美匹配的假体用来修复缺损；如果迁就假体的规格，按照假体修复缺损的范围来改变术中肿瘤的切除边界，那么就可能造成切除范围过大或缩小。如果切除范围小，则达不到安全的边界，肿瘤易复发；如果切除范围过大，势必会损失过多的正常组织。个体化定制假体则可以避免上述缺点。随着科技的发展，使用个体化定制假体对复杂组织缺损进行重建，已经成为现实。

本章所说的"个体化定制假体"概念，不同于现在临床通用的肿瘤型定制人工关节。个体化定制假体是针对不同患者、不同的病情而设计并制备的适合于患者个体的人工假体，真正做到了"量身定做"和"一个患者一个假体"。而现行的肿瘤型定制人工关节，为了对不同病损范围进行重建，设计了丰富的调节配件可供医生选择，但仍然是大批量生产的标准化假体，不属于本章所讨论的"个体化定制"概念。

目前的个体化定制假体的应用主要集中在骨盆肿瘤的切除重建中，其中以涉及髋关节的假体最具挑战性。虽然膝关节也是使用个体化定制假体进行重建的理想部位，但是由于膝关节假体涉及复杂运动的关节面，在短时间内设计并验证个体化膝关节假体的合理性将是一件极其艰巨的任务，因此目前还未见个体化定制膝关节假体在临床应用的报道。本章也以髋关节的个体化定制假体为例，来介绍这一临床技术的应用。

髋臼及其周围肿瘤切除属于骨盆Ⅱ型切除，为了保存肢体的功能，需要对肿瘤切除后造成的髋臼缺损进行重建。髋臼肿瘤切除后重建方法包括：融合技术、异体骨结构性重建、瘤骨灭活再植、马鞍状假体重建、复合重建、人工半骨盆假体重建和计算机辅助设计假体重建等技术。重建方法可归结为三大类：假体机械性重建、生物性重建和复合重建。目前对髋臼肿瘤切除后重建方式的选择，更倾向于人工半骨盆重建。人工半骨盆假体的种类很多，大多数为定制的金属假体。早期的定制假体实质上大多是扩大固定翼板的髋臼杯，其翼板为个体化设计，可以匹配患者的残留髂骨。虽然可获得较好的髋关节功能和早期稳定性，但这种假体的力学设计并不理想，其固定翼板较薄，疲劳强度较低，长期使用极有可能断裂；其固定螺钉需承受剪切应力，术后极有可能发生松动、断裂。

在计算机辅助设计技术、现代数控加工技术的有力推动下，在短时间内设计并制备出精确的个体化定制假体已成为现实，人工半骨盆假体逐渐向个体化定制方向发展。国际上，Wong和Kumta联合利用导航与个体化定制假体治疗骨盆肿瘤较为成功，使用的个体化定制假体外型与我们的类似。国内的研究者也在个体化定制假体方面做了有益的探索。

个体化定制假体精确重建髋臼缺损是目前骨盆肿瘤外科治疗的发展方向之一。个体化定制假体最大的优点就是能与保留的骨盆截面完美吻合，精确重建髋臼。我们实现个体化定制假体的思路，是基于术前的CT和MR三维图像融合数字模型进行术前规划，确定手术切除范围，获得骨盆截骨平面、髋臼位置等参数，依据这些参数设计出针对具体患者的个体化定制假体，利用数控加工技术或3D打印技术在短时间内制备假体实物。在手术中，利用导航辅助实现肿瘤的精确切除和假体的精准安装。

在此，必须强调"计算机辅助导航技术"的成熟，也是个体化定制假体能够得以应用的重要条件之一。针对骨盆复杂的解剖结构，必须有良好的定位工具，才能实现肿瘤的精确切除和假体的精准安装。导航具有定位精确、可控、直观等优点，是复杂骨盆肿瘤切除重建的有力辅助工具。

计算机辅助导航技术最大优势在于能在术中实时精确地定位解剖结构，术者能实时获知操作的具体位置，实现术前设计的肿瘤切除范围便具有可操作性，同时导航还能验证术者操作结果的正确性。同时，导航技术的优势还体现在个体化定制假体的安装过程。由于髋臼肿瘤切除后残留骨盆缺乏标志性结构，精确安装假体非常困难，仅靠术者的经验来确定力线、

截面、髋臼中心的位置及角度等关系，往往会出现力线不吻合、界面不匹配、髋臼移位等情况，影响重建效果。计算机辅助导航技术则能提供精确的定位手段，帮助术者将假体准确安装于设计的位置。

本章论述的个体化定制假体采用机械加工方式制备，并不在此讨论3D打印假体（3D打印假体请参看本书的其他章节）。近年来，3D打印技术正迅猛地进入骨科领域，使得植入物的个性化定制变得越来越方便，但是3D打印技术暂时还不能完全取代机械加工方式。从材料学的角度讲，机械加工方式多使用锻造坯材为原料生产植入物，而3D打印多使用金属粉末，通过融化凝固过程而形成实体零件，相当于铸造过程。因为铸件的力学性能多不及锻件，所以一般不宜作为承受较大交变、冲击载荷的零件。这也是3D打印技术暂时不能取代机械加工方式的原因之一。使用3D打印生产的假体，如果涉及摩擦的关节面部位，则必须经过二次加工才能获得光滑的表面。

结合笔者工作单位所使用的情况，下面以髋关节个体化定制假体为例，来说明其在临床上的应用情况。

第一节 个体化定制髋臼假体临床应用简介

一、适应证与禁忌证

计算机导航辅助髋臼肿瘤精确切除与个体化定制假体重建治疗流程的适应证与禁忌证。

（一）适应证

1. 肿瘤侵犯髋臼及其周围组织，包括巨大良性肿瘤，生长活跃、发展较快并有恶性倾向的肿瘤，恶性肿瘤。

2. 切除肿瘤后将造成整个髋臼区域的缺损。

3. 切除肿瘤后髂骨需要保留足够的支撑骨量，便于固定髋臼假体。

（二）禁忌证

1. 严重系统疾病，不能耐受手术者。

2. 患肢术前无运动功能者。

3. 血管神经束严重受累或大面积弥漫性皮肤浸润者。

4. 其他不适宜采用定制假体的情况。

二、治疗流程

治疗操作流程详见图3-1。下面将以实例来具体说明治疗流程的实施过程。

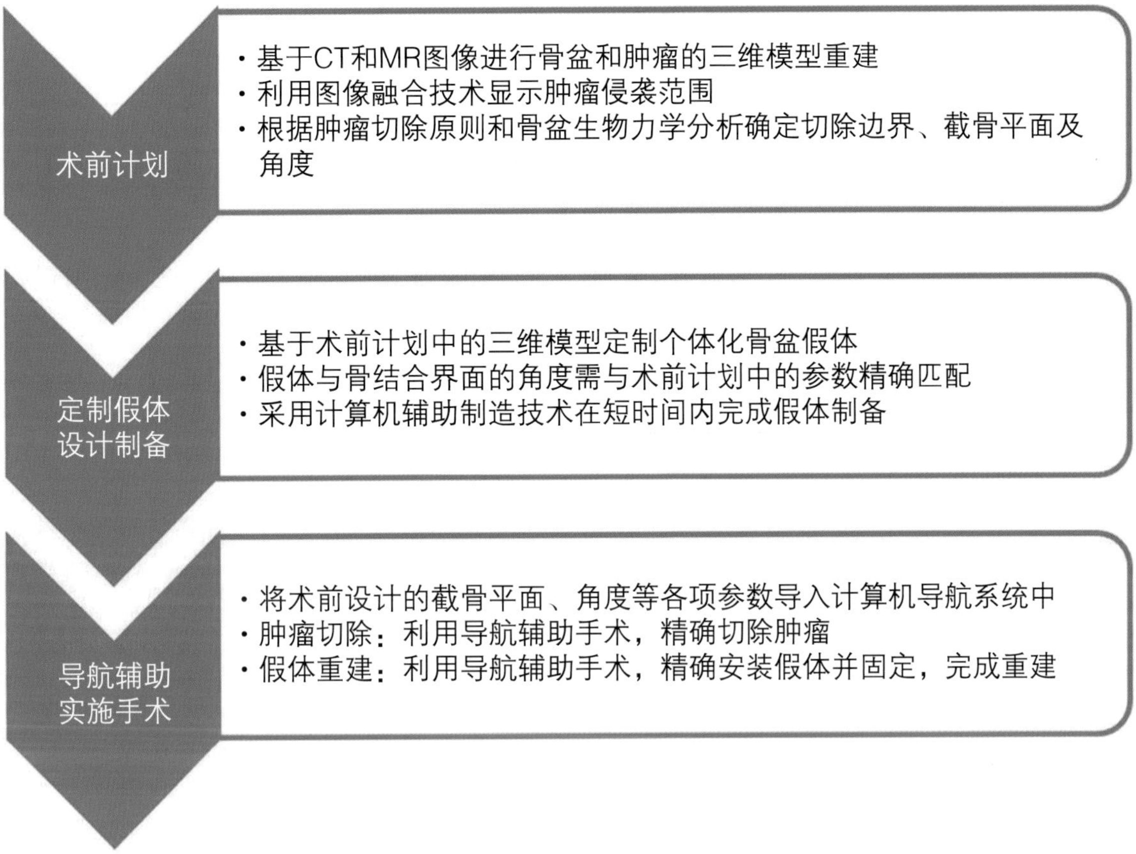

术前计划	· 基于CT和MR图像进行骨盆和肿瘤的三维模型重建 · 利用图像融合技术显示肿瘤侵袭范围 · 根据肿瘤切除原则和骨盆生物力学分析确定切除边界、截骨平面及角度
定制假体设计制备	· 基于术前计划中的三维模型定制个体化骨盆假体 · 假体与骨结合界面的角度需与术前计划中的参数精确匹配 · 采用计算机辅助制造技术在短时间内完成假体制备
导航辅助实施手术	· 将术前设计的截骨平面、角度等各项参数导入计算机导航系统中 · 肿瘤切除：利用导航辅助手术，精确切除肿瘤 · 假体重建：利用导航辅助手术，精确安装假体并固定，完成重建

图3-1　整体治疗操作流程图

第二节　基础型个体化定制髋臼假体

一、病例介绍

病例一使用了基础型假体。患者男性，30岁，左髋部疼痛9个月、加重1个月入院，查体示左腹股沟区触及大小约10 cm×10 cm的质硬包块，与髋臼相连，与周围组织分界不清，深度不可及，无活动度。术前X线、CT及MR图像均提示左侧髋臼区域病变伴软组织肿块，肿瘤累及髋臼及耻骨上支，考虑恶性肿瘤（图3-2～图3-4）。术前B超提示左侧髂外静脉及股浅静脉陈旧性血栓形成（完全填充型），左侧股总静脉陈旧性血栓形成（不完全填充型）。胸部CT和SPECT均未见远处转移。Enneking分期为ⅡB。行手术治疗，病理诊断为软骨肉瘤。

二、术前手术规划

（一）骨盆骨性结构三维重建

术前患者行CT检查，要求扫描层厚小于2 mm，本例采用的CT扫描层厚为0.625 mm，分辨率512×512，既能够满足高精度重建骨盆三维模型的要求，同时又能够满足计算机辅助导航系统精确定位的要求。将CT图像数据存储为DICOM3.0格式并导出存盘。

将CT数据导入Simpleware 4.3软件（Simpleware公司，英国），利用阈值分割并结合手动工具分割出目标区域，阈值采用成人皮质骨Hounsfield值（约2 000），对分割出的骨盆骨性结构创建三维预视图（图3-5）。此步骤

45

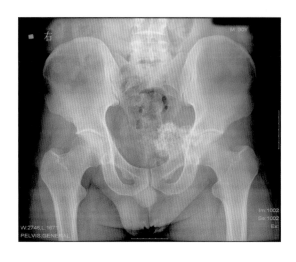

图3-2 术前骨盆正位片

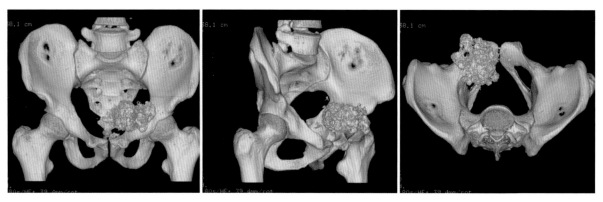

图3-3 术前三维CT显示左骨盆内侧肿瘤

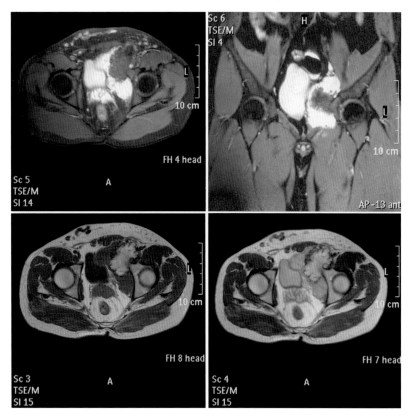

图3-4 术前MR图像显示肿瘤侵袭
范围

也可以使用Materialise公司的Mimics Research软件来实现。在建立三维模型的过程中，不要对体数据集进行重新切割或重组，也不要变换三维坐标系，要保证CT原始数据的坐标系不变，这样做的目的是在各种软件及导航系统中转换数据或传输模型时，有一个统一的基准三维坐标。

（二）肿瘤侵袭范围三维重建

相对于CT，MR可以更清楚地显示组织肿块，了解肿瘤是否侵袭邻近的脂肪、肌肉、脏器，以及大血管和重要神经，MR还可显示肿瘤周围有无水肿和水肿的范围。这些对于规划手术切除边界至关重要。在MR的T1WI上和脂肪抑制T2WI上，可更加清楚地显示肿瘤在髓腔内的侵犯范围。

将患者术前MR图像数据存储为DICOM3.0格式，MR扫描参数层厚越小则精度越高，并且要选择对肿瘤显示良好的序列，以便更好地显示肿瘤范围。将MR数据导入Simpleware软件，先利用阈值分割工具分割目标区域，在此处所使用的阈值已不是实际意义的Hounsfield值，而仅是MR图像转换为显示器上可视图像的灰度标准值，用人眼能够分辨的灰阶予以显示。再灵活地利用画笔和种子填充等分割工具，在每一张MR二维图像上将肿瘤侵袭区域分割出来。对MR图像的处理需采用交互式分割方法，不能仅依靠软件的自动分割方法，需要结合部分手动操作。MR的图像分割的操作顺序及使用工具的

选择均可调整，以精确分割肿瘤侵袭区域为最终目的。肿瘤侵袭区域分割完成后创建三维预视图。

需要说明的是，MR图像数据可提供多个序列，目前的图像处理软件并不能将多个序列作为一个项目同时导入软件中建模，这就要求选择肿瘤显示清晰的序列，并且选择三个正交平面图像中至少两个序列，对每个序列的MR图像进行三维重建。然后导出保存为STL格式，选择一个序列作为基准，利用布尔运算将各个序列所建立的肿瘤模型求并集，获得完整的肿瘤侵袭区域三维模型（图3-6）。

为了实现肿瘤侵袭区域三维模型与骨盆骨性结构三维模型的融合，需要在肿瘤模型中选择配准点。如果肿瘤模型没有明确的易于辨认的解剖结构标志点，可选择肿瘤侵袭骨骼的正常部分，对其进行三维建模，该部分骨骼最好具有不规则外形，利于配准。本例患者的肿瘤侵犯骨盆Ⅱ+Ⅲ区，而且肿瘤本身为不规则形状，没有明显的标志点，所以选择同侧髂骨建模，用作三维图像融合时的配准标志物。将肿瘤模型与髂骨模型分别导出，保存为STL格式。

（三）MR-CT三维图像融合

将在"肿瘤侵袭范围三维重建"中所建立的肿瘤模型与髂骨模型的STL格式文件，同时导入利用CT数据建立的骨盆骨性结构三维模型项目中。同时选中肿瘤模型与髂骨模型，通过软件的"配准"工具并结合"移动"工具，将MR

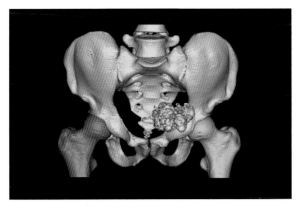

图3-5　利用CT数据完成的骨盆骨性结构三维重建效果图。左侧髋臼内侧壁可见突起的肿瘤内部的骨化部分，结合MR图像可知肿瘤的实际边界更大

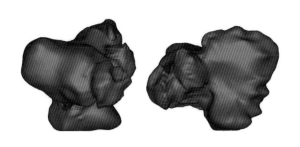

图3-6　利用MR数据重建的肿瘤三维模型（前视图和左侧视图）

所建立的髂骨模型与CT数据建立的骨盆模型配准。由于同时移动肿瘤模型与髂骨模型,所以二者之间的三维空间定位始终保持相对不变,MR髂骨模型移动到CT骨盆模型的相应位置后,肿瘤模型也同时改变了坐标定位,移动到了CT坐标系下肿瘤所在的真实位置,实现了MR-CT三维图像融合。MR和CT图像的三维融合,达到了在骨性骨盆模型上精确定位肿瘤病灶的目的,可更好地显示肿瘤的侵袭范围,为设计切除边界提供了具有完整肿瘤侵袭范围信息的三维模型(图3-7)。

(四)确定肿瘤切除边界

根据肿瘤切除原则和骨盆生物力学分析确定外科切除边界、截骨平面及角度,应切除侵袭骨骼及周围软组织的全部肿瘤。恶性肿瘤的切除范围主要依据MR检查所示在瘤外2~3 cm的正常骨骼处截骨。由于计算机辅助导航技术可很好地对骨骼的空间位置进行精确定位,因此可以很好地在术中实现规划的截骨平面。髋臼肿瘤切除需要确定三个截骨平面:髋臼上缘截骨平面、前侧耻骨支截骨平面和后部坐骨支截骨平面(图3-8)。确定髋臼上缘截骨平面是关键,该平面既要保证达到安全的肿瘤切除边界,又要保证可以为个体化定制假体的安装提供足够的正常骨床。耻骨与坐骨两处的截骨平面根据肿瘤侵犯范围决定,耻骨处截骨可在耻骨上支基底部,也可在耻骨联合处;如肿瘤完全侵犯坐骨支,则不必设计截骨,术中须将坐骨支连同肿瘤一并切除。

具体操作:此步骤在Simpleware软件中完成。在三维图像融合后的模型中,建立一个极薄的长方体,通常厚度采用0.1 mm,要求该长方体的平面能完全横断髋臼上缘的髂骨,将其作为截骨平面定位于髋臼上缘选定的位置。截骨定位可使用软件的测量工具,定位在距离肿瘤2~3 cm的正常的髋臼上缘骨骼处。此处截骨角度的选择主要依据是截骨平面尽可能与半侧骨盆的长轴垂直。将骨盆三维模型与定位好的长方体利用布尔运算求差,完成髋臼上缘截骨平面的设计。同理设计前侧耻骨支截骨平面和后部坐骨支截骨平面。因为这两处不需重建,仅根据肿瘤切除原则规划安全的肿瘤切除边界即可。

对软组织内的肿瘤切除边界,依据MR图像及三维图像融合所提供的参考,按肿瘤切除原则规划安全的切除边界。软组织中的肿瘤部分常常具有可移动性,目前的导航系统尚难以对这种可移动的组织进行精确导航,因此这部分的肿瘤边界需要依靠术者依据经验及判断在术中实现。

(五)骨盆缺损范围

完成三个截骨平面的设计后,骨盆已被分割成两个部分,骨盆的肿瘤切除区域(图3-9)和保留的正常骨盆区域(图3-10)。其切除后造成的骨盆缺损部位,也就是需要重建的位置。

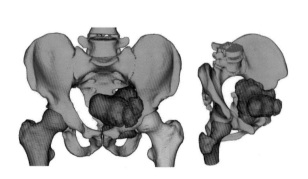

图3-7 MR-CT三维图像融合效果图,利用MR数据重建的肿瘤侵袭范围模型在图中显示为半透明的红色区域

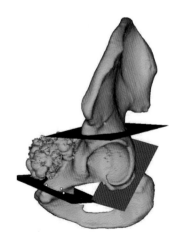

图3-8 术前规划骨性骨盆截骨范围效果图。3个紫色平面分别标定髋臼上缘、耻骨支和坐骨支截骨面

三、个体化定制假体设计制备

（一）个体化定制假体设计

在术前规划中完成肿瘤切除及骨盆截骨设计后，要进行个体化定制髋臼肿瘤假体设计，需针对具体患者设计"一对一"的定制假体。个体化定制髋臼肿瘤假体的设计总体要求是：假体的髋臼上缘平面要和患者自身的骨盆剩余结构匹配；髋臼角度及旋转中心匹配；假体能够获得稳定的固定。

我们研发了基础型假体应用于第一例患者，随后我们对假体进行了改良，并应用于病例二和病例三。基础型假体的设计思路见图3-11。此小节仅介绍基础型假体，改良型假体将于下面的小节介绍。

具体设计步骤如下：将"骨盆缺损范围"中骨盆肿瘤切除区域的三维模型进行修整，去掉异常的骨性结构，如骨盆内壁的骨性突起部分等，在三维模型上修整出正常髋臼区域，导出并保存为STL格式。如果髋臼区域骨性结构破坏严重，不能满足假体设计的需求，则选择对侧正常髋臼区域，镜像后保存为STL格式，作为设计假体的参照。

假体设计由CAD工程师根据医生的意图来完成。将STL文件导入UG NX7.5软件（Siemens PLM Software公司，德国），使用逆向工程技术对修整出的髋臼切除区域进行建模，实现三角面片格式的三维模型到参数化三维模型的转换，获得相应的假体外形。

进一步由CAD工程师根据医生的手术规划设计出假体的附属结构。将髋臼上缘截骨平面轮廓线向外扩展2 mm，向上拉伸2 mm，设计出全包围式的固定边槽，可将保留的髂骨断端卡在边槽中，防止假体沿截骨平面发生平行移位。

选取保留髂骨具有一定厚度的部位，设计固定装置。向髂嵴上的髂结节方向的部位，髂骨具有一定的厚度，此处设计2枚主要的承力圆棒；向骶髂关节方向的部位，髂骨也具有一定的厚度，此处设计1枚主要的承力螺钉；在其他部位设计短的辅助固定螺钉（图3-12）。随后将假体模拟安装与原位确定固定装置在假体上的位置，并设计相应的孔（图3-13）。在髋臼壁上设计5个台阶孔，便于术中在需要时连接万向螺钉，作为辅助固定。经过上述步骤，完成假体的整体设计（图3-14）。

（二）计算机仿真模拟安装

在假体制备之前，需要进行计算机仿真模拟安装，以验证设计的合理性。

将设计好的假体模型导出，保存为STL格式。在Simpleware软件中打开以CT数据为基础的建模项目，选择导入STL文件工具，将假体模型导入。由于所有的设计没有改变原始CT数据的三维坐标系，假体的空间位置和髋臼切除区域的是完全一致的，因此不需要对假体进行移位或配准，假体模型导入后即可直接定位在预期的安装部位（图3-15）。

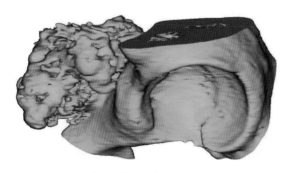

图3-9　肿瘤的截骨切除区域

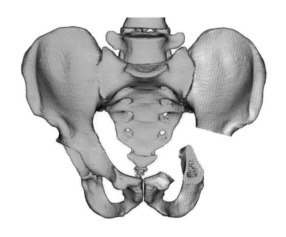

图3-10　效果图显示截骨后保留的正常骨盆区域，肿瘤区域已切除

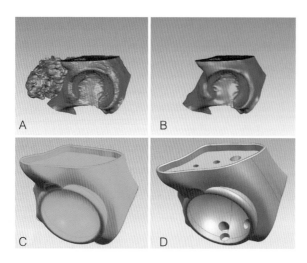

图3-11　基础型假体设计思路

A. 拟切除髋臼区域三维模型。B. 修整后的切除区域三维模型。C. 参数化转换后完成假体外型设计。D. 假体固定钉孔等结构的设计

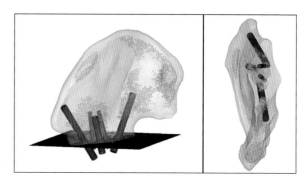

图3-12　剩余骨盆结构中可容纳的固定装置的位置及方向

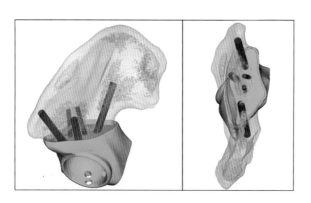

图3-13　确定固定装置在假体上的孔位

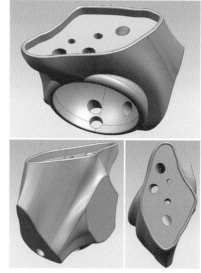

图3-14　基础型假体的设计外观视图

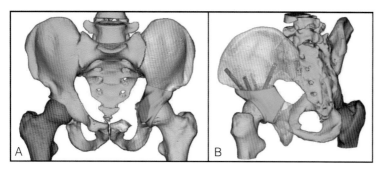

图3-15　个体化定制假体计算机仿真模拟安装效果图

A. 整体安装效果前视图。B. 显示固定装置（红色）在保留髂骨（黄色半透明）中的位置

验证假体的设计及固定螺钉等是否符合术前规划的设想，包括假体髋臼与原有髋臼的重合情况、固定边槽是否与保留髂骨有干涉、固定螺钉在保留髂骨内的位置等。如果有不符合要求的地方，则返回到使用UG软件进行CAD设计的阶段，对假体设计进行修改优化。重复计算机模拟安装验证过程。直至假体设计满足术前规划的要求。

（三）RP模型体外模拟安装

在制备真实的假体之前，使用快速成型（RP）设备制作个体化定制假体树脂模型。按照术前规划的切除范围，将一具saw bone骨盆进行模拟手术截骨，并模拟假体的安装固定过程（图3-16）。

当计算机仿真模拟安装技术成熟后，不需要此步骤。因此，仅在病例一上实施了体外模拟安装，而在后续的病例二和病例三上取消了此步，仅使用计算机仿真模拟安装即可达到验证目的。

（四）个体化定制假体制备

经过计算机仿真模拟安装和RP模型体外模拟安装两步验证，证实设计的假体满足要求后，就进入到假体制备阶段。假体制备需由具备资质的器械生产厂家完成，执行人为CAM工程师。假体、固定圆棒及螺钉材料均为钛合金（Ti-6Al-4V），其加工过程主要使用高端的数控加工中心。由于个体化假体外形具有不规则的复杂曲面，因此对生产厂家的加工制造能力提出很高的要求。在完成假体的数控加工后，要对假体的表面进行处理，我们采用了

表面喷砂工艺对基础性假体进行表面改性（图3-17）。

四、手术实施

（一）术前导航准备

术前1天进行导航准备。笔者工作单位使用的是CartⅡ计算机辅助导航系统（Stryker公司，美国），该设备是基于CT影像的导航系统（图3-18）。

将患者的骨盆CT数据及术前设计中所获得的各项参数输入导航系统。肿瘤切除参数包括截骨范围、截骨平面的位置和角度；假体安装参数包括髋臼位置、钉道位置和方向（图3-19）。

在病例一患者实施手术时，Stryker公司还没有完成骨肿瘤导航软件模块的开发，因此我们选用脊柱软件模块完成手术。由于当时导航软件的局限性，无法直接定位平面，我们利用两条相交直线确定一个平面的原理，使用脊柱模块中的虚拟椎弓根钉（导航软件中模型，不是真实的椎弓根钉）来定位直线，通过2枚交叉的椎弓根钉所代表的直线来定位一个平面。

在Simpleware软件中打开术前规划所建立的模型项目，在髋臼上缘截骨平面的轮廓线上选择4个点，两两对应，分别读取这4个点的三维坐标参数，通过坐标换算在导航系统中定位这4个点，在每组的2个点中，用虚拟椎弓根螺钉从一个点指向另一个点，定位后的椎弓根螺钉的长轴即为定位直线，这样2条直线就可确定截骨平面（图3-20）。为了在术中有可选择的余地，我们需要多设计2组椎弓根螺钉，用

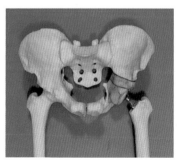
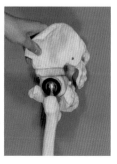

图3-16　RP模型体外模拟安装，显示假体与缺损部位匹配良好，安装位置满意

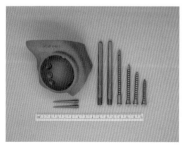
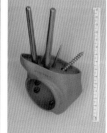

图3-17　基础型假体实物照片

来定位髋臼上缘截骨平面。同理定位其他截骨平面。定制假体的每个固定螺钉的方向仅用1条直线就能确定，因此建立一个模拟椎弓根螺钉即可。

（二）麻醉、体位与手术入路

采用全身麻醉，侧卧位，"人"字形骨盆手术切口（图3-21）。自髂后上棘沿髂嵴和

腹股沟韧带至耻骨结节，通过大转子再做一个与上述切口垂直的切口。前侧切开腹外斜肌腱膜，分离并打开腹股沟管，保护其内容物（男性为精索，女性为圆韧带），向上推开腹膜，游离髂外动静脉及股神经，结扎分支血管，游离髂肌与腰大肌，剥离耻骨上支至耻骨联合。剥离髂骨外板肌肉，依次切开臀中肌、臀小肌，识别并保护坐骨神经，分离外旋肌群，暴露髋关节囊，切开后显露股骨头予以脱位，行股骨颈截骨。从内外两侧分离坐骨大切迹。

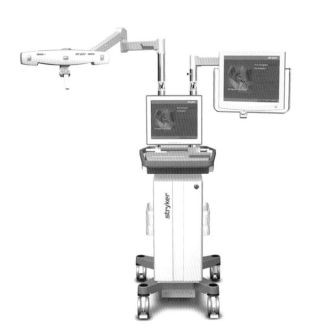

图3-18 史赛克（Stryker）公司的Cart Ⅱ计算机辅助导航系统

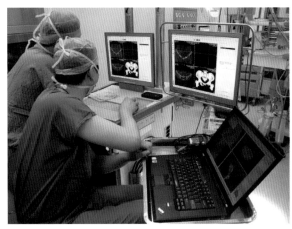

图3-19 术前导航系统准备

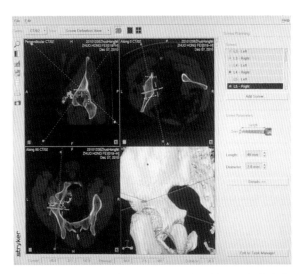

图3-20 利用导航脊柱模块中的虚拟椎弓根钉来定位直线，进而确定截骨平面

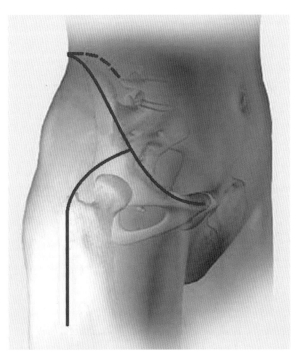

图3-21 手术切口示意图

（三）导航系统配准

暴露髂骨的骨性结构后，进行计算机辅助导航系统的配准（或者称为"注册"，Registration）。Cart II计算机辅助导航系统采用的是内部特征配准原理。在髂嵴后方固定导航定位的示踪器、校准（图3-22），先进行4点配准，再行面配准，计算平均误差，配准成功后验证导航准确性。

4点配准一般选择髂嵴上的髂结节、髂前上棘、髂前下棘和耻骨结节这4个点较为理想。配准点的选择原则是尽量选择距离远、易辨识、不在同一平面上的点，这样配准效果较好。点配准完成后进行面配准，一般要求连续选择40～60个配准点，方能达到理想的配准结果。本例患者的导航匹配误差为0.77 mm。

在配准完成后，需验证导航准确性。选择骨盆明显的解剖标志点，如耻骨联合、髂臼缘等部位，使用指示器指向这些部位，同时对比导航显示屏，观察实时显示的模拟指示器位置是否准确。准确性验证满意后结束导航配准步骤。

（四）肿瘤精确切除

将导航指示器与钻孔导向套筒连接固定。根据术前规划中设计的髂臼上缘截骨平面，将指示器定位在"术前导航准备"所设计的虚拟椎弓根螺钉位置，调整角度与方向，使指示器与椎弓根螺钉的长轴方向一致，在指示器指引下定位并钻入2枚截骨定位克氏针（图3-23～图3-25）。

沿定位克氏针行髂臼上缘摆锯截骨，在截骨至坐骨大切迹时可改用骨刀以保护后方的血管及神经。同理，利用导航定位耻骨上支和后部坐骨支的截骨平面，骨刀截骨。完成骨性骨盆截骨后，从各个方向锐性分离和钝性剥离肿瘤，将肿瘤整块切除（图3-26，图3-27）。彻底冲洗。

（五）假体精准安装

使用导航验证保留的髂骨截面与术前设计的匹配程度后，进行假体试安装（图3-28）。对假体固定位置及髂臼的中心及角度进行导航验证（图3-29），符合术前设计后使用螺钉固定假体。由于螺钉的钉道在假体中走行一段距离，具有一定的导向作用，因此不需要对每一个螺钉均进行导航定位，仅对主承力螺钉安装前进行定位即可。利用假体上预留的圆孔链接万向螺钉，使用脊柱钉棒系统对假体进行加强固定（图3-30）。假体安装后使用骨水泥固定

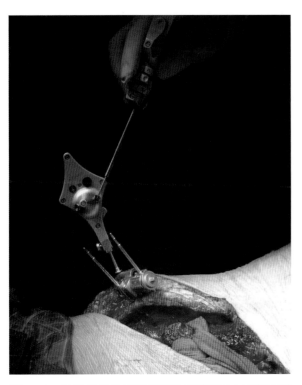

图3-22　导航系统的示踪器固定于髂嵴后方不妨碍手术操作的位置

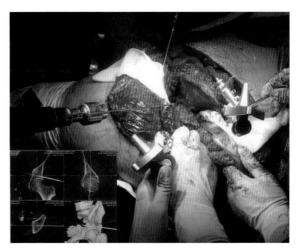

图3-23　在导航引导下钻入第1枚克氏针，用于定位髂臼上缘截骨平面；左下图为实时的导航截屏图像，显示克氏针的位置、方向遵循了术前设计的定位

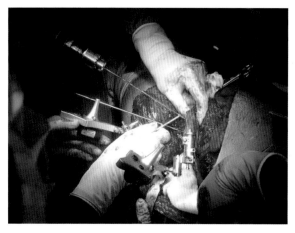

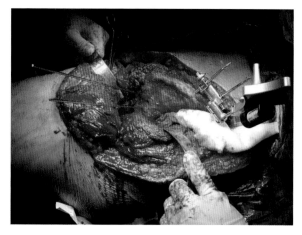

图3-24　在导航引导下钻入第2枚髋臼上缘截骨平面定位克氏针

图3-25　完成髋臼上缘截骨平面2枚定位克氏针

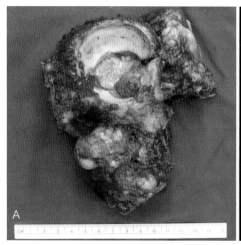

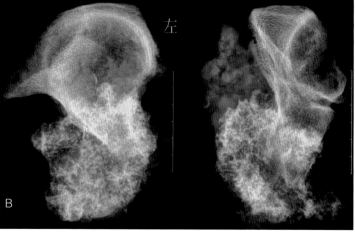

图3-26　A.完整切除肿瘤的照片。B.肿瘤标本术中X线片

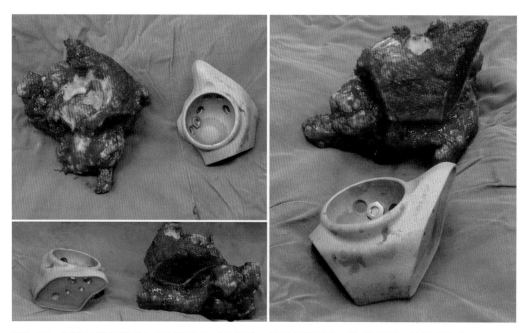

图3-27　切除的髋臼肿瘤与定制假体的对比照片，显示假体的各面与截骨平面的外形完美匹配

超半径臼杯，再次导航验证髋臼位置。常规方式处理股骨近端，安装股骨柄和球头，复位髋关节（图3-31，图3-32）。重建肌肉附丽。常规放置2条引流管，缝合切口。

五、术后处理及随访

术后切除标本送病理学检查。术后常规给予静脉滴注抗生素预防感染及预防深静脉血栓系统治疗。术后引流要保持通畅以避免术后血肿感染，引流管一般保留7～14 d，24 h引流量小于50 mL时拔除。穿矫形鞋1个月，保持患肢中立外展位，防止髋关节脱位，行床上髋关节

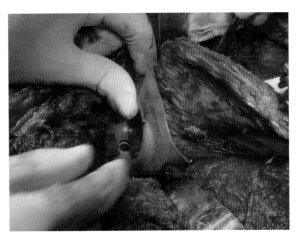

图3-28　假体试安装照片显示假体髋臼上缘平面与残留髂骨匹配良好，假体顶面的边槽可包绕髂骨

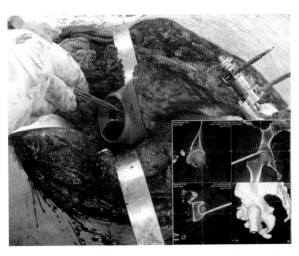

图3-29　假体试安装后使用导航验证髋臼位置，指示器定位在髋臼上缘，右下图的实时导航截屏图片显示假体髋臼完美匹配原位髋臼

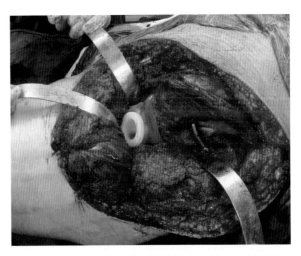

图3-30　螺钉固定假体并使用钉棒系统加强固定效果，钛棒的一端固定于骶髂关节，穿过髂骨后，另一端固定于假体的髋臼外壁上

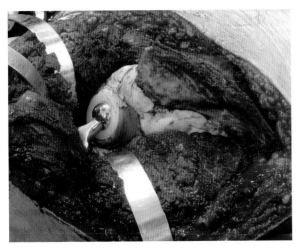

图3-31　术中照片显示使用个体化定制假体重建髋臼完成

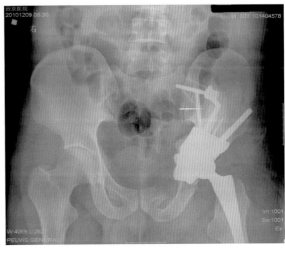

图3-32　术后即刻X线片显示假体安装满意，髋臼位置良好

主被动功能锻炼。术后1个月开始练习坐起，扶拐下地活动，术后2个月允许逐步负重。根据肿瘤性质选择性进行辅助治疗。

术后定期随访，时间点为第3、6和12个月，之后每年1次。每次随访时对患者进行临床查体，常规拍摄骨盆X线片，选择性地进行骨盆CT和胸部CT检查，观察肿瘤有无复发和转移。使用国际骨肿瘤协会MSTS功能评分评价重建髋关节功能恢复情况。

至末次随访，患者影像学检查未见肿瘤局部复发、转移，无感染征象，假体在位良好，无松动、移位，螺钉无断裂（图3-33，图3-34）。患者仅有轻度步态改变，可短距离慢跑，髋关节屈伸活动不受限（图3-35），髋关节功能恢复MSTS评分为优。

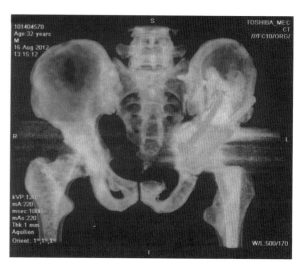

图3-33 术后21个月骨盆三维CT图像显示假体在位良好，假体的金属成分显示为蓝色伪彩

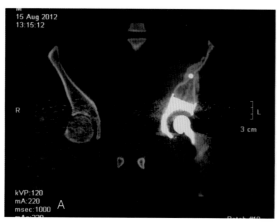
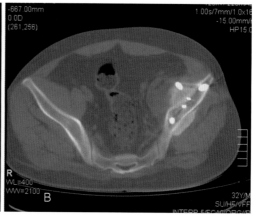

图3-34 术后21个月骨盆CT图像
A.冠状位图像显示假体—骨界面结合良好，无移位、松动。B.水平位图像显示髂骨内4枚固定螺钉位置良好，无移位

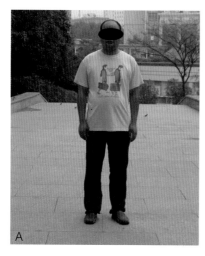
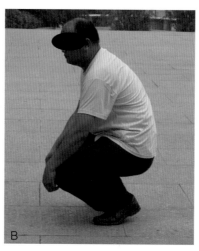

图3-35 术后21个月患者照片显示髋关节功能良好。站立（A）和下蹲（B）

第三节　改良型个体化定制髋臼假体

与基础型个体化定制髋臼假体的临床应用相同，改良型个体化定制髋臼假体同样遵循整体治疗流程。不同之处在于改进了假体的设计和优化了固定方式，因此，本小节着重介绍这两个方面，并以病例二和病例三为例进行说明。不再赘述与基础型假体相同的流程步骤。

一、病例介绍

改良型个体化定制髋臼假体应用于病例二和病例三，病情简介如下。

病例二：男性，55岁，左侧臀部疼痛4个月入院，曾于2年前行"左侧坐骨软骨肉瘤切除术"，查体示左臀部坐骨结节处有深压痛，未触及包块，左髋关节屈曲至90°疼痛明显加重。术前骨盆平片示骨盆软骨肉瘤术后改变（图3-36）。CT显示左侧髂骨、耻骨下支及坐骨支软组织肿块伴多发骨质破坏（图3-37A），MR显示左侧坐骨区异常信号影（图3-37B）。CT和MR均提示肿瘤复发。胸部CT和SPECT均未见远处转移。肿瘤累及髋臼及耻骨支，Enneking分期为ⅡB。行手术治疗，病理诊断为软骨肉瘤。

病例三：男性，39岁，左侧髋关节区域疼痛、活动受限1个月入院，曾于6年前行"左髋臼及耻骨骨囊肿刮除、植骨术"，术后左髋关节功能恢复正常，入院查体示左腹股沟处压痛，未触及包块。术前X线（图3-38）、CT（图3-39）及MR（图3-40）均提示左侧髋臼区域与耻骨病变伴软组织肿块，考虑恶性肿瘤。胸部CT和SPECT均未见远处转移。肿瘤累及髋臼及耻骨支，Enneking分期均为ⅡB。行"左骨盆切开活检术"，病理诊断为原始神经外胚层肿瘤。2次化疗后行肿瘤切除并个体化定制假体重建术。

二、术前手术规划

与基础型个体化定制假体相同，在术前手术规划阶段对病例进行骨盆骨性结构三维重建、肿瘤侵袭范围三维重建、MR-CT三维图像融合（图3-41，图3-42）、确定肿瘤切除边界（图3-43，图3-44）和骨盆缺损范围一系列步骤。

三、个体化定制假体设计制备

（一）个体化定制假体设计

基于基础型假体的设计加工经验，我们改进了设计思路。基础型假体完全仿制了髋臼部位的骨性结构外形，其假体表面是复杂的曲面（图3-45），这种复杂曲面给假体设计及加工带来了巨大的困难，却对重建缺损没有重大的实际意义。因此，我们改变了假体设计思路，去掉对髋臼重建不重要的细节结构，如复杂的曲面、耻骨支、坐骨支等，而保留假体两个最主要的结构：一是匹配保留髂骨的假体顶面，即假体固定面；二是半圆形的髋臼结构。

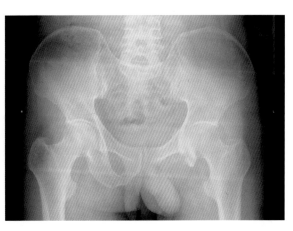

图3-36　病例二术前骨盆X线平片示骨盆软骨肉瘤切除术后改变

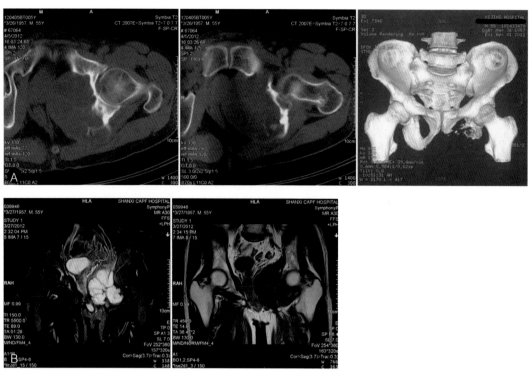

图3-37　A.病例二术前CT显示左侧髂骨、耻骨下支及坐骨支软组织肿块伴多发骨质破坏。B.病例二术前MR图像显示左侧坐骨区异常信号影

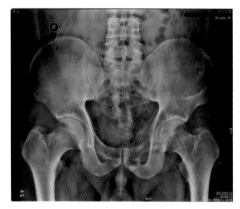

图3-38　病例三术前骨盆X线平片示左侧髋臼区域与耻骨病变

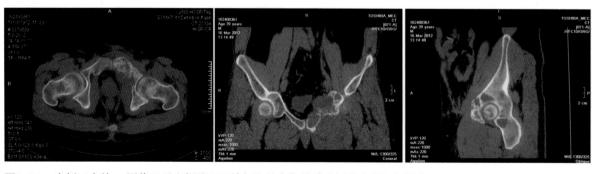

图3-39　病例三术前CT图像显示左侧髋臼区域与耻骨多发骨质破坏并有软组织肿块

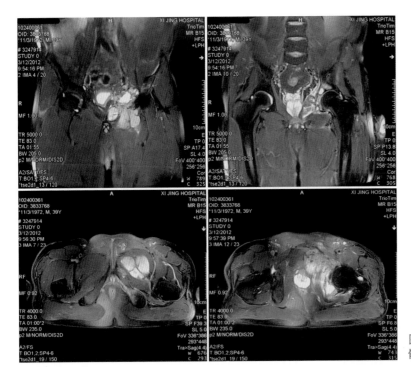

图3-40 病例三术前MR图像显示左侧
髋臼与耻骨区域异常信号影

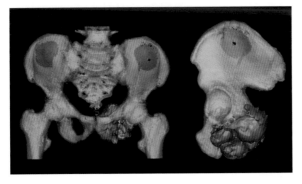

图3-41 病例二的MR-CT三维图像融合图。半透明的
绿色区域是利用CT数据重建的骨盆及股骨近段骨性结
构，红色区域是利用MR数据重建的肿瘤侵袭范围模型

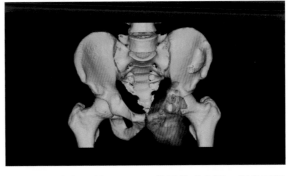

图3-42 病例三的MR-CT三维图像融合图。绿色区域
是利用CT数据重建的骨盆及股骨近段骨性结构，半透
明的红色区域是利用MR数据重建的肿瘤侵袭范围模型

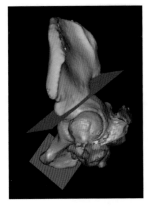

图3-43 病例二术前规划切除范围效果图。髋臼上缘
截骨平面为灰色，经耻骨联合截骨平面为粉红色

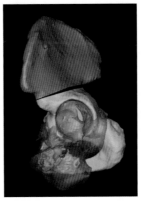

图3-44 病例三术前规划切除范围效果图。显示髋臼
上缘截骨平面

改良型假体的设计整体思路见图3-46。改良型假体的设计不需要修整骨盆肿瘤切除区域的三维模型（图3-46A），直接对切除髋臼区域的髋臼上缘截骨平面拟合平面并提取轮廓线，对髋臼结构拟合球面及髋臼出口平面（图3-46B），抛弃其他的模型信息。这样就完成了假体顶端固定面及髋臼大小和角度的参数转换（图3-46C）。如果髋臼区域骨性结构破坏严重，不能满足假体设计的需求，则选择对侧正常髋臼区域，镜像后作为设计假体参照。

将上述参数导入UG软件中，进一步根据医生的手术设想由CAD工程师设计附属结构。假体髋臼壁厚度为4 mm，建立与髋臼拟合球面同心的、半径增加4 mm的球面，用髋臼外缘平面剪切这两个球面，形成半圆形髋臼结构，完成髋臼杯的设计。将髋臼上缘截骨平面轮廓线向外扩展2 mm，建立新的平面，向下、向髋臼方向拉伸一定的距离，使之与髋臼杯相交，再进行修剪、缝合、补面等操作，完成假体的整体外形设计（图3-46D）。

将向外扩展后的髋臼上缘截骨平面轮廓线向上拉伸2 mm，设计出部分包围式的固定边槽。改良型假体采用部分边槽设计，不再使用基础型的全包围边槽。虽然去掉了前后部分的边槽，但由于内外边槽为不规则形状，仍然能够将保留的髂骨断端卡在边槽中，防止假体沿截骨平面在前后方向上发生移位，同时内外边槽可以限制假体，防止其沿截骨平面在内外方向上发生移位。

在假体的固定装置设计上，不再使用基础型假体的圆棒设计，全部改为定制的松质骨螺钉。螺钉分为两种直径：7.5 mm和6.5 mm，长度50~100 mm，以10 mm为递进单位。

改良型假体在钉道排列及方向上也进行了优化设计。在保留的髂骨模型中模拟安装固定螺钉，可安放6枚螺钉，其中3个7.5 mm的固定螺钉分别指向髂前上棘后方、髂嵴上的髂结节方向和骶髂关节方向，为主要的承力螺钉；3个6.5 mm的螺钉略平行于主螺钉方向，在髂骨可容纳的范围内选择稍短的钉长

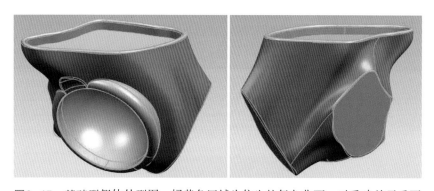

图3-45 基础型假体外型图。橘黄色区域为仿生的复杂曲面，对重建并无重要作用，却增加了设计及加工的难度

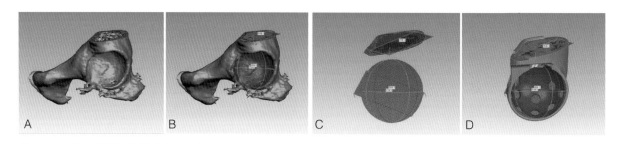

图3-46 改良型假体设计思路（病例二）
A.拟切除髋臼区域三维模型。B.提取模型特征，获得轮廓线，拟合平面及球面。C.将提取的特征转换为参数化设计。D.完成假体设计

规格（图3-47）。将术前规划的固定螺钉的方向参数导入UG软件中，直接定位螺钉钉尾在假体中的位置和螺钉的长轴方向。假体中容纳固定螺钉的钉尾孔是台阶孔，并有一定的长度，因此具有导向作用。将钉尾孔排列成一线是一种不合理的固定方式（图3-48A），会增加假体在侧方应力下发生摆动的风险。钉尾孔应交错排列，结合非平行方向的固定螺钉，形成交叉固定的模式（图3-48B，图3-49）。在髋臼壁上仍然保留台阶孔设计，便于术中在需要时连接万向螺钉，作为辅助固定。设计完成的假体整体效果见图3-50。

（二）计算机仿真模拟安装

改良型的假体在正式加工制备前，同样需要经过计算机仿真模拟安装的验证，方法同基础型假体。病例二和病例三的计算机仿真模拟安装效果分别见图3-51和图3-52。由于该步骤的成熟应用，取消了"RP模型体外模拟安装"这一步骤。

（三）个体化定制假体制备

改良型假体仍然采用数控加工技术进行制备（图3-53）。与基础型假体的区别是仅对假体顶面使用喷砂工艺进行表面处理，利于假体与保留髂骨断面的骨结合，加强假体植入后的稳定性。

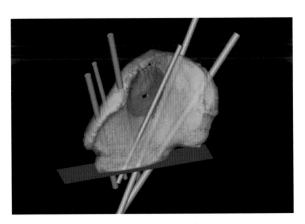

图3-47　在保留的髂骨模型中设计固定螺钉钉道方向与位置效果图（病例二）

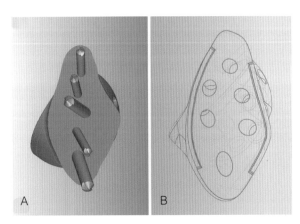

图3-48　假体上固定螺钉排列方式的优化设计（病例二）
A. 不合理设计，钉尾呈一字型排列。B. 合理设计，钉尾交错排列

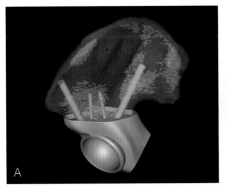

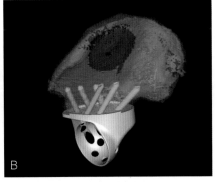

图3-49　固定装置对比图
A. 基础型顶面采用全包围式的固定边槽设计，固定螺钉钉道排列较为单一。B. 改良型顶面采用部分固定边槽设计，优化了固定螺钉钉道排列方式，实际使用的螺钉比图中长

四、手术实施

（一）术前导航准备

此步骤的具体操作与基础型假体相同，参看相关部分（图3-54，图3-55）。

（二）麻醉、体位与手术入路

与基础型假体相同，参看相关部分。

（三）导航系统配准

此步骤的具体操作与基础型假体相同，参看相关部分（图3-56）。

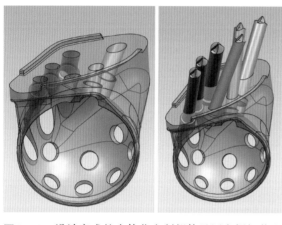

图3-50 设计完成的个体化定制假体及固定螺钉装配效果图（病例二）

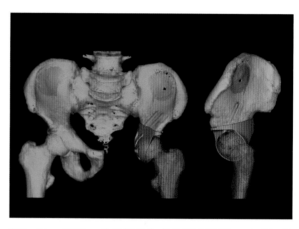

图3-51 病例二的计算机仿真模拟安装图。显示假体匹配良好，固定螺钉位置准确

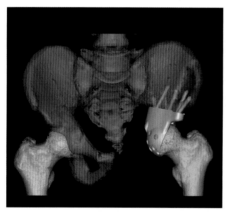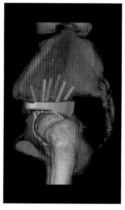

图3-52 病例三的计算机仿真模拟安装图。显示假体匹配良好，固定螺钉位置准确

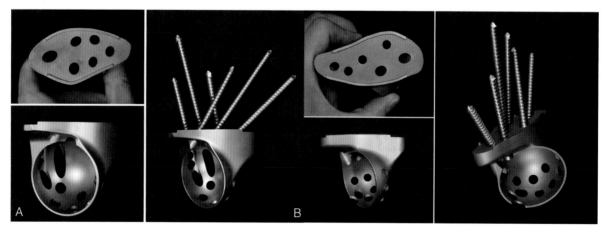

图3-53 改良型假体实物照片
A.病例二。B.病例三

手术操作与基础型假体基本相同，参看相关部分。在导航辅助下，实现了肿瘤的精确切除（图3-57，图3-58）。

（五）假体精准安装

手术操作与基础型假体基本相同，参看相关部分。在导航辅助下，实现了假体的精准安装（图3-59，图3-60）。与基础型假体不同，病例二和病例三由于优化了固定装置，使用6枚螺钉就可以达到稳定固定，所以没有再使用钉棒系统加强固定（图3-61，图3-62）。

五、术后处理及随访

与基础型假体相同，参看相关部分。术后随访情况见图3-63～图3-66。

我们联合应用计算机辅助导航技术与个体化定制髋臼假体重建，共对3例髋臼恶性肿瘤患者进行了治疗，对3例病例资料进行分析总结如下。

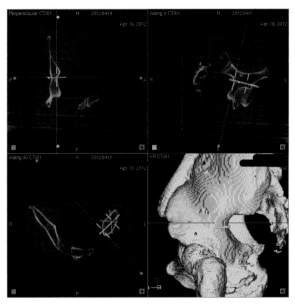

图3-54　病例二的术前导航准备，利用导航脊柱模块中的虚拟椎弓根钉定位直线，进而确定截骨平面

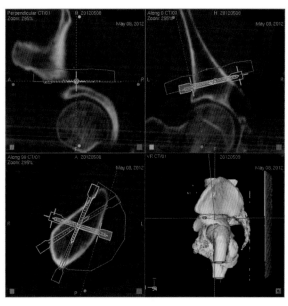

图3-55　病例三的术前导航准备，利用导航脊柱模块中的虚拟椎弓根钉定位直线，进而确定截骨平面

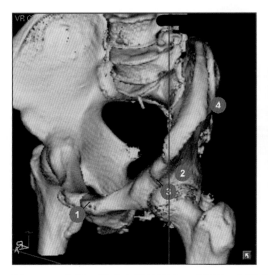

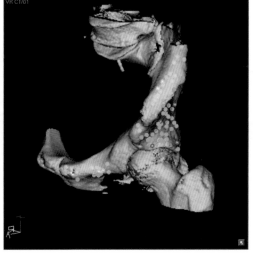

图3-56　病例二的术中导航配准。左图为4点配准，右图为面配准

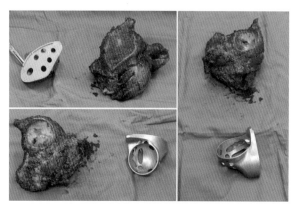

图3-57　病例二切除的髋臼肿瘤与定制假体的对比照片，显示假体顶面与髋臼上缘截骨面完美匹配

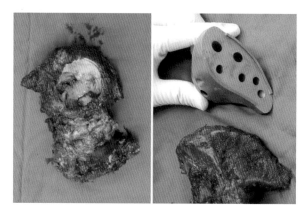

图3-58　病例三切除的髋臼肿瘤与定制假体的对比照片，显示假体顶面与髋臼上缘截骨面完美匹配

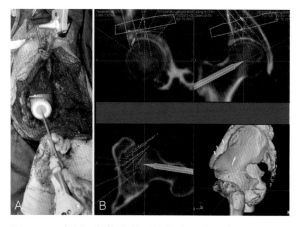

图3-59　病例二假体安装后导航验证髋臼位置
A. 术中照片显示指示器定位在髋臼中心。B. 实时导航截屏图片，显示假体髋臼中心与原位髋臼中心完美匹配

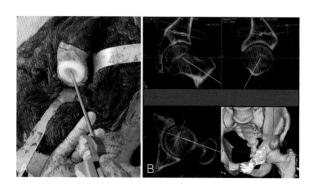

图3-60　病例三假体安装后导航验证髋臼位置。
A. 术中照片显示指示器定位在髋臼中心。B. 实时导航截屏图片，显示假体髋臼中心与原位髋臼中心完美匹配

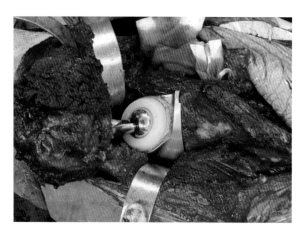

图3-61　病例二术中照片显示个体化定制假体重建完成

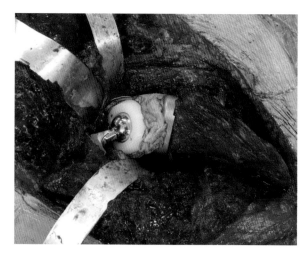

图3-62　病例三术中照片显示个体化定制假体重建完成

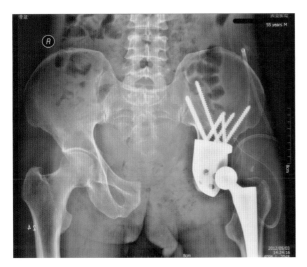

图3-63　病例二术后即刻骨盆X线平片显示假体在位良好

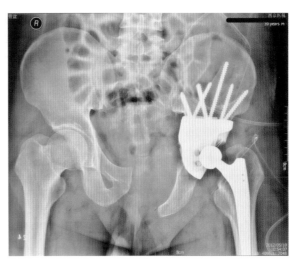

图3-64　病例三术后即刻骨盆X线平片显示假体在位良好

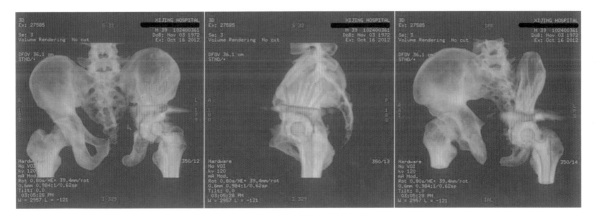

图3-65　病例三术后5个月骨盆三维CT图像显示假体在位良好

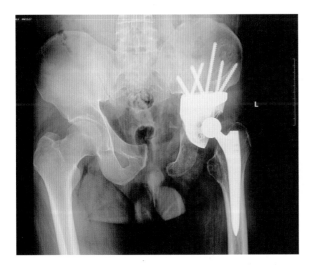

图3-66　病例三术后1年骨盆X线平片显示假体在位良好

第四节　个体化定制髋臼假体临床应用总结

一、病例介绍

2010年12月至2012年5月，共筛选3例髋臼原发恶性肿瘤患者，对其进行计算机导航辅助髋臼肿瘤精确切除与个体化定制假体重建治疗。患者对治疗流程及方式均知情同意。3例患者均为男性，年龄30~55岁，平均41.3岁，其中软骨肉瘤2例、原始神经外胚层肿瘤1例，3例肿瘤切除均属骨盆Ⅱ+Ⅲ型切除，Enneking分期均为ⅡB（表3-1）。

二、术前规划及假体设计制备

3例患者均获得CT与MR数据并建立了三维模型，完成MR-CT三维图像融合，按肿瘤切除原则规划了安全的切除范围和截骨平面。针对

表3-1　3例原发髋臼恶性肿瘤患者的一般资料

序号	年龄	性别	肿瘤类型	Enneking分期	肿瘤体积	切除方式
1	30	男	软骨肉瘤	ⅡB	14cm×13cm×4cm	Ⅱ+部分Ⅲ
2	55	男	软骨肉瘤	ⅡB	8cm×7cm×5cm	Ⅱ+Ⅲ
3	39	男	原始神经外胚层肿瘤	ⅡB	15cm×10cm×5cm	Ⅱ+部分Ⅲ

每一例患者，完成了个体化定制假体的设计与制备，病例一采用的假体为基础型，病例二和病例三采用改良型假体，假体设计制备周期分别为30 d、10 d和7 d（表3-2）。

三、手术结果

3例患者均按照术前计划顺利完成手术，

实现了肿瘤精确切除和假体精准安装。手术时间4~5 h，平均4.5 h；术中出血量3 100~4 000 mL，平均3 600 mL，术中导航配准误差为0.71~0.85 mm，平均0.78 mm（表3-3）。未发生术中并发症。手术前后患肢长度无改变。术后切除标本送病理学检查均提示截骨断端髓腔未见肿瘤组织，病例一、病例二为软骨肉瘤，病例三为原始神经外胚层肿瘤。

表3-2　3例个体化定制髋臼假体的一般资料

序号	假体类型	设计制备周期（d）	假体固定方式	臼杯类型	股骨假体类型
1	基础型	30	4枚螺钉+1组钉棒	超半径臼杯	生物固定型
2	改良型	10	6枚螺钉	超半径臼杯	生物固定型
3	改良型	7	6枚螺钉	超半径臼杯	生物固定型

四、肿瘤学预后

3例患者均获得随访，随访时间10～21个月，平均14个月。至末次随访，所有患者均无瘤生存（表3-3）。

表3-3　3例原发髋臼恶性肿瘤患者的手术情况及随访情况

序号	手术日期	手术时间（h）	导航匹配误差（mm）	术中出血（mL）	末次随访时间（m）	MSTS评分（分）	转归
1	2010-12-08	5	0.77	4 000	21	26（86.7%）	无瘤生存
2	2012-04-19	4.5	0.85	3 700	11	18（60.0%）	无瘤生存
3	2012-05-08	4	0.71	3 100	10	20（66.7%）	无瘤生存

五、功能评价

至末次随访，3例患者影像学检查未见肿瘤局部复发、转移，无感染征象，假体在位良好，无松动、移位，螺钉无断裂。骨与软组织肿瘤协会（musculoskeletal tumor society，MSTS）功能评分为18～26分。病例一仅有轻度步态改变，可短距离慢跑，髋关节屈伸活动不受限，髋关节功能恢复MSTS评分为优；病例二偶感微痛，中度跛行，步行偶尔使用拐杖，下蹲、坐起中度受限，髋关节功能恢复MSTS评分为良；病例三轻度跛行，可不扶拐平路步行，借助扶手上下楼梯，下蹲时患侧轻度受限，坐起无明显障碍，髋关节功能恢复MSTS评分为良。3例患者均对髋关节功能恢复感到满意。

六、并发症

病例一术前诊断为陈旧性左下肢深静脉血栓形成，术后检查较术前无明显变化。病例二术后发生深静脉血栓，予以对症治疗后治愈；该例患者术后第2天发生髋关节脱位，原因是陪护人员搬动患者操作不当，予以闭合复位，出院随访期间未再发生脱位。病例三第3、6个月随访复查时患肢中度肿胀，原因为术后放疗。3例患者均未出现皮肤坏死、深部感染等并发症。

七、展　望

精细化手术是外科发展的方向。外科切除重建是目前髋臼恶性肿瘤的主要治疗方法，只有实现肿瘤的精确切除并对髋臼区域精确重建，才能获得良好的保肢效果。

理想的肿瘤切除方式是根据侵袭范围沿安全边界整块切除肿瘤，其益处是将正常组织的损失量降到最小，最大限度地保留正常骨量。这样的切除方式会产生各式各样的残留骨盆形状，使用标准化的常规假体对其重建显然难以达到精确重建的要求。对于肿瘤切除后的不定型骨盆缺损，个体化定制假体可以很好地解决匹配难题，获得良好的关节功能和稳定性。术中的精确定位问题可以利用计算机辅助导航技术实现。计算机辅助导航是实现精细化手术的有力辅助工具。借助这一工具，可以在术前规划时统一考虑肿瘤切除和个体化定制假体重建，不用将这两部分割裂开来。

联合应用计算机辅助导航技术与个体化定制假体是解决髋臼恶性肿瘤外科治疗这一难题的新思路，是目前髋臼肿瘤外科治疗的发展方向。

参考文献

1. de Meulemeester FR, Taminiau AH. Saddle prosthesis after resection of a para-acetabular chondrosarcoma. A case report. Acta Orthop Scand, 1989, 60(3):363-4.

2. Aljassir F, Beadel GP, Turcotte RE, et al. Outcome after pelvic sarcoma resection reconstructed with saddle prosthesis. Clin Orthop Relat Res, 2005, 438:36-41.

3. Schoellner C, Schoellner D. [Pedestal cup operation in acetabular defects after hip cup loosening. A progress report]. Z Orthop Ihre Grenzgeb, 2000, 138(3):215-21.

4. Mavrogenis AF, Soultanis K, Patapis P, et al. Pelvic resections. Orthopedics, 2012, 35(2):e232-43.

5. Bruns J, Luessenhop SL, Sr DG. Internal hemipelvectomy and endoprosthetic pelvic replacement: long-term follow-up results. Arch Orthop Trauma Surg, 1997, 116(1-2):27-31.

6. Witte D, Bernd L, Bruns J, et al. Limb-salvage reconstruction with MUTARS hemipelvic endoprosthesis: a prospective multicenter study. Eur J Surg Oncol, 2009, 35(12):1318-25.

7. Bruns J, Habermann CR, Ruther W, et al. The use of CT derived solid modelling of the pelvis in planning cancer resections. Eur J Surg Oncol, 2010, 36(6):594-8.

8. Wirbel RJ, Schulte M, Maier B, et al. Megaprosthetic replacement of the pelvis: function in 17 cases. Acta Orthop Scand, 1999, 70(4):348-52.

9. Ozaki T, Hoffmann C, Hillmann A, et al. Implantation of hemipelvic prosthesis after resection of sarcoma. Clin Orthop Relat Res, 2002, (396):197-205.

10. Tunn PU, Fehlberg S, Andreou D, et al. [Endoprosthesis in the operative treatment of bone tumours of the pelvis]. Z Orthop Unfall, 203, 145(6):753-9.

11. Guo W, Li D, Tang X, et al. Reconstruction with modular hemipelvic prostheses for periacetabular tumor. Clin Orthop Relat Res, 203, 461:180-8.

12. Handels H, Ehrhardt J, Plotz W, et al. Three-dimensional planning and simulation of hip operations and computer-assisted construction of endoprostheses in bone tumor surgery. Comput Aided Surg, 2001, 6(2):65-76.

13. Krettek C, Geerling J, Bastian L, et al. Computer aided tumor resection in the pelvis. Injury, 2004, 35 Suppl 1:S-A79-83.

14. Handels H, Ehrhardt J, Plotz W, et al. Computer-assisted planning and simulation of hip operations using virtual three-dimensional models. Stud Health Technol Inform, 1999, 68:686-9.

15. Handels H, Ehrhardt J, Plotz W, et al. Simulation of hip operations and design of custom-made endoprostheses using virtual reality techniques. Methods Inf Med, 2001, 40(2):74-7.

16. Wong KC, Kumta SM, Chiu KH, et al. Precision tumour resection and reconstruction using image-guided computer navigation. J Bone Joint Surg Br, 203, 89(7):943-7.

17. Wong KC, Kumta SM, Chiu KH, et al. Computer assisted pelvic tumor resection and reconstruction with a custom-made prosthesis using an innovative adaptation and its validation. Comput Aided Surg, 203, 12(4):225-32.

18. 蔡郑东, 刘植珊, 纪方, 等. 骨盆肿瘤切除及骨盆和髋关节功能重建的疗效分析. 中国骨肿瘤骨病, 2002, (2):99-101.

19. 戴尅戎, 朱振安, 孙月华, 等. 计算机辅助个体化人工半骨盆的设计与应用. 中华骨科杂志, 2005, 25(5):258-262.

20. Dai KR, Yan MN, Zhu ZA, et al. Computer-aided custom-made hemipelvic prosthesis used in extensive pelvic lesions. J Arthroplasty, 203, 22(7):981-6.

21. Sun W, Li J, Li Q, et al. Clinical effectiveness of hemipelvic reconstruction using computer-aided custom-made prostheses after resection of malignant pelvic tumors. J Arthroplasty, 2011, 26(8):1508-13.

第四章 计算机辅助导航技术在骨肿瘤切除重建中的应用

背景

计算机辅助导航系统（computer assisted navigation system，CANS）是近年来外科领域，尤其是骨外科领域迅速发展起来的一项新技术。该技术能实现人机交互，可以定量利用多元数据和系统软件进行手术计划、干预和评价，其较好结合了三维图像重建、计算机辅助成像、计算机模拟操作、外科机器人等相关技术特点，不但可以辅助良性骨肿瘤的外科手术，在恶性骨肿瘤外科治疗方面也比传统手术具有独特的优势。

自1999年首台完全针对骨科的手术导航系统进入市场以来，这一技术已在脊柱外科、人工关节置换、肢体骨折、骨盆截骨等外科手术中得到成功应用。2004年Hufner等报道了在计算机导航技术下治疗骨盆恶性肿瘤的病例，2007年Kwok-Chuen Wong等进行了计算机辅助下骨盆肿瘤切除与人工假体重建，2007年Stockle等报道了CT与MR图像技术计算机辅助导航切除骨盆肿瘤，2014年O. Cartiaux等报道了3D技术和导航下骨盆肿瘤的精确切除与重建，由此逐渐拉开了计算机辅助导航在骨肿瘤领域应用的序幕。

计算机辅助技术在骨科手术中的具体应用被称为计算机辅助骨科手术（computer aided orthopaedic surgery，CAOS），计算机辅助导航技术是一种解决骨肿瘤精确切除与重建的有效方法，其最大的优势在于能在术中精确定位解剖结构，使术者能实时获知操作的具体位置，通过不断调试，使骨肿瘤的切除范围和假体的精确安装具有可操作性，同时还能指导、验证术者操作结果的正确性。许多报道显示，通过导航技术的应用，可以较好实现骨肿瘤的精确切除与重建，从而保证骨肿瘤的手术效果。

（一）常用计算机辅助导航系统及工作原理

根据导航信号的不同，计算机辅助导航分为光学（红外线）定位、磁（电磁场）定位、声学（超声信号）定位和机械定位4种类型。导航系统从最初的CT交互式导航发展到现在的光学导航和电磁导航，其定位精度不断提高，临床实用性也越来越强。1986年，日本、美国和瑞士几乎同时开发了由交互式CT机组成的导航设备，也就是最初的CAOS技术。1990年，枢法模公司推出全球第一台针对骨科的光学手术导航系统并投入临床使用。新一代导航系统以主动式光学导航技术为主，具有更高的定位精确性，是目前导航系统中的主流定位方法，也是骨肿瘤治疗的主导信号传导方式。以摄像机作为传感器，利用安装在手术器械上的红外发光二极管发出的红外线的空间位置，判断手术器械的位置和姿态，指导医生完成手术操作。德国蛇牌OrthoPilot导航系统采用同样原理，该系统精度为1 mm，优点是手术器械更换方便、体积小、易操作、可跟踪多个目标、速度快，缺点是易受手术室背景光线和其他反射物的干扰、价格昂贵。目前国外的导航系统主要包括日本IBM公司东京研究所开发的CLIPSS系统，美敦力（Medtronic）公司开发的FluoroNavTM骨科手术导航系统，瑞士Medvision系统和德国OrthoPilot系统等。然而，应用最广泛也最具代表性的是史赛克（Stryker）公司的主动式光学导航系统（图4-1）。Stryker手术导航系统自2000年开始在国内推广使用。为了与主动式光学导航系统配套，该公司还先后开发了脊柱外科、创伤外科、关节外科、神经外科及耳鼻喉科导航专用软件模块和各科专用的导航工具，近年该公司又成功研发了用于骨肿瘤外科的软件模块。

计算机辅助导航系统是一种三维定位系统，其原理类似于全球卫星定位系统。将数字化扫描（CT、MR等）技术所得到的患者术前影像信息，输入到计算机工作站，通过三维重建，图像配准，图像融合等处理，重建出患者的三维模型影像并建立虚拟坐标空间，医生即可在此影像的基础上进行术前计划和模拟操作，实际手术过程中系统红外线摄像头动态追踪手术器械和假体相对患者解剖结构的当前位置（实际坐标空间），并明确显示在患者的二维、三维影像资料上，将两个坐标空间匹配，实时显示定位图像。手术医生通过高解像度的显示屏从各个方位实时观察手术入路及各种参数（角度、深度等），从而最大限度避开危险区，在最短的时间内到达靶点区域（病灶）。

计算机辅助导航系统的基本配置主要包括3个部分，即图像工作站（Simpleware、Mimics软件等图像处理软件）、位置探测装置和专用手术器械及适配器。

（二）计算机导航术在骨肿瘤外科领域的应用现状及展望

广泛的局部切除和足够的外科边缘是骨肿瘤外科医生在治疗骨肿瘤患者时必须做到的关键步骤。不准确的切除和不适当的边缘会有导

致肿瘤局部复发和降低患者生存率的风险。另一方面，在进行骨肿瘤切除时，为了更好地切除肿瘤，骨肿瘤外科医生可能会切除更多的正常组织。这样可能会牺牲更多正常组织，并可能不利于局部结构重建和肢体功能恢复。

骨肿瘤外科医生经常面临一个两难的问题：如何在不影响切除范围的前提下，保留更多正常组织以保持良好的功能。这就需要在手术前对术前图像进行详细分析，确定切除骨肿瘤和重建骨缺损的手术计划。外科医生需要在自己脑中整合所有二维图像，然后制订三维手术计划，以便在理想的平面上准确地切除肿瘤。但是，在某些复杂的解剖区域，如骨盆、骶骨或技术要求较高的手术，如保关节面截骨术或不规则切除等，如期实施手术方案具有非常高的挑战性。因此，骨肿瘤外科医生必须以一种精准的方式实施他们的手术切除计划。骨肿瘤发病率较低，不同肿瘤的程度、位置不同，处理方案也不同，骨肿瘤外科医生有时可能没有足够手术经验积累来提高复杂病例手术的精确性。

在骨肿瘤外科领域，直在2008年，骨肿瘤切除准确性的问题才得以解决。在一项实验研究中，4名经验丰富的骨肿瘤外科医生被要求在模拟的骨盆模型上进行手术。每位有经验的医生达到10 mm手术边缘（误差在5 mm范围内）的概率只有52%（95% CI为37～67）。此外，修整用于重建的异体骨时，匹配准确度更低。在过去10年间，在关节置换术和脊柱手术中已经成熟应用的计算机辅助骨科手术技术已经开始应用于骨肿瘤手术。图像引导的计算机导航可指导术中对局部解剖部位进行识别，并可以在非正常解剖结构上标示肿瘤范围。根据术前影像实时反馈，有助于精准地确定肿瘤范围和截骨方向。临床前期应用效果良好。研究认为，这项技术有助于安全切除肿瘤，并可能通过术前计划的精准实施提高手术的准确性。2004年，基于CT影像数据的导航系统开始应用于骨盆和骶骨肿瘤切除手术中。最近，来自英国的2份研究显示，手术准确性的提高改善了骨肿瘤手术后的肿瘤学结果。其中一项针对31名骨盆或骶骨恶性肿瘤患者进行的回顾性研究的结果显示，

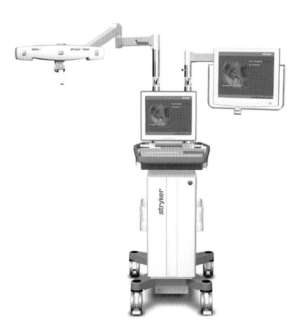

图4-1 史赛克（Stryker）公司的主动式光学导航系统

瘤内切除术减少至8.7%。同一组继续对21例进行回顾性病例对照研究，这些患者都接受了骨盆或骶骨肿瘤切除，计算机导航辅助组的无瘤生存率显著提高。此外，该技术可以应用于更复杂的切除和重建，这是常规技术无法实现的。

骨肿瘤发病率较低，因此，不同肿瘤中心发表的报告只能分析相对较少的患者，且组间病理诊断特异性较大。研究的回顾性和不一致性使得外科边缘和手术精度评估变得困难。由于这些因素的限制，研究人员很难对该技术在骨肿瘤手术应用的临床疗效进行准确评价。

由于计算机辅助导航技术涉及从术前依托于医学图像进行手术规划到术中实施手术计划的多个步骤，因此如果要确定手术精度，需要明确每个环节所产生的误差。将已完成的截骨平面与计划的截骨平面相比较，可以计算出偏差误差。由于该技术使用数字化影像数据，可以获得更全面的手术边缘数据，包括肿瘤与周边组织的空间关系。如果医生在导航辅助骨肿瘤手术中使用相同的方法测量手术的准确性和边缘，就可以更好地研究临床应用效果。

开展导航辅助技术需要昂贵的导航设备，手术室中需要安排有经验的操作员，目前尚缺乏可靠的导航摆锯或骨刀。据报道，有一种更简单的替代方法，使用个体化的3D打印导板进行截骨，骨肿瘤外科医生可以将注意力集中在术野，而不是手术操作时一直看着导航显示的虚拟图像。最近一项比较导航和3D打印导板切除的尸体研究表明，这两种技术在平均偏移误差为2 mm的情况下都可以达到类似的精度，但是导板技术需要的切除时间更少。这两种技术的确切适应证需要在未来的骨肿瘤手术中进一步评价。

由于采用计算机辅助导航技术切除骨肿瘤的病例数量较少，可以采用多中心研究方式，确保在相同的评估方案下进行，以便进行有意义的数据比较。可以建立一个计算机辅助导航技术工作组，使治疗方案标准化，促进理论研究、培训，促进计算机辅助导航技术在骨肿瘤领域的进一步应用。该小组可以隶属于学术、专业组织，如国际肢体救助手术协会（ISOLS）

或计算机辅助矫形外科国际协会（CAOS-I），许多相关技术工程师也在积极参与。目前，只有一个商用导航系统专门用于骨肿瘤手术。现有的计算机导航系统虽然整合了所有的常规术前图像以进行切除规划，但并不支持其他医学工程CAD软件所能提供的先进的手术规划，如虚拟截骨和骨缺损重建。将来的导航系统应该是外科医生、工程师和厂家之间合作的结晶，目的是开发一个全功能的计算机平台，为患者提供定制化的治疗方案，允许更先进的虚拟切除和假体/异体骨移植等重建规划。在新的导航系统中，外科医生可以选择最适合患者的导航手术器械。

（三）计算机辅助导航技术在骨肿瘤外科的应用范围

计算机辅助导航系统以其良好的精确性和可操作性在骨肿瘤外科治疗中备受关注。目前其主要应用于以下5个方面。

1.骨肿瘤安全边界的判断

计算机导航技术能够有效融合CT、MR、PET-CT等图像，将传统的静态图像与功能影像进行融合，能够很好地确认肿瘤边界，尤其是CT和MR的融合图像可以清晰显示肿瘤在骨和软组织内的侵袭范围，利于确定手术计划，再利用术中导航验证，做到安全完整地切除肿瘤。

2.良性骨肿瘤精确定位刮除和微创化手术

计算机辅助导航技术应用于良性骨肿瘤的刮除手术，可以明显减少传统术中影像参考带来的误差，实时指导外科医生确认肿瘤部位和刮除边界，避免盲目扩大或刮除不足。对于某些位于解剖结构复杂区域（如股骨近端后侧）仅需去除病灶的良性肿瘤（如骨样骨瘤、骨软骨瘤等），计算机辅助导航技术能精确定位肿瘤位置，并能指导手术操作，减少手术创伤，尽可能地保留正常解剖结构，从而达到手术部位重要结构的微创化。

3.保留关节端的骨肿瘤切除与特制人工肿瘤型假体安放

保留关节的肿瘤切除，因切除区域可操作范围极其有限，假体匹配要求较高，术前采用肿瘤骨制作模型，计算机导航指引截除瘤骨模型，依此特制假体，术中按计划实施，导航辅助技术提供精确的定位，验证手术者的判断，克服假体安放过程中由于肿瘤切除后缺乏标志性结构而引起的不匹配现象，减少假体松动的发生概率。

4.解剖结构复杂区域的手术

如骨盆区域肿瘤，其三维解剖结构复杂，肿瘤及周围组织可视性欠佳，瘤体切除和缺损区重建操作困难。利用计算机导航技术可以精确定位，尤其是在髋臼周围（骨盆Ⅱ区）和侵及骶髂关节部位（骨盆Ⅳ区）的肿瘤，能够明确肿瘤边界，按照术前计划完成肿瘤安全边界切除，同时最大限度保留髋臼周围等负重区的正常骨质，为

骨盆重建创造条件。

5.同种异体植骨材料的精细化裁剪与精确重建

同种异体骨关节移植是骨肿瘤切除后残留骨缺损的重要生物重建方式，尤其适用于儿童和青少年的保肢重建治疗。计算机辅助导航可以根据缺损区域要求实现同种异体骨关节的精确裁剪和匹配，减少关节面不平整等情况，提高手术效率。

4.计算机辅助导航骨肿瘤手术实施流程（图4-2）

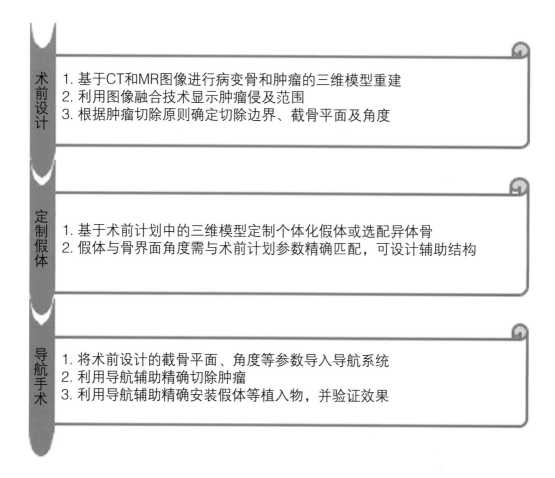

图4-2 计算机辅助导航骨肿瘤切除重建操作流程

术前设计

1.基于CT和MR图像进行病变骨和肿瘤的三维模型重建
2.利用图像融合技术显示肿瘤侵及范围
3.根据肿瘤切除原则确定切除边界、截骨平面及角度

定制假体

1.基于术前计划中的三维模型定制个体化假体或选配异体骨
2.假体与骨界面角度需与术前计划参数精确匹配，可设计辅助结构

导航手术

1.将术前设计的截骨平面、角度等参数导入导航系统
2.利用导航辅助精确切除肿瘤
3.利用导航辅助精确安装假体等植入物，并验证效果

第一节　术前设计及重建植入体制备

一、基于图像融合的肿瘤安全边界的确定方法

骨肿瘤切除范围包括骨内及周围软组织内的肿瘤切除。计算机导航辅助的肿瘤切除需要根据术前肿瘤的影像学结果进行术前边缘设计和术中切除的影像指导。虽然患者的体内信息无法通过三维坐标测量和激光抄数等实体轮廓测量方法获取，但CT/MR扫描能够很好地解决患者体内组织器官形态信息的采集问题。CT扫描精确度高、可在不破坏组织结构的前提下获取实体内外表面的参数，从而确定骨组织的侵袭范围；MR检查可以显示软组织解剖结构的细微差别，确定髓内或软组织侵袭范围。然而，单一的影像学资料并不能完整地显示骨肿瘤的全貌，需要X线、CT、MR、ECT等从不同角度综合反映肿瘤的局部生长和毗邻情况。因此需要术前采集患者的CT和MR等图像数据并导入工作站进行图像融合，并重建目标区域，即肿瘤发生部位的3D图像，通过阈值算法（如采用成人皮质骨的Hounsfield值2 000），对融合图像进行结构划分（包括骨、肌肉、神经、血管、肿瘤等），使术者能够直观地掌握肿瘤组织中骨性成分、软组织成分及坏死组织成分的分布范围，根据多个层面的图像融合，了解肿瘤精确的立体构型，并标记、勾画出肿瘤边界。术者依据骨骼肌肉系统肿瘤外科分期（Enneking分期），设计肿瘤切除范围并标记，供术中导航指引（图4-3）。

二、数据采集要求及图像融合

在术前获取患者数据的过程中，CT扫描参数要求层厚小于2 mm，一般选择CT扫描层厚为0.625 mm，分辨率为512×512。MR扫描参数无

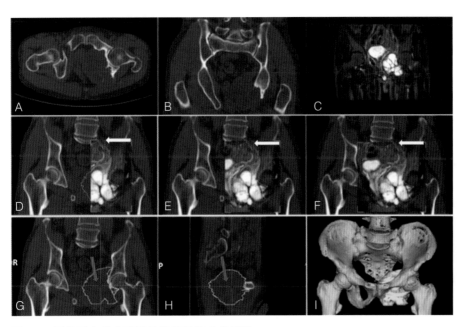

图4-3　图像融合技术辅助骨肿瘤导航术前设计
A. 骨盆水平位CT扫描图像。B. 根据CT数据所得的重建图。C. 根据MR数据所得的重建图。D～F. 图像融合过程（白色箭头示示融合方向）。G～H. CT重建图上可见肿瘤区域（红色箭头所示的区域）。I. 图像融合后所得的三维重建效果图（黄色示肿瘤范围）

特殊要求，但层厚越小，图像数据精度越高，两者均要存储为DICOM3.0格式。另外，MR多种序列可以更好地显示肿瘤范围。MR的T1W和脂肪抑制T2WI可更加清楚地显示肿瘤在髓腔内的侵犯范围；MR可以更清楚地显示有无软组织肿块，了解肿瘤是否侵袭邻近的脂肪、肌肉、其他脏器及大血管和重要神经，MR还可显示肿瘤周围有无水肿和水肿的范围。这些参数既能够满足重建高精度骨三维模型的要求，又同时能够满足计算机辅助导航系统精确定位的要求。

需要注意的是，在采集数据的过程中，虽然CT和MR检查是同源的，但是不同机、不同时，而且获得的数据包括图像扫描层厚、分辨率及空间定位等也不同，因此不能简单地将两者的图像加以单叠。需要利用MR和CT数据分别进行三维重建。首先，将MR数据导入Simpleware软件，对MR图像的处理需采用交互式分割方法，可先利用阈值分割工具分割目标区域，在此处所使用的阈值已不是实际意义的Hounsfield值，而仅是MR图像转换为显示器上可视图像的灰度标准值，用人眼能够分辨的灰阶予以显示。再利用画笔和种子填充等分割工具，在每一张MR二维图像上灵活地将肿瘤侵袭区域分割出来。将MR重建的肿瘤模型保存为.stl格式输出，并选择明显的标志点，再导入以CT数据重建的模型中，利用上述标志点进行配准，调整肿瘤模型的空间定位，完成CT与MR在三维空间的图像融合（图4-4）。在建立三维模型的过程中，要保证原始数据的坐标系不变，不能变换三维坐标系，不能对体数据集进行重新切割或重组，这样做的目的

是在各种软件及导航系统中转换数据或传输模型时，有一个统一的基准三维坐标。

三、术前个体化假体设计、体外或Mimics模拟安装、假体制备流程

为了保存肢体功能，个体化定制假体精确重建是目前骨肿瘤治疗的发展方向。假体的设计制备过程是一个系统工程，需要良好的医工沟通和多部门协作，手术医生、导航工程师、计算机辅助设计（CAD）和计算机辅助制造（CAM）工程师需要组成团队通力合作。根据肿瘤的发生部位、周围骨组织及软组织的损伤情况，需针对患者设计"一对一"的假体定制方案，个体化定制假体可分为基础型假体和改良型假体两种类型。

（一）基础型假体的设计流程
根据术前设计的肿瘤切除范围，对肿瘤切除区域进行修整，去掉异常的骨性结构，如肿瘤的骨性突起部分等，在三维模型上修整出正常骨区域，导出并保存为.stl格式。如果骨性结构破坏严重，则选择对侧相应的正常骨区域，镜像后保存为.stl格式，作为设计假体参照。设计由CAD工程师完成，将.stl文件导入UG NX7.5软件（Siemens PLM Software公司，德国），提取截骨平面轮廓线，对其他面进行简化，实现三角面片格式的三维模型到参数化三维模型的转换，进一步由CAD工程师根据医生的手术规划设计附属结构，如髋臼假体可设计边槽及固定装置（图4-5）。

（二）改良型假体设计流程
基础型假体完全仿制了骨性结构外形，难免给假体设计及加工造成困难。改良型假体不需要对骨肿瘤切除区域的三维模型进行修整，仅保留主要的骨性结构。以髋臼部位为例，可直接提取切除髋臼区域的髋臼上缘截骨平面轮廓线，对髋臼结构拟合球面及髋臼外缘拟合平面，抛弃其他的模型信息。这样就完成了假体顶端固定面及髋臼大小和角度的参数转换，将这些参数导入UG软件中，由CAD工程师根据医生的手术规

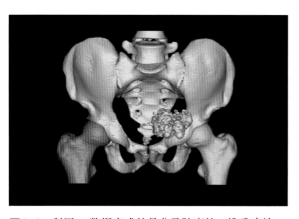

图4-4 利用CT数据完成的骨盆及肿瘤的三维重建效果图

划设计附属结构。假体髋臼壁厚度为4 mm，建立与髋臼拟合球面同心的、半径增加4 mm的球面，用髋臼外缘平面剪切这两个球面，形成半圆形髋臼结构，完成髋臼杯的设计。将髋臼上缘截骨平面轮廓线向外扩展2 mm，建立新的平面，向下、向髋臼方向拉伸一定的距离，使之与髋臼杯相交，再进行修剪、缝合、补面等操作，完成假体的整体外形设计（图4-6）。改良型假体采用部分边槽设计，不再使用基础型的全包围边槽。虽然去掉了前后部分的边槽，但由于内外边槽为不规则形状，仍然能够将保留的髂骨断端卡在边槽中，防止假体沿截骨平面在前后方向上发生移位，同时内外边槽可以限制假体，防止其沿截骨平面在内外方向上发生移位。

（三）计算机模拟或体外模拟安装

为了验证设计的合理性，可以在假体制备之前，进行计算机仿真模拟安装。将设计好的假体模型导出，保存为.stl格式，在Simpleware软件中打开以CT数据为基础的建模项目，选择导入.stl文件工具，将假体模型导入。由于所有的设计没有改变原始CT数据的三维坐标系，假体的空间位置和髋臼切除区域是完全一致的，因此不需要对假体进行移位或配准，假体模型导入后即可直接定位在预期的安装部位（图4-7）。验证设计的假体与原有骨结构的重合情况及固定装置等是否符合术前规划的设想，如果有不符合要求的地方，则返回到使用UG软件进行CAD设计的阶段，对假体设计进行修改优化，直至假体设计满足术前规划的要求。

也可以利用RP模型体外模拟安装：在真实假体制备之前，使用快速成型设备制作个体化定制假体树脂模型。按照术前规划的切除范围，将一具Saw Bone骨盆进行截骨，安装RP假体模型，模拟安装固定并验证设计的合理性。

假体模拟安装验证满意后，利用数控加工中心进行假体实物（图4-8）的生产制备，假体及螺钉材料多为钛合金。此过程由具备资质的器械生产厂家完成，执行人为CAM工程师。由于个体化假体为复杂曲面的不规则结构，生产制备

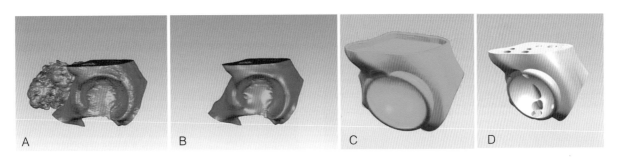

图4-5　基础型髋臼假体设计流程
A.拟切除髋臼区域三维模型。B.修整后的切除区域三维模型。C.参数化转换后完成假体设计。D.假体固定钉孔等结构设计图

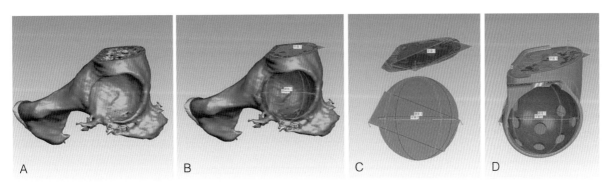

图4-6　改良型髋臼假体设计流程
A.拟切除髋臼区域三维模型。B.提取轮廓线，完成平面及球面拟合。C.提取参数化结构。D.完成假体设计

需要特殊的刀具、夹具等，对生产厂家的加工制造能力有更高的要求。

四、数字骨库建立方法及异体骨选配流程

术前设计个体化骨肿瘤切除方案，根据骨缺损大小进行异体骨修整并模拟重建后的形态，选择合适的内固定。同种异体骨库的数字化建立大大缩短了异体骨材料的选配时间，与以往常规术前准备操作相比减少了主观因素的影响，明显提高了异体骨选配的精确性。

通过骨库数字化管理平台，将骨库中的大段异体骨按部位、侧别分类，包括锁骨、肱骨、尺骨、桡骨、胫骨及腓骨等，因异体骨包装需要将股骨、胫骨在中间截断，分为远端和近端，进行编号分组。采用64排CT螺旋集中扫描，层厚为0.625 mm，以.DICOM3.0格式文件输出，使用光盘进行数据刻录存贮。将各组数据导入数字骨科管理软件进行图像分割、三维重建、骨骼分割。测量每个大段异体骨的长度、断端直径等三维信息，并标识特征骨性标点，测量点间距离等数据。依据骨骼部位确定特定测量部位，对骨骼的三维数据进行定量管理。然后将所有异体骨数字化信息输入数据库，建立一套完整的大段同种异体骨管理、分析、查询数字化平台，即建立了数字化骨库。实际临床应用显示数字化骨库具有以下优势：便于骨库管理和匹配所需的植骨材料；可以做到骨缺损的精细选配；可精确进行异体骨整修；缩短手术时间，减少出血量；有利于异体植骨治疗的合理使用。

异体骨选配流程：术前采集患者的X线、CT、MR、全身骨显像和局部SPECT等影像数据，明确肿瘤边界、分期，确定切除范围。将术前检查资料导入计算机上的数字骨科管理软件，根据影像学数据确定肿瘤范围后，虚拟手术方案进行肿瘤切除，使用大段同种异体骨修复。根据切除后残留的骨端在数据化骨库中提取匹配性最佳的大段同种异体骨，根据截骨后缺损的三维形态对异体骨进行修整后，即可用于骨肿瘤切除后的异体骨修复。

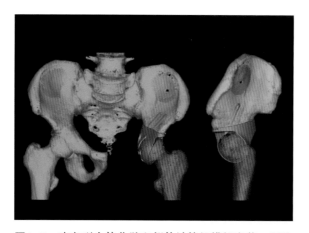

图4-7 改良型个体化髋臼假体计算机模拟安装。图片显示假体匹配良好，固定螺钉位置准确

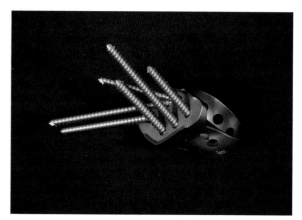

图4-8 改良型个体化髋臼假体实物照片

第二节　手术操作

一、骨肿瘤精确切除操作流程

术前1天进行导航准备。将患者病变区域的CT数据及术前设计中所获得的各项参数（肿瘤切除参数包括截骨范围、截骨平面、角度，假体安装参数包括髋臼位置、钉道位置、方向）输入导航系统。

（一）导航注册

手术区域的骨性标志与计算机导航系统中模型的配准称为注册。手术按正常操作进行，麻醉满意后常规消毒、铺单，显露患处骨骼后在不影响手术操作部位固定跟踪器。在骨骼表面选择3~5个骨性标志点，分别于导航系统中三维模型表面的对应点互相匹配，完成点注册，再通过面注册进一步提高匹配精确度。

（二）手术切除瘤体

术中实时精确地显示解剖位置，使术者能够实时直观地看到CT显示的肿瘤三维构象。按照术前标记操作，使术前设计的理想切除范围具有可操作性和可视性，同时指导、验证术者术前的手术计划和术中的操作结果（图4-9）。

二、导航辅助个体化假体精确安放操作过程

切除肿瘤后，使用导航验证保留的截骨

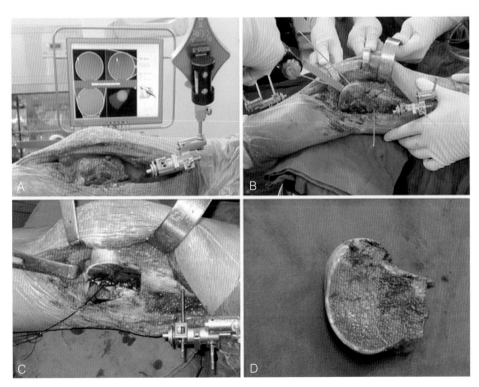

图4-9　导航辅助左股骨髁复发性尤文肉瘤整块切除异体半髁重建
A.适当暴露后，将跟踪器固定于股骨，进行注册和配准。B.通过导航工具定位和标记肿瘤切除区域。C.单髁切除。D.切除的块状肿瘤组织

面与术前设计的匹配程度。对术前设计的个体化假体进行试探性安装，导航验证假体固定位置是否符合术前设计，调试到最佳匹配后进行固定。以骨盆肿瘤切除后的个体化假体重建为例，根据术前设计的手术切除范围及个体化假体，进行假体试安装。由于假体中的螺钉钉道具有一定的导向作用，不需要对每一个螺钉均进行导航定位，仅在主承力螺钉安装前进行定位即可。如假体有潜在松动风险，利用假体上预留的圆孔链接万向螺钉，使用脊柱钉棒系统对假体进行加强固定（图4-10）。

术后常规处理并对切除标本行病理学检查。根据肿瘤性质选择性进行辅助治疗。患者术后3、6和12个月定期随访，以后每年1次。每次随访时对患者进行临床查体，常规拍摄X线片，选择性进行CT和胸部CT检查，观察肿瘤有无复发和转移。每次随访时对患者进行MSTS功能评分测定。根据以上方法评价导航辅助骨肿瘤切除与重建的疗效。

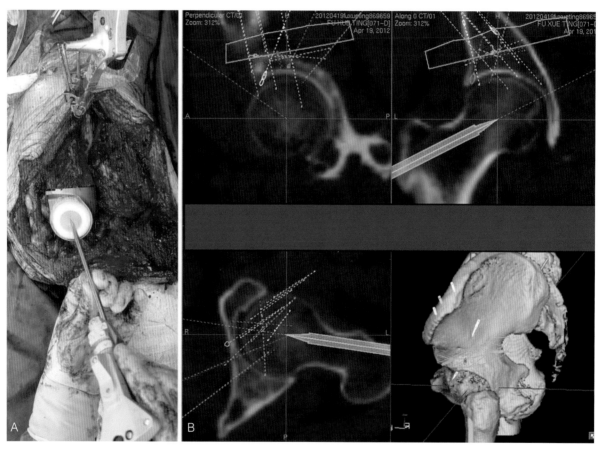

图4-10　假体安装后导航验证髋臼位置
A.术中照片显示指示器定位在髋臼中心。B.同步导航截屏图片，显示假体髋臼中心与术前髋臼中心完美匹配

第三节 导航辅助骨肿瘤切除重建的临床应用

一、骨盆肿瘤的切除与重建

（一）骨盆肿瘤切除及个体化髋臼假体修复重建

1. 病情介绍

男性，30岁，左髋部疼痛9个月、加重1个月入院。术前CT及MR均提示左侧髋臼区域病变伴软组织肿块，考虑恶性肿瘤（图4-11）。术前B超提示左侧髂外静脉及股浅静脉陈旧性血栓形成（完全填充型），左侧股总静脉陈旧性血栓形成（不完全填充型）。胸部CT和SPECT均未见远处转移。肿瘤累及髋臼及耻骨上支，Enneking分期为ⅡB。行手术治疗，病理诊断为软骨肉瘤。

2. 术前规划

（1）图像融合：按照上述方法，将患者的CT和MR的影像数据导入相关软件，进行图像融合并模拟重建。分析确定肿瘤切除的安全边界，计算机模拟重建肿瘤的切除范围（图4-12），供术中导航指引。

（2）规划肿瘤切除范围：根据肿瘤切除原则和骨盆生物力学分析确定外科切除边界、截骨平面及角度。恶性肿瘤的切除范围主要依据MR检查所示瘤外2~3 cm的正常骨骼处截骨。髋臼肿瘤切除需要确定3个截骨平面（图4-13）：髋臼上缘截骨平面、前侧耻骨支截骨平面和后部坐骨支截骨平面。确定髋臼上缘截骨平面是关键，该平面既要保证达到安全的肿瘤切除边界，又要保证可以为个体化定制假体的安装提供足够的正常骨床。

肿瘤切除流程可以在Simpleware软件中完成。在三维图像融合后的模型中建立一个极薄的长方体，通常厚度采用0.1 mm，要求该长方体的平面能完全横断髋臼上缘的髂骨，将其作为截骨平面定位于髋臼上缘选定的位置。截骨定位可使

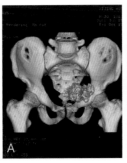
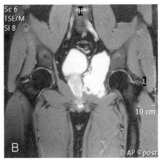

图4-11 左侧骨盆软骨肉瘤。
A. 术前三维CT图像显示左骨盆髋臼内侧肿瘤。B. MR图像显示肿瘤侵袭范围

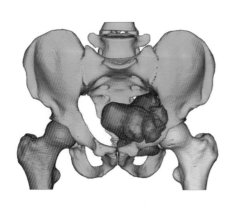

图4-12 MR-CT三维图像融合效果图。红色区域是利用MR数据重建的肿瘤侵袭范围模型

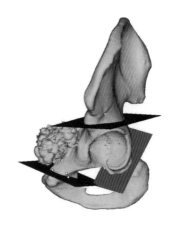

图4-13 术前规划骨性骨盆截骨范围效果图。图片显示保留的正常骨盆区域

用软件的测量工具，定位在距离肿瘤2~3 cm的正常髋臼上缘骨骼处。此处截骨角度的选择主要依据是截骨平面尽可能与半侧骨盆的长轴垂直。将骨盆三维模型与定位好的长方体利用布尔运算求差，完成髋臼上缘截骨平面的设计。

（3）个体化假体设计及制备：根据肿瘤的切除范围，重建骨盆的骨缺损模型，以此进行个体化假体设计，并进行计算机仿真模拟安装（图4-14）及RP假体模拟体外安装（图4-15），验证假体设计的合理性。假体模拟安装验证满意后，利用数控加工中心进行假体实物的生产制备以获得符合要求的金属假体（图4-16），假体及螺钉材料为Ti-6Al-4V。此过程由具备资质的器械生产厂家完成，执行人为CAM工程师。由于个体化假体为复杂曲面的不规则结构，生产制备需要配备特殊的刀具、夹具等。

3. 手术操作

（1）导航注册：如前述，在手术前一天完成导航准备。手术当日，完成常规的麻醉、铺单和手术区域暴露后进行导航注册。在髂嵴后方固定导航定位的跟踪器，校准，先进行4点配准（一般选择髂嵴上的髂结节、髂前上棘、髂前下棘和耻骨结节4个点），再行面配准（一般要求连续选择40~60个配准点），计算平均误差，配准成功后验证导航准确性，准确性验证满意后完成导航配准过程。

（2）肿瘤切除：根据术前规划中设计的髋臼截骨平面，在导航指引下，利用截骨定位克氏针定位截骨范围（图4-17），沿定位克氏针行髋臼各截骨面摆锯截骨，注意保护血管及神经。完成骨性骨盆截骨后，从各个方向锐性分离和钝性剥离肿瘤，将肿瘤整块切除。

（3）个体化假体安装：根据前述方法，进行个体化假体试装，导航验证假体安装的精确性（图4-18）。

4. 术后随访疗效

将切除的标本进行病理学检查，了解切缘是否干净。术后常规进行预防感染、预防深静脉血栓系统治疗，以及相应的制动和功能锻炼。于术后3、6和12个月定期随访，之后每年随访1次。每次随访时对患者进行临床查体，常规拍摄骨盆X线片，选择性进行骨盆和胸部CT检查，观察肿瘤有无复发和转移。采用国际通用的MSTS功能评分，评价重建的骨盆和髋关节的功能情况（图4-19~图4-21）。

（二）计算机导航辅助半骨盆肿瘤切除，多轴向组配式抗感染半骨盆假体重建

1. 病情介绍

男性，32岁，右髋部疼痛1年、静息痛，加重半个月入院。术前CT及MR均提示右侧骨盆区域病变伴软组织肿块，考虑恶性肿瘤。胸部CT

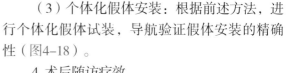

图4-14 术前个体化定制假体计算机仿真模拟安装效果图
A. 显示术前规划的截除范围。B. 显示假体安装及固定效果

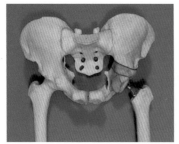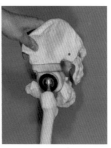

图4-15 RP假体模型体外模拟安装。照片显示假体设计良好，安装位置满意

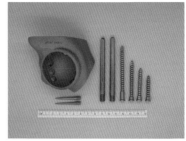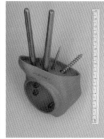

图4-16 假体实物照片。该假体使用了整体表面喷砂工艺进行表面处理

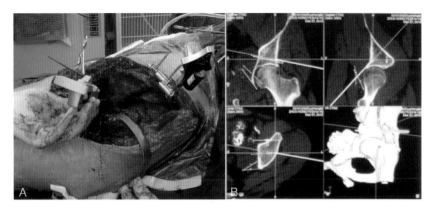

图4-17　导航定位截骨平面
A.术中照片显示指示器定位于髋臼上缘截骨平面。B.为同一时刻的导航截屏图像，显示指示器与术前设计的截骨定位线完全重合

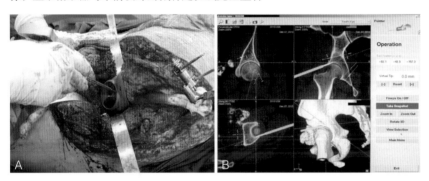

图4-18　假体安装后导航验证髋臼位置
A.术中照片显示指示器定位在髋臼上缘。B.为同步导航截屏图片，显示假体髋臼上缘与术前髋臼上缘完美匹配

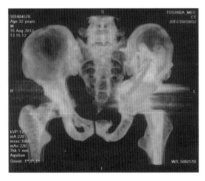

图4-19　术后21个月，骨盆三维CT图像显示假体在位良好

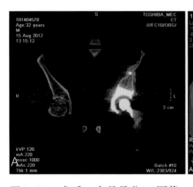

图4-20　术后21个月骨盆CT图像
A.冠状位图像显示假体-骨界面结合良好，无移位和松动。B.水平位图像显示髂骨内4枚固定螺钉位置良好，无移位

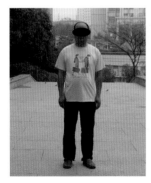

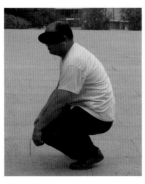

图4-21　术后2年,患者髋关节功能良好，MSTS功能评分28分

和SPECT均未见远处转移。肿瘤累及髋臼及耻骨上支，Enneking分期为ⅡB。行手术治疗，病理诊断为软骨肉瘤。

2.术前规划

（1）图像融合：术前患者行X线、CT、MR、ECT扫描，按照上述方法，将MR、ECT融合于CT影像，观察肿瘤边界，根据肿瘤分期确定切除范围。其中CT与MR融合为结构图像（图4-22），与ECT融合为功能图像（图4-23）。对于结构图像，使用相同的解剖标志点对应的方法，融合CT和MR图像；对于功能图像，很难找到明确的解剖标志点，所融合图像的数据为同源设备产生，使用对应层次融合。

（2）规划肿瘤切除范围：根据融合图像确定病变范围，设计手术截骨部位和范围，标注于骨盆三维模型上（图4-24）。

3.骨盆肿瘤切除及重建

患者进行常规麻醉、消毒、铺单，暴露手术区域后，在不影响手术操作的部位安装追踪器。按照前述方法完成导航注册。注册完成后，按照术前计划，在导航指引下完成肿瘤切除截骨，拧入椎弓根螺钉，并安装预弯好的连接棒（脊柱后路钉棒固定系统）。按照原髋臼外形和尺寸，选择匹配的髋臼支撑杯与连接棒通过万向连接头连接固定，完成骨盆环的重建（图4-25）。

4.术后随访

按照上述方法进行术后随访，以评估肿瘤控制、骨盆重建及患者的全身情况（图4-26，图4-27）。

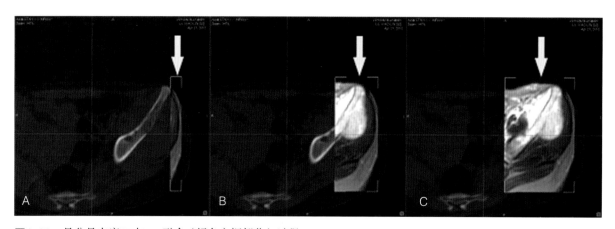

图4-22 骨盆骨肉瘤CT与MR融合（绿色方框部分）过程
A.CT扫描显示左侧髂骨结构及骨破坏区域。B.CT与MR部分融合图像，内侧为CT扫描的骨结构区，外侧为MR显示的肿瘤范围。C.髂骨区域CT与MR完全融合图像，显示肿瘤在软组织内的边界，单骨结构不清晰

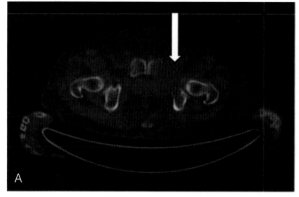
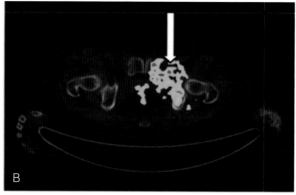

图4-23 骨盆软骨肉瘤CT与ECT影像融合
A.CT示左髋臼前方分叶状不均值高密度影（箭头所示）。B.CT与ECT图像融合后放射浓集区显示肿瘤的精确范围（箭头所示）

二、四肢骨肿瘤保肢治疗应用

（一）保留骨骺的近关节肿瘤切除及重建

1.病情介绍

患者女性，16岁，右膝部疼痛9个月、加重1个月入院。术前CT及MR均提示右侧胫骨近端区域病变伴软组织肿块，穿刺活检为恶性肿瘤。因肿瘤未累及胫骨平台骨骺，行导航辅助骨肿瘤切除重建，最后病理诊断为骨肉瘤。

2.术前规划及手术实施

（1）图像融合及肿瘤切除范围规划：按照前述方法，将患者的CT和MR数据导入导航系统进行图像融合，并分析确定肿瘤切除的安全边界，规划重建肿瘤的切除范围（图4-28），供术中导航指引。

（2）肿瘤切除、缺损重建及术后评估：按照术前规划，在导航系统的指引下，在最大限度保留膝关节完整性的情况下，切除病变区域（图4-29），并进行异体骨修复重建。

3.术后随访

患者术后给予规范化疗，并按照上述方法进行术后随访，以评估肿瘤切除、膝关节修复及患者的全身情况。至末次随访，患者MSTS功能评分达80%，无局部复发和远隔转移（图4-30）。

（二）骨肿瘤累及关节端的关节部分切除与重建

1.病情介绍

男性，25岁，左膝部疼痛1年、加重半个月入院。术前X线、CT、MR及骨扫描均提示左侧

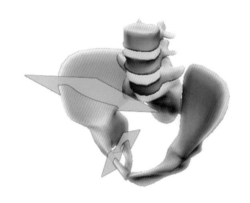

图4-24　在骨盆三维模型上标注肿瘤的截骨部位和范围

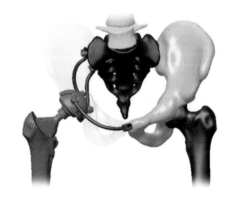

图4-25　半骨盆切除后多轴向组配式抗感染半骨盆假体安装示意

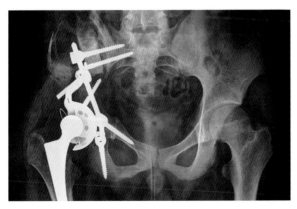

图4-26　右侧骨盆软骨肉瘤Ⅰ+Ⅱ区切除抗感染组配式半骨盆假体重建。术后12个月，X线片示钉棒及髋臼支撑杯固定稳定，位置良好，患者MSTS功能评分为80%

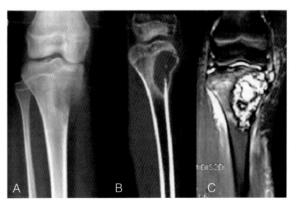

图4-27　右胫骨近端中央型高分化骨肉瘤
A.X线表现。B.CT冠状位扫描。C. MR显示肿瘤范围

股骨远端病变伴软组织肿块（图4-31），穿刺活检为尤文肉瘤。肿瘤累及部分膝关节行导航辅助肿瘤切除重建。

2. 术前规划及手术实施

按照上述方法，将患者的CT/MR导入导航系统进行图像融合，并分析确定肿瘤切除的安全边界，规划肿瘤切除与缺损重建范围，术中在完成注册后，导航引导进行骨肿瘤切除和异体骨重建（图4-32）。

3. 术后随访

术后常规随访，观察局部肿瘤控制、远隔转移、关节功能与稳定性、异体骨改建与关节退变等情况，采用MSTS评分标准进行功能评价（图4-33，图4-34）。

（三）数字骨库及导航辅助骨肿瘤切除重建

1. 病情介绍

患者女性，16岁，右膝部疼痛9个月、加重1个月入院。术前CT及MR均提示右侧胫骨近端区域病变伴软组织肿块，穿刺活检为恶性肿瘤。采用数字化骨库和导航技术辅助骨肿瘤切除重

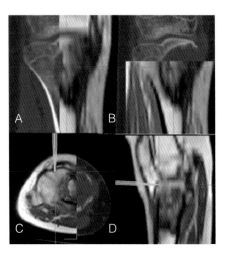

图4-28　A～B.CT/MR融合图像。C～D.标识骨切除线

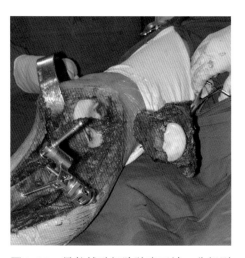

图4-29　导航辅助切除肿瘤区域。非规则型截骨后保留了部分外侧骨关节面、交叉韧带、外侧副韧带和半月板

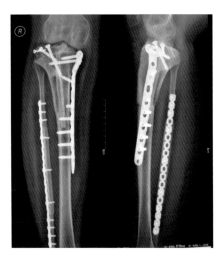

图4-30　术后2年，X线片示骨修复良好

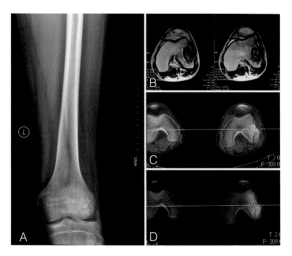

图4-31　左侧股骨远端尤文肉瘤
A. X线片示肿瘤累及股骨外髁。B. MR图像显示肿瘤范围。C. CT图像显示肿瘤的骨破坏情况。D. 骨扫描显示骨侵犯区域骨代谢旺盛

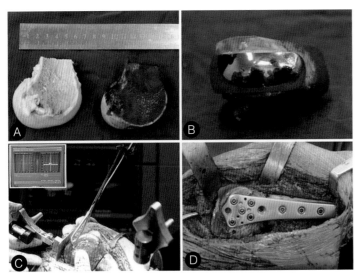

图4-32 导航辅助下单髁异体骨重建
A. 根据切除的单髁（右）对异体骨单髁假体（左）进行修整以达到匹配体积。
B. 将股骨部件利用骨水泥黏合到单髁假体上。C. 导航指导下进行单髁假体精确
安装。D. 利用固定板固定单髁假体

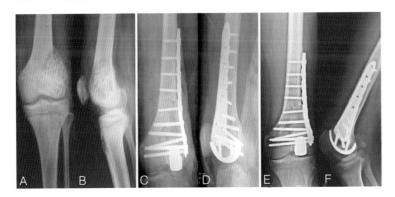

图4-33 手术前后X线正侧位片比较
A~B. 患者术前X线片示肿瘤侵及股骨髁。C~D. 患者术后股骨单髁假体重建良
好。E~F. 随访58个月，股骨单髁假体修复良好，无明显关节退变

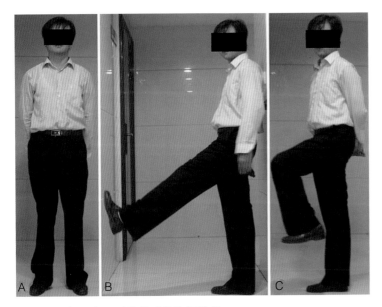

图4-34 术后1年，膝关节功能恢复满意

85

建，肿瘤切除和骨关节缺损重建满意，术后病理诊断为右侧胫骨近端皮质旁骨肉瘤。

2.术前规划

按照上述方法，将患者术前CT和MR的影像资料进行数字化重建，并通过图像融合确定肿瘤区域，明确手术切除的范围并进行模拟重建（图4-35）。在数字骨库中提取右侧胫骨中上段异体骨信息，比对平台内外侧连线长度、内外侧平台前后连线长度，将患者肿瘤部位的CT扫描三维影像数据与数字化骨库中的异体骨关节数据进行匹配，同法测量患侧平台内外侧连线长度、内外侧平台前后连线长度，根据差值之和的绝对值选择最佳匹配的骨重建骨段（表4-1）。

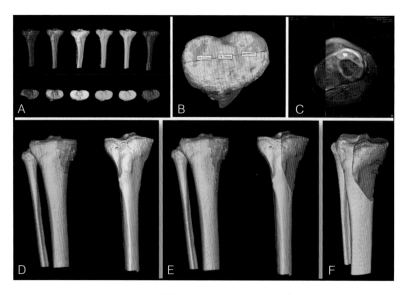

图4-35 数字骨库辅助术前设计
A. 数字骨库中测量右胫骨上段异体骨的正视图和平台顶视图。B. 平台参数测量。C. CT与MR图像融合技术确定肿瘤骨与软组织切除边界。D. 标记肿瘤的切除范围，优化选择最合适的异体骨段。E. 截骨线设计。F. 模拟异体骨匹配及内固定设计

表4-1 右侧胫骨异体骨段与实例患肢的骨形态的对比数据（mm）

编号	平台内外侧连线长度	内侧平台前后连线长度	外侧平台前后连线长度	差值/绝对值	差值/绝对值	差值/绝对值	差值之和的绝对值
1	78.22	47.23	45.56	1.61/1.61	−0.96/0.96	−0.98/0.98	3.55
2	78.02	45.35	43.29	1.81/1.81	0.92/0.92	1.29/1.29	4.02
3	79.75	46.08	44.67	0.08/0.08	0.19/0.19	−0.09/0.09	0.36
4	76.32	45.47	43.05	3.51/3.51	0.80/0.80	1.53/1.53	5.84
5	81.33	48.43	45.98	−1.50/1.50	−2.16/2.16	−1.40/1.40	5.06
6	80.03	47.25	44.83	−0.20/0.20	−0.98/0.98	−0.25/0.25	1.43
患肢	79.83	46.27	44.58	选编号3（差值之和绝对值最小=0.36）			

3. 手术实施及术后随访评估

将患肢、异体骨段CT数据以DICOM格式导入计算机辅助导航系统中，使用骨肿瘤导航模块，在导航系统中重现手术前设计的肿瘤切除、异体骨裁剪方案。术中进行导航注册、验证，在导航辅助下完成肿瘤切除及异体骨重建，术后根据病理学、影像学和功能情况对比评价治疗效果（图4-36，图4-37）。

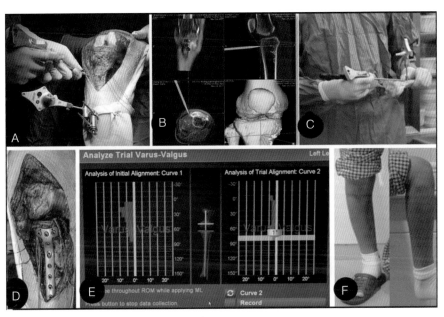

图4-36　导航辅助骨肿瘤切除异体骨重建实施流程
A. 导航系统的注册和验证。B. 实时追踪肿瘤的截骨范围、角度。C. 导航辅助异体骨截骨。D. 术中所见，异体骨关节复合内固定重建，并修复韧带等软组织。E. 导航检测，重建后下肢力线和内外翻角度正常。F. 术后3个月，患肢功能恢复情况良好

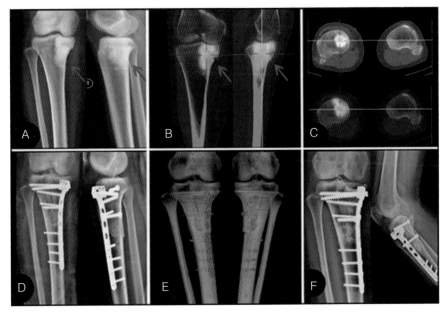

图4-37　术前、术后影像学对比观察
A. 手术前正侧位X线片，箭头示肿瘤区域。B. 术前冠状位SPECT，箭头示肿瘤区域。C. 术前水平位SPECT显示病变情况。D. 术后X线片示肿瘤安全切除，重建满意。E. 术后3个月，三维CT显示肿瘤整块切除范围和异体骨关节截骨区域与术前计划完全一致。F. 术后1年半，X线片示异体骨与宿主骨愈合、塑形，无关节退变等并发症

三、解剖结构复杂的良性（交界性）骨肿瘤的精确定位与切除

1. 病情介绍

患者男性，19岁，右膝部疼痛5个月入院。术前影像学提示左侧胫骨近端区域病变（图4-38），病理活检诊断为骨巨细胞瘤，拟施行肿瘤精确刮除并异体骨修复术。

2. 术前规划手术实施

按照上述方法，将患者术前影像资料进行数字化模拟重建，并通过图像融合的方法确定肿瘤区域及手术切除范围，进行模拟重建（图4-39）。从数字化骨库中选择异体骨重建修复骨缺损。在导航指导下，完成病变区域切除并进行异体骨修复（图4-40）。患者术后进行常规随访（图4-41）。

四、小结

计算机辅助导航骨肿瘤切除与重建是骨科领域创新技术，在该技术的实施过程中，通过影像信息和图像融合技术，可以提供骨肿瘤的准确解剖部位，确定安全的切除边界，实时显示手术植入物及相关器械的位置，提高植入物的安装准确性，从而提供精确的术中指导，同时减少术中射线暴露，降低手术风险和并发症发生风险，缩短康复时间，提高治疗效果。

然而，目前导航辅助骨肿瘤手术在国内尚处于起步阶段，存在如下问题需要解决：①进口导航系统价格昂贵，如需降低成本，就要研

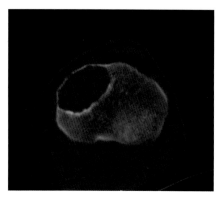

图4-38　术前CT提示右胫骨近端骨质破坏范围

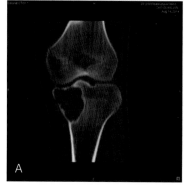

图4-39　A. 患者术前CT重建图。B. 在术前CT重建图上确定的肿瘤刮除范围

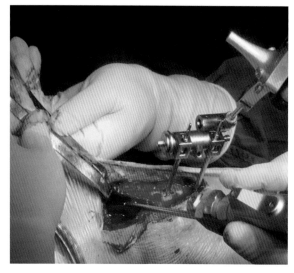

图4-40　计算机导航辅助进行肿瘤精确刮除

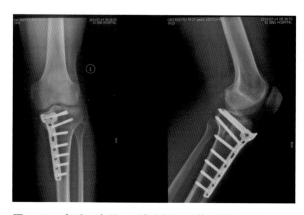

图4-41　术后18个月，X线片提示异体骨修复良好

发具有自主知识产权的产品；②导航辅助骨肿瘤外科技术的掌握需要一定的学习曲线，外科医生需要付出极大的热情和耐心，并与工程师一起进行研发和改进；③计算机辅助手术在部分地区属于非医疗保险覆盖范围，在一定程度上影响了技术的开展与普及；④当骨肿瘤侵犯软组织时，术中组织漂移问题需要解决，亟须开发针对软组织肿瘤的计算机软件；⑤术前准备时间较长（计算机图像输入需1小时左右），尤其在复杂骨肿瘤外科手术设计与实施过程中，需要花费更长的时间。

随着计算机辅助导航技术的发展，以及骨肿瘤导航软件模块的开发应用，医生进行复杂的骨肿瘤手术时不再单纯依赖经验，而是通过导航系统帮助，使手术的精确性得到提高，从而弥补传统手术的不足。计算机辅助导航现已成为骨科医生的"得力助手"，可以根据医生的要求，合理规划手术方案，指导或引导手术操作，实时监控肿瘤切除与重建的效果，减少差错的发生概率。相信该项技术在将来的骨肿瘤外科领域中会得到更好的普及。

第五章　机器人技术在骨肿瘤外科中的应用

第一节　脊柱手术机器人技术在骨肿瘤外科中的应用

原发性脊柱肿瘤较为少见，仅占所有骨肿瘤的5%以下，常见的脊柱肿瘤包括转移性脊柱肿瘤、多发性骨髓瘤和淋巴瘤。超过30%的肿瘤患者在疾病的进展过程中发生脊柱转移。此类患者中有25%～50%的病例会发生脊髓神经根压迫和脊髓病变。尽管非手术治疗（放疗和/或化疗）是脊髓转移肿瘤的首选治疗方法，但手术治疗能迅速直接地对受压神经结构减压的同时为病变脊柱提供早期的稳定性，改善患者生活质量。对于脊柱不稳定、进展性有明显症状的畸形、神经功能缺陷，以及其他治疗无效的顽固性疼痛可行手术治疗。

近几年，各种新技术如计算机导航和机器人辅助技术被用于脊柱手术，可增加脊柱植入器械的精确性和稳固性。目前，最常用的计算机辅助机器人技术为以色列Mazor Robotics公司开发的Renaissance机器人，其原理为根据术前设计的植入路径，使用马鞍式定位工具指导术者植入脊柱器械。文献报道，该技术可以增加脊柱器械植入的稳定性并减少潜在的并发症。在骨肿瘤领域，机器人技术可用于椎体全切或者部分切除后，重建脊柱稳定性时椎弓根螺钉的植入。同时，该技术尚可用于引导椎体局部肿瘤活检或者椎体成形手术。肿瘤常导致脊柱畸形，机器人的导向作用有利于外科医生行肿瘤切除及植入椎弓根螺钉。

一、机器人手术系统简介

2000年7月，经美国食品药品监督管理局（food and drug administration，FDA）批准，

美国Intuitive Surgical公司生产的达芬奇机器人手术系统开始应用于普通外科腔镜手术，标志着外科机器人正式应用于临床。随后，达芬奇机器人手术系统相继应用于其他外科领域，并日趋完善。达芬奇手术机器人的主要优势在于降低了腔镜手术的复杂性、可显露良好的手术视野，使得外科医生更加高效，患者创伤小，手术更加精确。

但是，达芬奇机器人手术系统在骨科领域的应用甚少。2014年，Oh JK等报道了5例采取达芬奇机器人手术治疗巨大体积（直径大于10 cm）骶前肿瘤的病例，较之传统手术病例，上述病例手术时间较短、出血少、住院时间短，且无腹腔粘连相关并发症。此类采取达芬奇机器人技术治疗腹腔内骨与软组织肿瘤的情形本章将不做详细介绍。骨科领域使用最广的是以色列Mazor Robotics公司开发的脊柱机器人系统。

2004年，以色列Mazor Robotics公司开发的第一代产品SpineAssist获准在欧洲上市，成为全球首个商业用于脊柱手术的机器人系统，2005年至2011年的6年间，SpineAssist被全球25个医学中心使用，治疗患者达2 000例。

Renaissance为该公司的第二代产品，也是目前该公司的旗舰产品，于2011年获得美国FDA及欧洲统一（conformite europeenne，CE）的批准上市。较之第一代SpineAssist机器人，第二代Renaissance机器人在结构上更加符合人类工效学原理，其对相对位置的灵敏度有所增强，其软件运行速度是老版系统的10倍。同时，第二代产品的软件系统和医学影像

科室的影像归档和通信系统及术中成像系统更加兼容。

2014年9月，以色列Mazor Robotics公司与其合作伙伴北京西赛尔科技有限公司签署了2台Renaissance机器人系统的订单，标志着Renaissance机器人获得中国食品药品监督管理局（China food and drug administration，CFDA）的批准正式进入中国市场。

使用Renaissance脊柱机器人系统有以下优势。

1. 缩短手术时间

较之传统的手术方法，使用机器人手术系统可能在术前和术中准备阶段用时增加，然而，对于多节段器械植入患者来说，使用机器人系统可以降低总手术时间，使用该技术可以缩短椎弓根螺钉位置确定的时间和行X线透视验证的时间。

2. 大幅降低医生和患者辐射量

Ul Haque等报道，脊柱外科医生在植入椎弓根螺钉时，射线辐射量超过了美国国家辐射预防协会的限度。据估计，常规手术中，医生植入1枚椎弓根螺钉平均要行X线透视1.5次。Barzilay Y等报道了36例患者共计60个压缩性骨折椎体采取机器人辅助椎体强化手术中射线暴露量的研究，研究得出结论，术者及手术成员射线暴露量较之文献报道的X线引导下手术低74%，较之报道的导航下增强术低50%。Kantelhardt S. R. 等报道了112例患者的回顾性研究，机器人辅助脊柱手术的平均置钉时间为34秒，而传统手术为77秒。

3. 减少术野暴露，达到微创目的

Kantelhardt等报道了机器人辅助脊柱手术的功能恢复情况，研究发现，与传统手术相比，采取机器人辅助手术的患者对阿片类镇痛剂的需求量减少、住院时间缩短、围手术期不良反应发生率降低，这些优势在经皮实施机器人手术的患者中更加明显。

4. 增加脊柱植入物植入的准确率，减少并发症的发生

Sukovich等报道了其早期临床经验，14例患者采取机器人手术，93%的患者成功实施手术，96%的椎弓根螺钉植入位置和术前计划的

钉道误差在1 mm以内。Pechlivanis等评估了采取机器人系统经皮植入腰椎椎弓根螺钉的准确性，术后CT扫描显示，植入的共计133枚螺钉中，横切面影像显示，91.7%的螺钉在椎弓根中位置极佳，6.8%的螺钉偏差小于2 mm；纵切面影像显示，81.2%的螺钉在椎弓根中位置完好，9.8%的螺钉偏差小于2 mm。Devito等报道了一项多中心回顾性研究，682例患者中共3 912枚螺钉计划采取机器人辅助技术植入，83.6%的螺钉（3 271枚）完全在机器人指导下成功植入，其余螺钉改行术者人工植入。针对139例患者（646枚螺钉）行术后CT检查，98.3%的螺钉在安全区域内。2013年，一项包括102例患者的系列研究报道表明，102例计划采取机器人辅助手术的患者中有95例成功实施，95例患者中，949枚螺钉（占计划实施的1 085枚螺钉的87.5%）被成功植入。在960枚采取机器人技术植入的螺钉中，949枚（98.9%）成功放置且精确度良好，11枚（1.1%）放置位置不合理，这些病例中多数患者存在严重的脊柱畸形和/或先前实施过脊柱手术。

二、Renaissance机器人组成及原理

（一）Renaissance机器人系统构成

1. 机器人设备

该设备具有体型小（直径6.35 cm、高15.24 cm、重250 g）、半自动及能够自由活动等特点，其机械臂为可拆卸式（图5-1）。

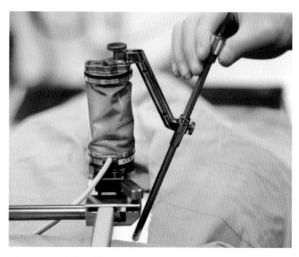

图5-1 机器人设备

2. 工作站

包括基于CT影像检查的术前设计、CT检查和C臂透视注册及控制机器人设备的所有软件及硬件设施（图5-2）。

3. 手术辅助设施

包括固定框架等。

4. 影像适配器（universal image adaptor，UIA）

UIA（图5-3A）装配在C臂的影像增强器上，用于自动校准X线影像和校正固有畸变。装配方法如图5-3B所示，压紧UIA的闩，将UIA放置在C臂的图像增强器上，将闩折回90°，确定其为锁定状态，确保UIA和C臂的图像增强器之间无间隙，使用数据线将C臂透视仪和机器人主机相连接。

（二）使用过程

使用Renaissance机器人技术包括术前设计及术中设施两个过程。术前通常对感性区域行CT扫描，然后导入系统的配套软件中（可在术者电脑或者系统工作站），之后实施术前计划，确定植入体的大小和位置。术中手术过程包括使用2枚Schanz针钻入患者的髂后上棘及将1枚克氏针钻入棘突对系统的固定架进行固定，之后行X线透视，包括1张正位片和1张斜位片。系统将自动对患者CT检查和X线透视进行注册并确定机器人设备的运动轨迹以便获取所有术前计划的进针路径。然后将机器人设备放置在固定架上，系统将对计划的进针路径逐一校准。对于任何一个术前设定的进针路径，有一整套器械臂和套管针可以连接在机器人设备上，借此术者可以获取术前设计的解剖结构。对于椎弓根螺钉植入患者，可行钻孔和置钉手术。整个手术过程中，X线透视和影像注册只需开展1次，系统将指导不同节段脊柱器械的植入。

三、Renaissance机器人操作步骤

（一）术前计划

Renaissance机器人指导手册建议的CT扫描参数为：140 kVp，200 mA，0.625 mm层厚，像素为512×512。将CT数据导入机器人系统自带的软件，术者根据病情选择需要干预的椎体节段，然后确定植入器械的位置、直径、长度及手术干预的方式。植入器械在3D的矢状面、冠状面及水平面得到精细控制，针对患者确定的个体化术前计划方案可以导入机器人主机（图5-4）。

（二）固定系统的放置

根据开放或闭合的手术干预计划选择合适的固定夹具，如微创手术Hover T、腰椎和胸椎固定夹具。

（三）图像获取和注册

为了使机器人识别固定在椎体上的夹具的三维坐标，术前CT影像必须和术前X线影像相匹配。上述过程通过将3D标记物固定在夹

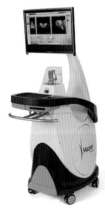

图5-2 工作站

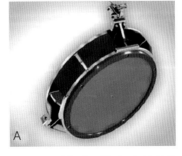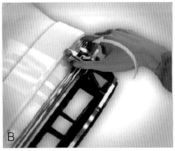

图5-3 图像适配器（A）及其装配方法（B）

具上行X线正位和斜位透视，之后将影像图片导入机器人系统完成，系统将自动与术前CT影像相匹配。系统将显示匹配效果，误差在0~1 mm内将被系统接受，如果医生确认上述匹配结果，系统将继续运行。

（四）机器人组装和移动

机器人通过可拆卸的数据线和主机连接，数据线由无菌外套包绕，然后将机器人固定到固定架上。为了增加固定架的稳定性，手术过程中，可以将第二枚固定针钉在术中的椎体上或者骶骨上，可以避免由患者或者手术床的活动引起的机器人位置改变。手术的指令由术者向主机计算机发布，然后传输到机器人用于定位。机器人将自动移动并固定位置，使得其导向管和术前计划的植入物轨道在同一条直线上，此时，术者可以根据机器人的指导植入克氏针或者套管针。

（五）术区准备和植入物植入

此时，可以植入椎弓根螺钉或者行组织活检术。

四、Renaissance机器人在骨肿瘤外科领域中的应用

由于解剖结构特殊，脊柱手术有损伤脊髓、神经根及重要血管结构的潜在风险。假体

和螺钉的不合理植入，将会穿透椎弓根，导致脊髓、神经根或者血管损伤，以及硬脊膜撕裂和脑脊液漏。不论手术的难易程度、局部解剖结构及外科医生的手术技能，业内普遍认为影像技术是非常有必要的，传统方法为X线或者透视法，要么术后做对照，要么术中做指导。近几年，实体的二维或者三维影像技术已有很大程度的发展，并且在某些领域，如颅脑神经外科和特定的骨科创伤手术中得到认可。在脊柱外科领域，基于术前CT扫描和术中正位及斜位X线透视的图像融合技术，Renaissance机器人系统可为骨科医生在放置脊柱植入物（如椎弓根螺钉、脊柱手术时的定位工具）时提供精确的导向作用。在患者呼吸或者轻度活动时，该设备可以保持与椎体的相对位置，从而保证植入物植入的精确度。

Devito等回顾性报道了2005年至2009年间使用机器人手术系统治疗的840例患者，其中，88%用于椎弓根螺钉植入、10%用于椎体成形术、2%用于组织活检术，而这些手术是脊柱外科领域的常规手术，都可以使用Renaissance机器人系统辅助开展。

部分骨肿瘤患者为单椎体和多椎体累及，根据患者疾病的病理分型或者肿瘤来源，手术治疗需切除单个或者多个椎体，之后行人工椎体重建。重建术后，需行钉棒系统固定，使用Renaissance机器人手术系统，可为椎弓

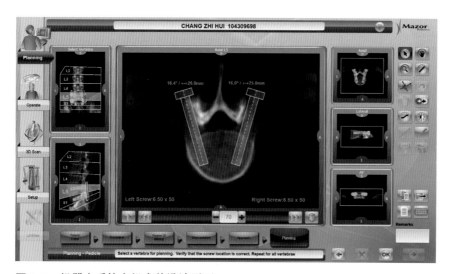

图5-4　机器人系统主机术前设计页面

根螺钉的植入提供便利，机器人手术可以增加患者椎弓根螺钉植入的准确性。Hu X等报道了9例采取机器人技术手术治疗的脊柱肿瘤患者（7名女性，2名男性），患者平均年龄为60岁（年龄范围47~69岁）。所有患者均表现为胸椎或者腰椎椎体塌陷和/或脊髓病变。所有患者均成功实施了机器人辅助手术，手术平均累及节段为5个椎体，其中，4例患者实施了机器人辅助椎体成形术。平均手术时间（从切皮开始至缝皮结束）为4小时24分钟，平均出血量为319 mL。所有患者围手术期及随访期间均无并发症发生。9例患者中，7例患者的背部疼痛和/或腿部疼痛在随访期间有所改善，2例患者随访时未获得数据。作者得出结论：采取机器人辅助技术治疗脊柱肿瘤的并发症发生率低于文献报道数据（以往文献报道的传统脊柱肿瘤手术治疗的并发症发生率为5.5%~19%），采取机器人技术治疗脊柱转移性或者原发性肿瘤是安全有效的，大样本多中心研究尚需进一步开展。

这项技术还可以用于非椎弓根螺钉植入手术，如局部组织活检术、椎体成形术和球囊扩张椎体后凸成形术等。机器人导航技术有助于确定精确的术前计划，可以提供更加精确的进针位置及设计更加合理的进针路径，而有创术野暴露、术中切割相应减少。

五、临床病例报道

空军军医大学（第四军医大学）西京医院骨肿瘤科应用Renaissance机器人系统治疗的X例胸腰椎肿瘤患者，其中男性5例，女性3例；年龄12~67岁，平均年龄42岁。肿瘤种类分别为椎体骨囊肿1例，脊柱转移瘤4例，脊柱原发肿瘤3例。所有病例均为我院初治病例，均有不同程度的局部疼痛症状，但受累节段以下平面肌力感觉正常。Frankel分级均为E级。肿瘤部位：胸椎2例，腰椎6例。术式为后路经皮活检、病变刮除2例，活检1例，后路椎板减压肿瘤切除、微波消融内固定2例，后路椎板减压、肿瘤切除内固定3例。术中均应用Renaissance系统分别进行活检部位的定位、微波针的了植入和内固定的植入。

（一）病情介绍

患者男性，30岁，骶尾部疼痛不适3个月。X线片检查（图5-5A、B）示：心肺膈未见异常，腰椎6块，骶椎腰化，骶骨偏上大片骨质破坏、边缘模糊，骨巨细胞瘤可能性大；CT检查（图5-5C）示：骶尾部肿物，骨质破坏；术前MR检查示：骶骨占位性病变；全身骨扫描示：骶骨骨质破坏并周边骨代谢活跃，不除外脊索瘤可能，建议骨活检除外动脉瘤样

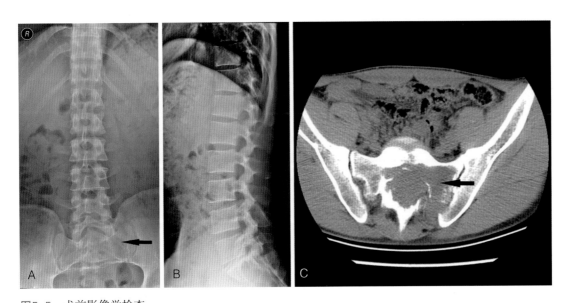

图5-5　术前影像学检查
A. 正位X线片示骶骨偏上大片骨质破坏（黑色箭头示）、边缘模糊。B. 侧位X线片示腰椎6块，骶椎腰化。C. 轴位CT扫描示骶尾部肿物（黑色箭头示），骨质破坏

骨囊肿，全身其余骨骼未见明显骨代谢活跃灶。入院后专科查体显示：骶尾部未见皮肤隆起，无色素沉着，无静脉曲张，未触及骨性肿物，棘突及椎旁压痛（+），叩击痛（+），会阴部皮肤感觉正常，双下肢肌张力正常，肌力V级，双小腿及足背皮肤感觉、活动正常。

（二）术前设计

将患者CT扫描数据（DICOM格式，层厚0.625 mm，层间距5 mm，X射线管电流248 mA，电压120 kV，GE扫描系统）导入Renaissance机器人系统。图像三维重建后，设计活检手术入路为第1骶椎椎体左侧椎弓根入路，设计针道直径为7 mm，方向为6°，长度为26.7 mm。针道末梢延伸至病变部位中心位置（图5-6）。

（三）手术过程

麻醉生效后，患者取俯卧位，使用经皮入路固定夹具，将夹具固定在第5腰椎椎体棘突上，之后连接机器人手术系统，C臂透视行正位及斜位X线透视后（图5-7），将影像导入系统主机，系统将影像自动和CT扫描数据相匹配。验证校准误差后，将机器人放置在夹具上，实施机器人导航，定位进针位置后，拔出针芯，用钻头打通骨皮质，进入肿瘤，用髓核钳取出病变组织，见为黄色质软物质，样本送冰冻及病理检查，压迫止血，外贴辅料，术毕（图5-8）。手术过程顺利，无不良反应，出血约20 mL，患者双下肢运动感觉如前。

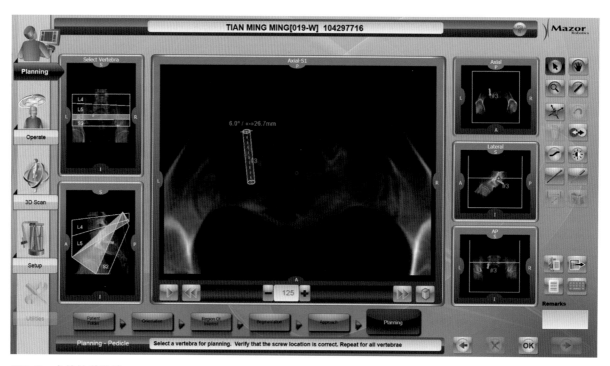

图5-6　术前针道设计

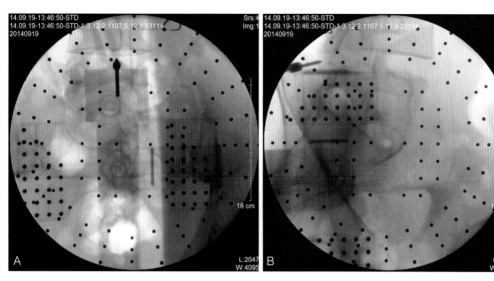

图5-7　术中X线透视
A.正位。B.斜位

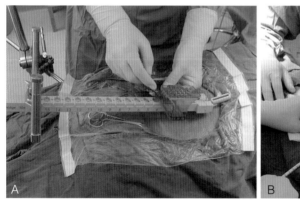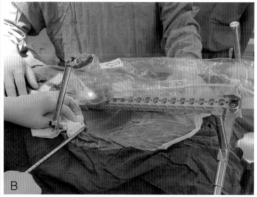

图5-8　术中照片
A.夹具固定并放置透视标志。B.机器人导航定位

第二节　自主研发手术机器人技术在骨肿瘤外科中的应用

随着数字化医学技术的飞速发展，临床医学与计算机、机械等多学科之间的合作越来越密切，新的交叉学科不断兴起。数字化技术正是一门新生学科，它已渗透进医学领域各个学科，不断地改善现有医疗条件，提高医疗水平，甚至某些新兴技术逐渐开始主导产业的升级与发展。21世纪的数字化医学时代，以精确化、微创化、个性化为医疗发展方向，以往单纯依靠医生徒手劳动的技术存在许多缺陷，已经远远跟不上时代的需求，这就需要更多的高

科技产品进行辅助，以提高医疗水平、促进医学事业的发展。外科机器人技术作为数字化医学时代的一个分支，将会在医疗技术的提高中发挥重要作用。

一、外科机器人概述

目前，全球最具代表性的手术机器人——达芬奇（DA VINCI）手术机器人，在心脏外科、泌尿外科、普通外科和妇科中有较好的应用。但

由于手术对象、手术器械及手术目的的不同，达芬奇一类的通用型手术机器人虽然在前路的骨科手术中有着实验和临床应用，但其是专为内镜系统设计的手术机器人，这一特点决定了其在骨科手术中无法发挥优势，所以这类通用机器人并不适用于骨科手术。研制专用于骨科手术的手术机器人受到越来越多的关注。

本节就骨科机器人的发展和现状做简单陈述，并将目前西京医院骨肿瘤团队的研究成果进行详细介绍。

（一）历史改革

骨科机器人的发展源于20世纪90年代，凭借机器人的高精度规划和程序化自动运动能力，借用工业机器人的本体形式，主要应用于髋关节和膝关节置换手术，其中具有代表性的是 Intergrated Surgical Systems 公司的 ROBODOC 手术机器人和德国 Ortomaquet 公司的 CASPER 手术机器人。这两款机器人在手术方案的设计上有相似之处，ROBODOC 主要用于关节置换术中辅助骨骼和假体的成形、定位和植入，CASPER 则不仅用于十字韧带重建手术中的骨隧道加工，还可用于人工全膝和全髋关节置换手术中的骨面处理。术前，手术医生通过 CT 图像对病灶部位进行切割规划；术中，机器人自动完成对病灶部位的切割。

1994年，美国 Cumputer Motion 公司推出了第一种能够用于微创手术的医用机器人产品——伊索（Aesop）机器人。Aesop 具有7个自由度，能够模仿人类手臂的姿态和功能，有效辅助医生抓持和操作内镜设备，在心脏、胸外、脊柱等外科领域有广泛应用。

2001年，英国 Imperial College 开发了一款主从式手术机器人 ACROBOT，主要用于完成膝关节置换手术和微创膝关节单髁置换术。其后，随着研究的深入，出现了更为专用的骨科机器人本体形式。

2001年，在 MARS 系统的基础上，Mazor 医疗技术公司研发并推出了 SPINEASSIST 系统。该机器人是典型的器械导引系统，主要为脊柱融合术中的椎弓根螺钉人工植入过程提供精确的方向导引，适用于椎弓根螺钉植入手术和经椎板关节突螺钉固定手术。以色列 Technion 公司开发的 MARS 系统是一种能够在手术中精确自动定位的影像引导系统，适用于穿刺针、探针和导管的机械引导。

2004年，韩国 Hanyang 大学开发的脊柱辅助手术系统 SPINEBOT 可用于辅助椎弓根螺钉的植入过程。不同于 SPINEASSIST 系统，SPINEBOT 将5自由度机械臂安装在手术床旁，免去了在患者身体上额外建立通道的过程，从而减少对患者的损伤。

2005年，法国 MedTech SA 研发的 BRIGHT 系统可用于锯骨或钻骨手术中的定位。

此外，还有美国卡内基梅隆大学开发的 MBARS 系统（可进行髌骨关节成形术）和 CRIGOS 系统、韩国开发的 ARTHROBOT 系统（可进行全髋关节置换术）等。

2005年，美国的计算机辅助整形外科手术研究所、宾夕法尼亚医院和卡内基梅隆大学机器人研究所研制了用于关节整形手术微型6自由度并联机器人。

（二）国内现状

机器人技术在我国的研究虽然兴起较晚，但发展比较快，目前也开展了许多有关骨科机器人的研究工作。

2002年，哈尔滨工业大学开发了基于 Motoman 的骨折手术治疗机器人。

2004年，上海交通大学与上海第二医科大学开发了用于关节置换的手术机器人。

2006年，北京天智航技术有限公司开发了双平面骨肿瘤截骨机器人，主要用于长骨及骨盆骨折，它是小型并联模块化的机器人。

2006年，香港中文大学开发了用于髓内钉、骨盆骨折的手术机器人。

2010年，第三军医大学重庆新桥医院与中科院沈阳自动化研究所开发了基于 Motoman 的脊柱微创手术机器人。

2013年，哈尔滨工业大学、重庆金山科技（集团）有限公司、北京大学（医学院）、新疆医科大学、苏州同心医疗器械有限公司等开发了医疗机器人系统。

2015年，北京市科学技术奖励大会暨2015年北京市科技工作会议在北京会议中心大会堂隆重召开。由中华医学会骨科学分会主任委员、北京积水潭医院脊柱外科教授田伟院长带领研究的"基于影像导航和机器人技术的智能骨科手术体系研究及临床应用"科研项目荣获北京市科学技术一等奖。天智航成为继美国Computer Motion公司及Intuitive Surgical System公司、瑞典Medical Robotics公司、以色列Mazor公司之后全球第5家获得医疗机器人注册许可证的公司，填补了国内空白。

各式各样的机器人不同程度地应用在外科手术中，在骨肿瘤手术需要精确截骨时，我们遇到了困难。尽管有比较成熟的导航技术指引手术截骨方向，但因为器械的限制，必须手持截骨工具，稳定性完全依靠术者的双手，与导航计划的截骨线存在误差。目前市场上未发现可以辅助截骨的机器人。本文将介绍第四军医大学西京医院骨肿瘤团队研发的"骨肿瘤截骨机器人"的初步研究成果。

骨科机器人需要完成复杂的骨科手术，手术中涉及许多复杂的动作组合，因此，手术机器人需要具有6个自由度的三维结构，才能以任何姿态到达工作空间内位置，从而完成预先设计的手术方案。针对骨肿瘤手术的实际需求，本研究选择了UR10（丹麦Universal Robots公司）机械臂作为硬件平台，并基于此开发了骨肿瘤手术机器人控制系统。完成了下列4个方面的工作：基于VTK的骨肿瘤截骨机器人三维交互系统；手术机器人的运行控制系统，包括点动控制、轨迹控制等功能；术前三维模型导入、路径规划；术中坐标配准及实时刀具路径控制。最后，通过模拟实例，演示系统的主要功能。系统完成了设计需求，满足预期的要求。

二、骨肿瘤截骨机器人控制系统的设计

（一）骨肿瘤截骨机器人系统结构及需求分析

机器人一般由主体、执行器、驱动器、传感器、执行控制器、高层控制系统、软件等部分构成，六自由度骨肿瘤截骨机器人主要包含以下部分。

1. 机器人主体

手术机器人主体由机座及机械臂构成，而机械臂主要包括连杆、活动关节及其他结构。

2. 执行器

执行器是机械臂上最后的部件，直接作用于任务对象，是位于机器人末端的执行部分。一般情况下，机器人的控制器直接控制末端执行器。在骨肿瘤截骨机器人中，末端执行器就是机器人进行手术的部分，可使用手术的专用器械，如磨钻、铣刀等。

3. 驱动器

驱动器为机器人提供动力。现在主流的机器人驱动器主要分为3种：气动驱动、液压驱动及伺服电机驱动。气动方式的成本较低、控制简便，缺点是噪声相对较大、输出能力有限，并且无法精确控制机器的速度与位置。液压驱动的输出能力强，且速度低时运行稳定，防爆性能不错，但由于需要独立的液压源，而且系统易受内部因素影响而变得不稳定，且相对成本较高。伺服电机驱动具有使用方便、控制简便、低噪声及运行平稳等优点。骨肿瘤截骨机器人所采用的驱动器为伺服电机。

4. 传感器

手术机器人拥有许多种类的传感器完成对机器人的参数及外部环境的信息采集。姿态传感器可以实时监测机器人关节的位置等信息，是机器人的闭环反馈控制的依据。而机器人外部的传感器主要用于对机器人运行环境参数进行监测，主要功能是对机器人进行引导。机器人的传感器对机器人的正确运行有至关重要的作用。

5. 执行控制器

手术机器人的执行控制器与人的小脑相似，主要负责机器人运行参数的收集、上传相关数据给高层控制系统、根据控制系统的命令控制驱动器与执行器的运行。

6. 高层控制系统

高层控制系统是手术机器人的大脑，主要功能是计算机器人的关节及连杆的运动、控

制运行速度，以及为上层交互软件提供硬件平台。骨肿瘤截骨机器人的高层控制系统包括控制主机中的高层控制器及PC控制端。

7. 软件

骨肿瘤截骨机器人的软件有以下三部分。第一部分是操作系统，用来管理高层控制器及系统的各种资源；第二部分是底层控制软件，主要功能是根据运动学方程计算机器人的正逆运动学解，并使机器人运行到目标位姿；第三部分是机器人的上层控制软件，主要完成路径规划、机器人交互等高级功能。

骨肿瘤截骨机器人的主要设计目的是在手术中进行骨骼的切除、成形。据此，骨肿瘤截骨机器人的主要功能需求有如下各点：①运行时机器人的参数获取，姿态检测，反馈控制。②机器人一般控制，包括点动、示教、紧急停机等功能。③手术部位的三维模型生成、导入及相关操作。④术前机器人的手术轨迹规划。⑤术中机器人坐标与虚拟坐标配准。⑥按照术前规划的路径执行手术。

（二）骨肿瘤截骨机器人系统结构设计

根据以上组成结构及功能需求分析，设计的骨肿瘤截骨机器人主要有以下三部分。

1. 控制主机

控制主机主要完成机械臂的运行控制，运行参数设置及获取，接受PC控制端的命令并执行等任务。它与机械臂采用CAN总线通信，与PC控制端采用Modbus/TCP总线通信。

2. 机械臂

机械臂为手术机器人的执行端，主要任务是执行控制主机的命令，它内置传感器可获取自身当前运行状态与参数。

3. PC控制端

PC控制端主要完成空间坐标配准，患者需进行手术部分的可视化三维数据建模，术前的方案设计与路线规划及术中的实时拮制。它与控制主机采用Modbus/TCP的方式连接。

其中第1、2部分采用丹麦优傲公司的UR10机器人实现，UR10机器人提供了完整的机器人控制系统开发环境及底层函数库，采用

此机器人可较快地实现手术机器人的控制系统开发。

系统的各部分连接示意图如图5-9所示。

三、机器人控制主机的硬件结构介绍

机器人包括控制器、通信网络、姿态传感器、末端执行器等部分。骨肿瘤截骨机器人基于UR10机器人开发，UR10是一种小型、轻便、易用的机器人，在成本、人力和技术等方面具有显著优势。并且，由于安全性能非常好，UR10是一种无围栏机器人。

骨肿瘤截骨机器人的主要硬件结构图如图5-10所示。

（一）机器人高层控制器

UR10采用了Cortex-A8处理器作为高层控制器。Cortex-A8处理器采用了ARM公司研发和授权推出的ARMv7框架结构，采用指令和数据分开存储的哈佛结构模式，32位处理器内核，支持硬件除法，并拥有带分支预测功能和取指、译码、执行同时执行的水线工作方式，满足手术机器人的运算要求。Cortex-A8系列处理器采用了超标量（dual-issue）设计，大大增强了处理能力。Cortex-A8系列处理器特点如下：①最高处理器主频可达1 GHz以上。②双指令执行微架构。③NEON SIMD指令。④VFPv3浮点单元。⑤Thumb-2 指令集编码。⑥Jazelle

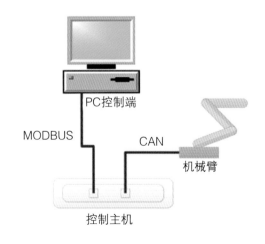

图5-9 系统的硬件连接示意图

RCT。⑦分支预测单元准确率高于95%。⑧集成0~4MB的2级高速缓存（0~4 MIB）。⑨高达2.0 DMIPS/MHz。

（二）机器人姿态传感器

机器人姿态传感器主要完成机器人的各个关节及连杆运动参数采集等功能，为机器人的闭环伺服控制系统提供反馈信息。常用的姿态传感器有倾角传感器、加速度传感器、电子罗盘等。

这3种姿态传感器都可用于测量倾角，倾角传感器及加速度传感器都使用了惯性原理，而电子罗盘则与指南针原理相同。基于使用环境可能存在电磁干扰，骨肿瘤截骨机器人主要选择使用倾角及加速度传感器作为姿态传感器。

（三）机器人驱动器

机器人驱动器的主要作用是根据控制器的指令，驱动机器人做出相应的运动，使机器人运动到指令指定的位姿，达到对机器人控制的目的。驱动器是机器人系统中重要的组成部分，常见的机器人驱动器有3种：电动驱动器、气动驱动器及液压驱动器，下面分别予以介绍。

1.电动驱动器

此类驱动器是以电力为动力的驱动器，实际中应用非常广泛。电动驱动器动力源使用方便，执行精度及灵敏度比气动及液压的方式高。但电动驱动器结构较为复杂，不便于维修。并且由于防爆性能较其他2种驱动器差，所以对工作环境要求较高。

2.气动驱动器

气动驱动器是一种以压缩的空气为动力源的驱动器。气动驱动器具有构造简单、便于维修的特点。但由于气动驱动器的灵敏度不高，所以反应速度较慢。由于气体是可以压缩的，所以气动驱动器运行精度较差，对于精度要求较高的手术机器人显然是不合适的。

3.液压驱动器

液压驱动器的动力强，适合大型及重型机器人。因为液体不可压缩，所以液压驱动器传动平稳，且相对于气动驱动器精度较高，响应速度快，抗偏离能力强。液压驱动器的缺点是需要独立液压源，体积较大，重量更重，成本也更高。

UR10机器人选用的是电动执行器，其灵敏度和精度都比较高，适用于骨科手术。

四、控制系统软件设计

（一）控制系统软件需求分析

根据系统的总体需求，骨肿瘤截骨机器人系统软件主要需完成以下功能：①手术机器人的参数获取、位姿检测、反馈控制。②手术机器人的一般控制包括点动、示教、紧急停机等。③手术部位的三维模型生成、导入及相关操作。④术前机器人的手术路径规划。⑤术中机器人三维空间坐标配准。⑥术中实时控制机器人执行术前规划的路径。

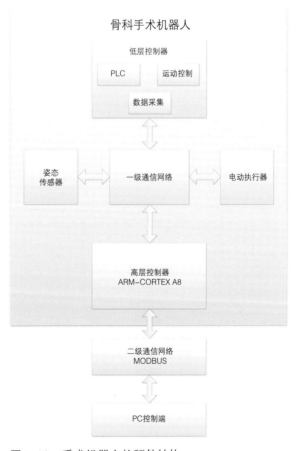

图5-10　手术机器人的硬件结构

（二）控制软件模块划分

根据机器人的功能需求，骨肿瘤截骨机器人控制系统按功能模块主要分为运行参数、运动控制、MODBUS连接、3D数据处理、坐标配准、路线规划等6个模块，机器人控制系统软件总体模块图如图5-11所示。

1. 运行参数

主要完成机器人运行数据采集、运行参数设置，并通过Mosbus在PC端控制软件与控制主机之间传递参数。

2. 运动控制

运动控制模块主要完成对机器人的运动控制，是机器人能正确运行的核心功能模块。此模块含有运算模块、位姿求解等功能。主要负责对机器人各个姿态进行正逆运动学分析及求解。

3. Modbus连接

主要负责PC控制端与控制主机之间的信息传送。Modbus是一种总线协议，被广泛应用于工业控制领域。Modbus网络的拓扑结构一般包含硬件和软件，由于Modbus响应速度快、拓展性能好并且提供了对工业以太网的支持，已成为我国工业通信的标准。PC控制端与机器人控制主机之间采用Modbus/TCP作为通信协议。

4. 点动控制

完成机器人各个方向的预定偏移量及关节的控制，分为以下各个部分：①坐标系轴方向偏移；②各关节控制；③绕坐标轴旋转；④自由方向偏移。

5. 3D数据操作

3D数据操作的主要功能是导入DICOM数据，并生成手术部分的3D模型，用于手术路径规划。此部分基于VTK开发。

6. 坐标配准

坐标配准主要完成机器人坐标与虚拟VTK世界坐标的配准，从而让机器人获取需进行手术部分的精确坐标。

7. 路线规划

完成术前路线规划，并生成路线轨迹及相对应的命令队列。

根据以上模块划分及各模块的功能设计出机器人的控制软件功能结构图，如图5-12。

（三）软件开发平台

PC端控制软件采用Microsoft Visual Studio 2008，使用VTK作为图像及图形处理底层库，通信协议采用Modbus/TCP，开发语言选择C#。

1. Visual Studio（VS）2008

VS是由微软公司研发的完整的Windows平台开发工具集。VS包含了软件生命周期中所需要的绝大部分工具，如软件项目管理、UML建模工具、版本管理工具、集成开发环境等。

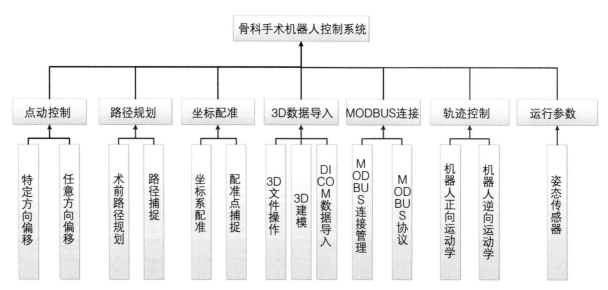

图5-11 控制系统软件模块图

Visual Studio 2008于2008年2月发布，在原有Visual Studio 2005的基础上加入了250多个新的特性，包含很多增强的功能，整合了对象、关系型数据、XML的访问方式，加入了可视化设计器，改进了Web开发工具。

Visual Studio 2008中含有许多先进的开发工具、完善的数据库支持及web开发支持，能帮助使用者创建强大的应用程序。Visual Studio 2008还拥有完整的帮助系统及开发社区，可帮助使用者尽快掌握Windows平台的开发技巧。且Visual Studio 2008中包含.net framework 3.5并同时支持framework 2.0/3.0，这意味着使用Visual Studio 2005开发的程序可以轻易地转移到Visual Studio 2008上开发。

2. Visualization Toolkit（VTK）

VTK是美国Kitware公司发布的可视化软件开发工具包。VTK的主要功能包含数字三维可视化，图像数据处理等方面。VTK的内核使用C++语言开发，并且采用了面向对象的设计。VTK支持包括Window、Linux、MacOS在内的几乎所有主流平台。

VTK的内核中包含超过25万行代码，并且还在不断增加中。VTK中还包含C#、java、Tcl和Python等语言的翻译接口层，因此可以轻易地通过C#、Java等各种语言调用VTK的类库。VTK中封装了很多常用的算法，并以类的形式供用户调用，大大提高了开发人员的工作效率。

3. Modbus总线协议

Modbus协议是一种被广泛支持的通信协议，主要应用于工业领域通信。各种工业控制设备都可使用Modbus进行通信，从而构建出相应的工业通信网络。由于Modbus的开放性，它已经广泛应用于机器人通信领域。

Modbus的适用范围十分广泛，已经在各种领域得到了广泛支持。由于Modbus支持多种传输介质：双绞线、网线、光纤、射频、卫星等，几乎使得它可以连接任何类型的设备，具有极强的网络扩展能力。而且Modbus的响应也非常迅速，典型的响应时间在毫秒级，满足各个专业领域对通信性能的要求。Modbus协议的开放性也使得越来越多的设备将Modbus作为标准通信协议加以支持。而获得的支持越多，采用Modbus通信的成本就会更低，也更利于Modbus的升级与拓展。到目前为止，全球已有400多家厂商在设备中采用Modbus技术，而Modbus设备节点更是超过700万个。

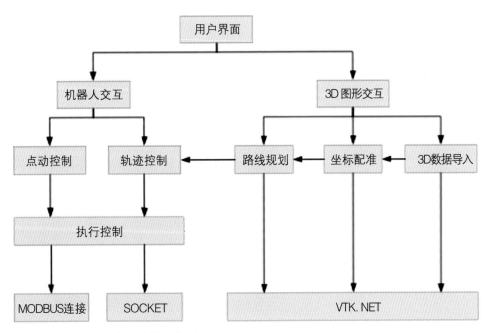

图5-12 控制系统软件功能结构图

近几年来，Modbus协议已经加入了TCP/IP技术，并产生了基于工业以太网的Modbus/ TCP协议。这使得Modbus可以通过已经在全球广泛使用的以太网连接到世界上任何接入互联网的设备，极大增强了Modbus协议的工作范围。基于此，骨肿瘤截骨机器人的PC控制端与机器人控制主机间使用了基于以太网的Modbus/ TCP协议。

（四）点动控制模块

点动控制主要完成机器人的各种特殊位移及手术中需求的方向的偏移，为医生控制机器人的位置及姿态提供方便快捷的途径。

1. 坐标系轴方向偏移

坐标系方向偏移完成机器人在自身定义的空间坐标系内各个方向的偏移，包括X轴、Y轴、Z轴的正反方向偏移。其控制界面如图5-13所示。坐标系方向偏移主要完成以下功能：①手术机器人在坐标X、Y、Z轴上的点动控制。②手术机器人坐标系中X、Y、Z轴上特定位移控制。

机器人在X、Y、Z轴方向点动控制的流程图见图5-14。机器人坐标系方向特定位移量的流程图见图5-15。

2. 机器人各关节控制

手术机器人的机械臂共由6个部分组成，分别是：机座、肩部、肘部、手腕1、手腕2、手腕3。

各个手腕在不违反力矩约束及互相不会碰撞的情况下均可360°自由旋转，所以机器人可以在机座周围近似球体（直径260 mm）的区域工作。骨肿瘤截骨机器人的工作空间如图5-16所示。关节控制界面如图5-17所示。

每个关节都可进行单独的旋转控制，当检测到运行中违反力矩（例如超速）或者关节间、关节与工具间将发生碰撞时系统将自动停机，以防止发生意外。

机器人关节控制的流程图如图5-18所示。

3. 绕坐标轴旋转

根据第2章的相关内容，可以得出机器人绕各轴旋转的矩阵及解，在骨科手术中，经常会遇到绕轴旋转切割等轨迹，控制软件中集成此功能会给医生的工作带来极大方便。

绕轴旋转控制界面如图5-19所示。

绕轴旋转的流程图如图5-20所示。

4. 自由空间方向偏移

自由空间方向偏移完成机器人在空间特定方向的偏移，使机器人精确地运动到工作区域，主要包括空间方向偏移及工具方向偏移2种特定方向的偏移。

（1）空间方向偏移：空间方向偏移是指机器人在设置的方向上的偏移，偏移方向的

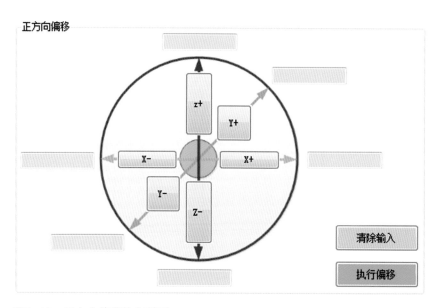

图5-13　正方向偏移控制界面

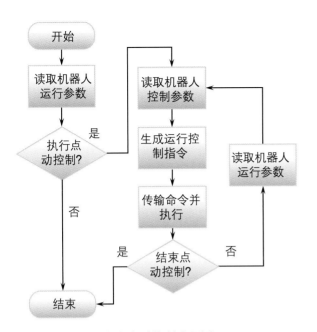

图5-14　坐标系方向点动控制流程图

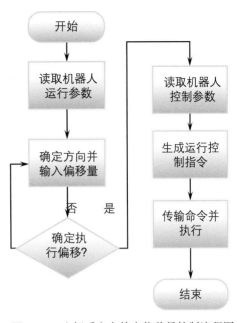

图5-15　坐标系方向特定位移量控制流程图

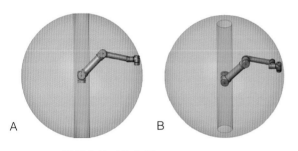

图5-16　机器人的工作空间
A.正面。B.倾斜

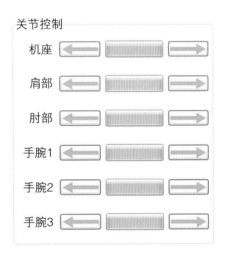

图5-17　关节控制界面

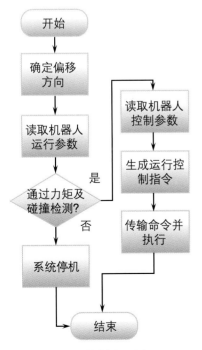

图5-18　关节控制流程图

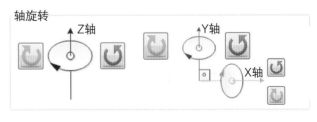

图5-19　绕轴旋转控制界面

105

确定是通过设置在每个坐标轴平面内每个坐标轴的夹角，并输入偏移量，进而可得出每个坐标轴的偏移量，让机器人运行到需要的位置。

空间方向偏移控制界面如图5-21所示。

空间向量偏移流程图如图5-22所示。

（2）工具方向偏移：工具方向偏移完成当前工具方向上的偏移，工具方向默认定义为与机械臂手腕3固定工具的法兰盘平面的法线。默认工具方向如图5-23所示，其中Z轴即为工具方向。

工具方向偏移界面如图5-24所示。

工具方向偏移执行流程图如图5-25所示。

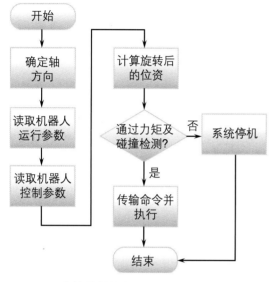

图5-20　绕轴旋转控制流程图

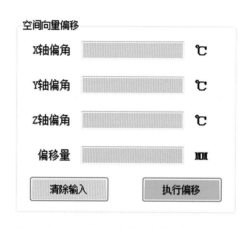

图5-21　空间方向偏移控制界面

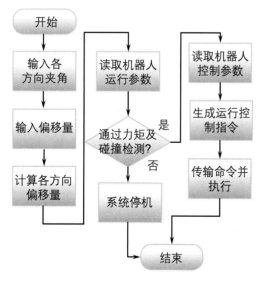

图5-22　空间方向偏移控制流程图

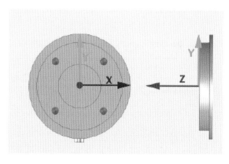

图5-23　工具方向

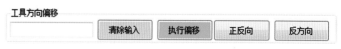

图5-24　工具方向偏移界面

（五）3D文件操作模块

1. VTK系统结构及可视化管线

VTK开发工具包由C++库及翻译接口层（封装类库供C#、java等语言调用）两个基本部分组成。这种组成方式主要是考虑了C++在建立对性能要求比较高的算法方面的优势，以及C#、java等语言在快速开发中的优点。当然，VTK也支持使用C++语言开发应用程序。本课题中选择C#语言作为开发语言也是因为C#语言在快速开发及交互界面设计等多方面的优异表现。

VTK工具包主要由以下C++核心类构成。

vtkActor、vtkActor2D、vtkVolume

vtkLight

vtkCamera

vtkProperty、vtkProperty2D

vtkMaper、vtkMapper2D

vtkAbstractMapper

vtkTransform

vtkLookupTable

vtkColorTransferFunction

vtkScalarsToColors

vtkRender

vtkRenderWindow

vtkRenderWindowInteractor

以上的类对象可被组合出一个典型的VTK场景。在场景中Props代表场景中的物体，三维坐标中的Props被命名为vtkProp3D，vtkActor是vtkProp3D的子类，代表场景中的角色。若要进行三维体绘制，子类就变成vtkVolume。而表示二维平面内的数据则需要使用vtkActor2D，可理解为场景中二维平面内的角色。在VTK中Props并不能直接代表图形，而需要使用Mappers来表达数据。若要对Props对象的外观如颜色、漫射光、反射光效果等进行更改，则需使用Props的getProperty函数获取Props的属性，属性类包括vtkProperty及vtkProperty2D两种，Property对象可控制Props的外观及绘制外观（点云、线框及面片等）。若要控制Actors和Volumes的位置、方向等参数，则需要使用vtkTransform类。

vtkLight（光照）类用于提供场景中的光照及相关设置，注意只有三维空间需要使用vtkLight类，二维空间无法使用此类。

vtkCamera（相机）类提供在绘制时将三维对象投影到二维平面的方法。除此之外，vtkCamera类还控制着透视投影及立体视图，并定位、定标和定向的相关方法。与vtkCamera类似，二维图像不需要vtkCamera。

vtkMapper（映射）类提供变换和绘制几何图形的方法。vtkMapper用于对数据对象进行相关的处理并提供给Props对象。vtkLookupTable（查找表）是vtkScalarsToColors类的子类，就像vtkColorTransferFunction。

Renderers（vtkRenderer）提供了管理图形的引擎。Renderers是图形的绘制者，Renderers中可添加多个Props对象。而Renderwindows（vtkRenderWindow）则提供了计算机的显示及交互窗口，并且由于VTK具有跨平台性能，所以Render windows提供了适配不同平台的子类。VTK允许在同一个绘制窗口（vtkRenderWindow）中创建多个绘制者或者创建多个绘制窗口。

而对于数据交互，VTK亦提供了多种交互

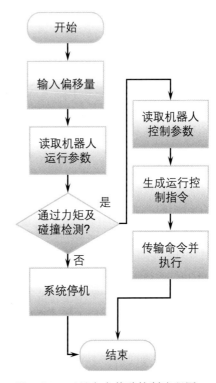

图5-25　工具方向偏移控制流程图

类如vtkRenderWindowInteractor，交互工具提供相机操作、对象拾取、用户方法调用、视图模式更改、Actors属性更改等多种功能。

上文提到的大部分对象都有子类，子类实例化了父类对象的行为，例如vtkAssembly、vtkFollower和vtkLODActor都是vtkActor的子类。vtkAssembly允许Actors分级，恰当地管理平移、转变和尺度变换。vtkFollower是一个总是面向特定相机的Actor。vtkLODActor是一个Actor对象，可改变几何表达、保持交互帧频。

VTK可视化管线可用于处理各种类型的数据，VTK将其所处理的对象分为两种：数据对象及处理对象。数据对象主要是指要在VTK管线上进行处理的对象，比如各种各样的VTK数据源，如DICOM文件、STL文件等，当这些文件导入VTK之后会产生相应vtkImageData对象，然后再将vtkImageData对象加入数据vtkMapper及数据过滤器中进行各种各样的处理。而这些用于处理对象的过滤器等工具，即是VTK的处理对象，例如一般使用ImageCast类对ImageData的外观进行处理。

在VTK中，一般将数据源导入、处理，并显示的过程称为可视化管线。如图5-26所示。

VTK可视化流水线的主要过程如下。首先，从存储区里读出原始数据，并使用过滤器对原始数据进行相应的处理，然后将处理之后的数据经过映射生成角色对象，再通过绘制器绘制在VTK显示的窗体上。而交互器主要提供窗口角色交互、事件捕捉等交互功能。并且可以在VTK窗体上添加相机、灯光等设备增强显示的效果，从而使用户获得更好的体验。

2. DICOM文件标准

DICOM是数字医学图像的通信标准，所有医疗器械供应商都会遵守DICOM。1985年DICOM标准开始推出第1版，至今已推出第3版（DICOM 3.0），DICOM 3.0中描述了医学图像传输、处理的一系列规范。VTK通过vtkDICOMImageReader等类提供了对DICOM文件的支持，本课题中处理的原始数据是符合DICOM 3.0的原始CT数据。

（1）DICOM文件的数据结构：DICOM 3.0标准定义了DICOM文件的标准数据结构。DICOM Data Set（数据集）是由Data Element（数据元素）组成的。用于存放信息IDO（对象定义）。每个Data Set都描述了一条对应Data Element。DICOM Data Element有2种类型：组号为偶数的标准（Standard）数据元素，此部分代表的信息由标准给出；组号为奇数的私有（Private）数据元素，此部分代表的内容由用户自定义。

（2）DICOM医学图像格式：包括编码格式和文件结构。

第一，编码格式：DICOM文件的存储单位是数据集（Data Set），数据集是由数据元素（Data Element）组成的。数据元素是用来说明数据对象的属性，如标签、数据长度、数据类型等信息。

标签：标签共包含16位整数，分为前后两个部分，前8位代表数据组，后8位表示数据元素序号。数据组（Group Number）主要表明患者的特定特征号，元素序号（Element Number）

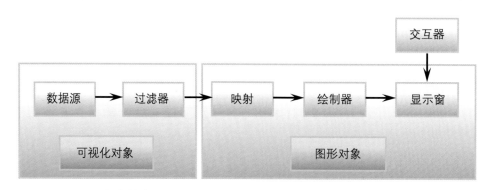

图5-26　VTK可视化管线

代表了这个特征的属性值大小。在文件处理时，通过检索标签值来读取相应的数据信息，并加以处理。

数据类型：此部分包含2字节的信息，标明了DICOM数据的类型。此信息需要根据特定情况省略与添加。在隐式数据的情况下该字段将会被省略；在显示数据时，则必须添加数据类型字段来表明数据类型。

数据长度：此部分为16位或32位的整形数值。并且DICOM文件的数据信息长度都要是偶数，当为奇数时要在末尾加入"填充字节"。

数据域：偶字节，存放具体数据。

第二，文件结构：包含两部分，首先是此文件的元信息，其中包括了DICOM文件的各种识别信息；其次就是DICOM数据集，其中包含了DICOM文件本身的详细信息内容。

3. 3D文件操作及实现

3D文件操作模块主要实现DICOM文件格式数据导入并提取出三维轮廓生成标准STL文件供术前路径规划及术中实时控制使用。控制系统中导入DICOM数据并生成STL文件的流程图如图5-27所示。

在VTK中提供了可直接读取标准的DICOM 3.0文件的类vtkDICOM ImageReader，vtkDICOM ImageReader提供了一系列处理标准DICOM文件的方法，并可以导出成为需要的标准三维STL文件供系统显示。

（六）坐标配准模块

空间坐标配准是机器人轨迹规划中重要的一环，机器人在执行规划的轨迹之前必须要先进行空间配准。

空间配准技术是手术能准确执行的基础，

骨肿瘤截骨机器人对空间配准技术的基本要求如下：①空间配准算法易于实现。②空间配准算法需要较高的稳定性，并且要尽量简化配准过程，增强系统的易用性。③配准算法的精度要尽可能高，从而保证手术的精确度，更准确地实施手术，对患者造成尽可能小的伤害。④配准算法要尽可能提高使用范围，在输入较少的情况下完成空间的坐标配准工作。⑤配准算法的成本要尽可能低，并且现阶段并没有导航设备可以使用。

1. 空间配准的变换矩阵

关于机器人空间坐标配准的数学描述是：设A（m个点）和B（n个点）是2个不同的空间坐标系。并且A和B的点并不是一一对应的。而空间配准就需要找到点集P（k个点）和Q（k个点）属于A、B且其中的点一一对应，然后便可以得到A、B所代表的空间坐标系之间的变换。

要求得出能使P、Q之间的距离最小的矩阵R、T得。并且使用欧拉角或四元数来表示旋转矩阵R，使用3×1的平移向量来表示平移矩阵T。

（1）欧拉角变换的定义：在固定原点的坐标系中，使原空间坐标系绕3个坐标轴分别旋转，旋转的角度分别为ψ、θ，ψ就叫欧拉角。

由式（3-1）可知，R矩阵有9个参数，但由于这些参数之间存在联系，所以实际上，只存在3个自由度。而旋转的欧拉角也可由R矩阵的相关参数求解出来，只是需要注意其中旋转角的符号。

（2）旋转矩阵可以使用形如$q=[q_0q_1q_2q_3]'$的四元数来表示。当$|q|=1$时，q可称为单位四元数。我们如果把三维空间中的旋转变换看成物体绕单位向量$\gamma=(r_xr_yr_z)$作一个旋转，角度为θ，那

$$R=\begin{bmatrix} r11 & r12 & r13 \\ r21 & r22 & r23 \\ r31 & r32 & r33 \end{bmatrix}=$$

$$\begin{bmatrix} \cos\psi\cos\theta & \sin\psi\cos\theta & -\sin\theta \\ -\sin\psi\cos\varphi+\cos\psi\sin\theta\sin\varphi & \cos\psi\cos\varphi+\cos\psi\sin\theta\sin\varphi & \cos\theta\sin\varphi \\ \sin\psi\sin\varphi+\cos\psi\sin\theta\cos\varphi & -\cos\psi\sin\varphi+\cos\psi\sin\theta\cos\varphi & \cos\theta\cos\varphi \end{bmatrix}$$

（3-1）

么，可将旋转变换用单位四元数表示为式3-2，同理也可将旋转矩阵表示为式3-3。

2. 基于成对基准点的点对点配准

基准点匹配的主要方式是通过不在同一平面内的3个以上的点来进行坐标系的配准。在进行匹配之前，首先需要在配准骨骼上选取不共线的点作为标记点，这些标记点可以是外部标记点，也可是骨骼本身的解剖学标记点。然后在术中，使用机器人分别运动到这些标记点，并加以记录，通过运算得到虚拟坐标系与现实坐标系的变换矩阵，从而完成配准。需要注意的是术中一旦完成配准，标记点就不能再有位移，否则就会导致原来的配准结果产生与位移相等的偏差，影响之后所有的操作的准确度，所以在这时就必须要重新进行配准。

一般的标记点会选择骨骼的解剖学特征点，这些特征点可以是骨骼上曲线的拐点，灰阶值的极值点、外部轮廓曲率的极值点等，并且这些解剖学特征点在选取时需要保证唯一性。

3. 三点法配准

不共线的3个点就可以确定一个空间的坐标系，根据此原理，在现实空间坐标系与虚拟空间坐标系中选取3个相对应的点就可完成2个空间坐标系的配准。

三点配准法配准空间坐标系的方法如下：首先在现实空间选择3个不共线的标识点，即D1、D2和D3，然后在虚拟空间选择相应的三点，即E1、E2和E3，然后依次使机器人运行到现实的3个点并将其与虚拟空间的点对应起来，就完成了这2个空间坐标系的配准。

三点法配准具有配准速度快、实现简单的优点。但是其在缺乏导航设备或者其他提高准确度的方式时，配准精确度较低。影响三点法配准精确度的因素主要有以下几点：机器人的误差、配准标识的类别、探针与指定的标识点的偏差、标识点的选取失误等。本课题中现阶段由于缺乏精确的导航设备，便使用了三点配准法，并通过一系列的计算减小了误差，实际测试结果基本符合要求，但仍需要较大的改进。

4. 系统的坐标配准

系统采用了基于三点法的配准方法，其流程图如图5-28所示。

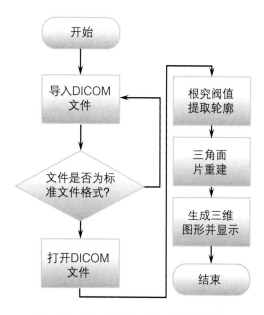

图5-27　导入数据生成STL模型流程图

$$q = \begin{bmatrix} q_0 \\ q_1 \\ q_2 \\ q_3 \end{bmatrix} = \begin{bmatrix} \cos(\frac{\theta}{2}) \\ \sin(\frac{\theta}{2})r_x \\ \sin(\frac{\theta}{2})r_y \\ \sin(\frac{\theta}{2})r_z \end{bmatrix} \quad （3-2）$$

$$R = \begin{bmatrix} q_0^2+q_1^2-q_2^2-q_3^2 & 2(q_1q_2-q_0q_3) & 2(q_1q_2-q_0q_3) \\ 2(q_1q_2+q_0q_3) & q_0^2+q_1^2-q_2^2-q_3^2 & 2(q_2q_3-q_0q_1) \\ 2(q_1q_3-q_0q_2) & 2(q_2q_3+q_0q_1) & q_0^2+q_3^2-q_1^2-q_2^2 \end{bmatrix} \quad （3-3）$$

（七）路线规划模块

骨肿瘤截骨机器人的路线规划模块主要完成了机器人运行过程中的路线规划及实时运动控制，主要包括机器人的运动轨迹及末端执行器的位移、速度、加速度等功能。轨迹规划的过程主要是首先交互地捕捉出机器人的规划轨迹中的关键点，再通过插值计算出机器人在轨迹中的位姿，然后对这些位姿进行逆运动学分析及求解，从而得到机器人在规划轨迹中每个点的关节状态及位置，完成路线的规划。

对机器人运动轨迹及位姿的分析计算主要是针对机器人的末端执行器而言，并且执行器的位姿与各关节的夹角可根据正逆运动学进行变换。

机器人在运动过程中需要保持稳定，否则容易因为机器人的机械零件磨损加剧机器人的振动，引发运行故障，尤其在对精度要求较高的手术机器人上，更应该增加机器人运动的稳定性。为此，在对规划的轨迹进行插值计算时应保证轨迹的一阶导数连续，在特殊情况下二阶导数也应连续。

完成轨迹规划之后还应设置进给量、运动速度、加速度等参数控制末端执行器的运动。进给量是指末端执行器在工具方向上的位移，也就是切割深度。速度及加速度等参数属于系统的全局变量，在系统初始化后就会被设置为默认值，当然用户也可自行重新设定。

系统的术前轨迹规划流程图如图5-29所示。

VTK中提供的拾取器类vtkCellPicker可完成对路径规划关键轨迹点的捕捉，轨迹点捕捉完成之后选定进给量，设置速度等参数。然后利用三角面片法生成规划轨迹的三维模型。

（八）Modbus/TCP连接模块

Modbus是一种工作在网络应用层的通信协议，完成客户机与服务器之间各种类型的不同信息传递。Modbus/TCP 协议是 Modbus协议簇中比较新的一种。Modbus/TCP的底层是基于以太网设计的，可使用通用的以太网组件。Modbus/TCP 协议将信息封装成IP数据包，并通过以太网络进行传输。Modbus/TCP 通信协议栈如图5-30所示。

骨肿瘤截骨机器人的PC控制端与控制主机采用了基于以太网的Modbus/TCP通信协议，与传统的基于RS-232串行接口的Modbus协议相比，Modbus/TCP更加常用、快速。由于互联网的广泛使用，Modbus/TCP相比于Modbus有更广泛的应用场景，几乎遍布各种工业领域。并且由于Modbus/TCP可以使用通用的以太网组件，因此成本更低。如今，Modbus / TCP协议已经成为我国工业通信网络的标准。

Modbus/TCP共含有4种类型的报文信息：请求报文、指示报文、响应报文及证实报文。

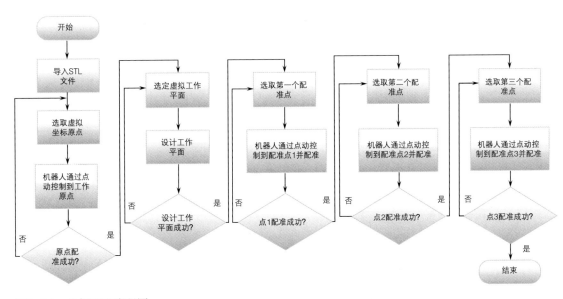

图5-28 坐标匹配流程图

请求报文是客户机发出的启动一次信息传输的报文；而如果服务器接受了请求，则会发送给客户端相应的指示报文；而服务器给客户端的响应信息被称为响应报文；在接收到服务器的响应消息之后，客户端会发送给服务器确认报文。这样也就完成了一次信息传输。Modbus/TCP协议的通信模式如图5-31所示。

1. Modbus / TCP协议帧格式

Modbus/TCP的帧格式主要由以下4部分构成：附加地址、功能代码、数据域和校验域。并且协议的报文中取消了Modbus协议中的CRC-16与LRC校验域，并替换成Modbus/TCP应用帧头（MBAP）。MBAP是对Modbus参数及功能的解释。协议将每个Modbus/TCP帧封装成对应的TCP/IP报文。图5-32给出了Modbus与ModbusTCP/IP数据帧格式比较。

2. 系统Modbus通信模型

PC控制端和控制主机通过符合Modbus协议的消息帧在Internet上传递消息。系统的Modbus通信模型如图5-33所示。

五、实例一

在前几节介绍的主要内容之上，我们开发了六自由度骨肿瘤截骨机器人的控制软件EasyUR，它是基于VTK的骨肿瘤截骨机器人控制系统，机器人控制系统主要有以下功能：①完成机器人与工作空间的三维坐标配准。②对患者需进行手术的骨组织进行三维模拟。③手术方案设计与路线规划。④术中机器人的实时运动控制。

1. 机器人控制系统主界面

系统的主界面如图5-34及图5-35所示。

机器人控制系统主界面分为以下3个工作区域。

（1）参数区及控制命令区域：如图5-36。

（2）点动控制区域：如图5-37。

（3）坐标配准及路径规划界面：如图5-38。

（一）手术机器人操作实例

由于研究还未进入临床试验阶段，现用一

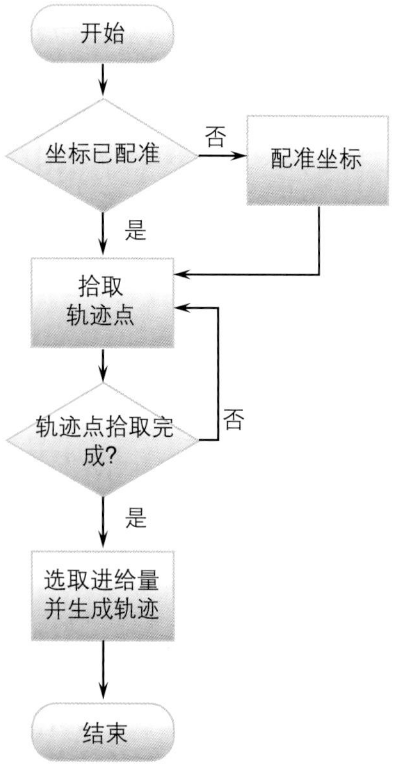

图5-29 术前轨迹规划流程图

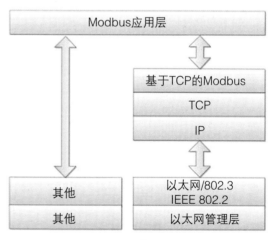

图5-30 Modbus/TCP通信栈

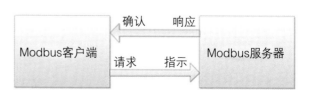

图5-31 Modbus/TCP通信模式

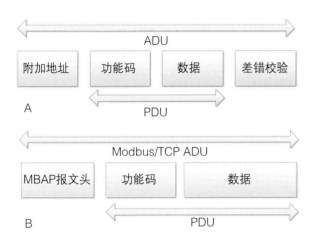

图5-32　Modbus与Modbus/TCP帧格式
A. Modbus数据帧格式。B. Modbus/TCP数据帧格式

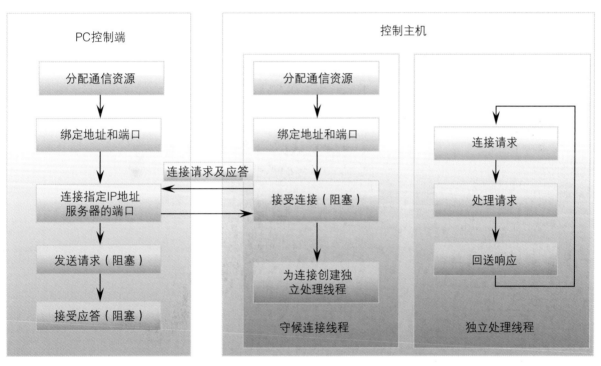

图5-33　Modbus / TCP通信模型

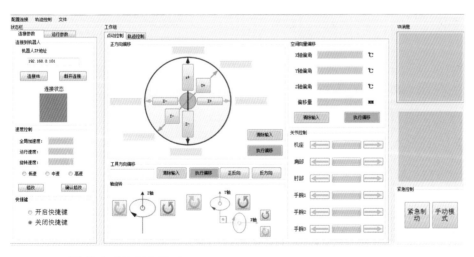

图5-34　系统的点动控制主界面

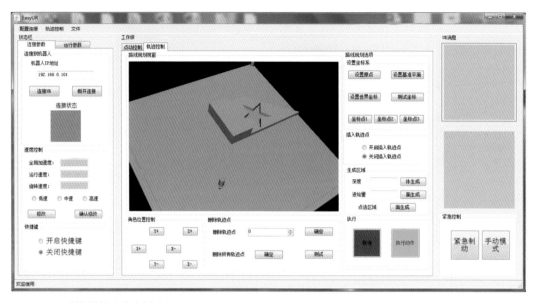

图5-35　系统的轨迹规划主界面

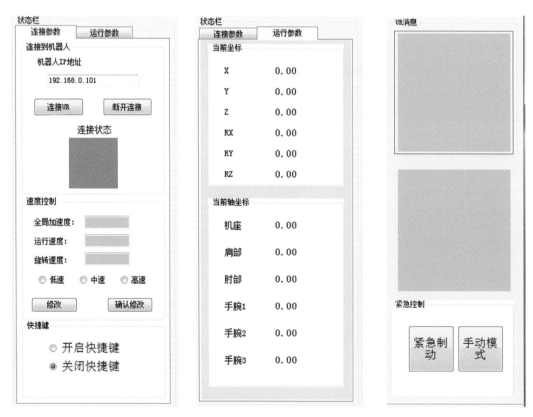

图5-36　系统的参数区及控制命令区域

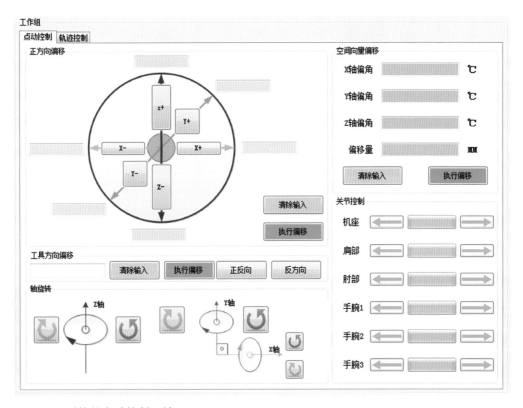

图5-37　系统的点动控制区域

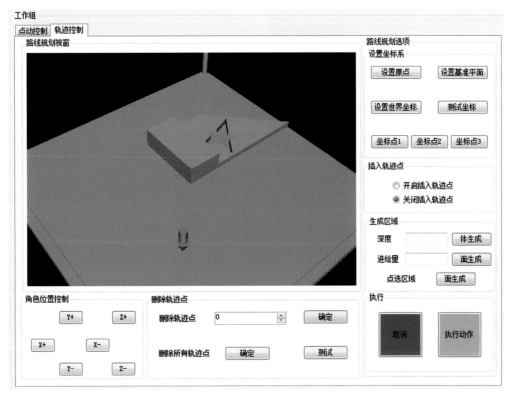

图5-38　系统的路径规划区域

块3D打印模型演示手术机器人的运行主要过程。切割前的3D打印模型如图5-39所示。

接下米需要连接机器人，在参数输入框内输入连接机器人的子网IP地址，连接机器人。并设置相应的参数。待连接上机器人后系统机器人连接状态图标会显示为绿色，提示已经连接到机器人。

点动控制机器人运动到预定的工作区域。接下来就可导入要进行手术部分的模型文件。导入成功后的系统轨迹规划交互界面的显示如

图5-40所示。

在3D模型成功导入后就需要进行坐标配准，首先选取系统工作原点（图5-41）。

选取工作原点完成后再选取系统工作基准平面（图5-42）。

此时会完成配准，然后进行术前规划路径捕捉（图5-43）。

术前路径规划完成后进行手术路径生成及进给量设定（图5-44）。

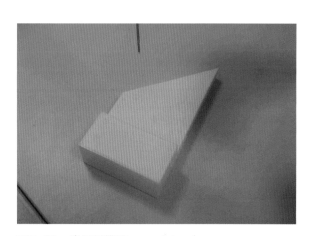

图5-39 待切割模型

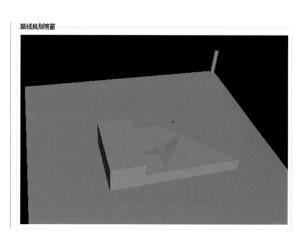

图5-40 导入3D模型

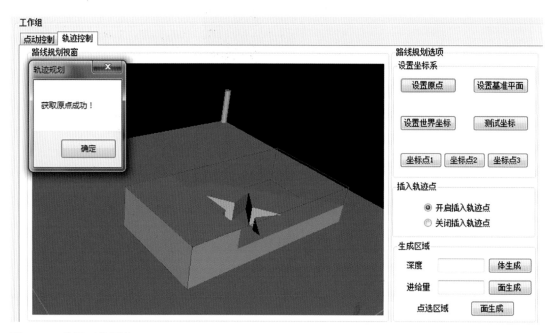

图5-41 选取工作原点

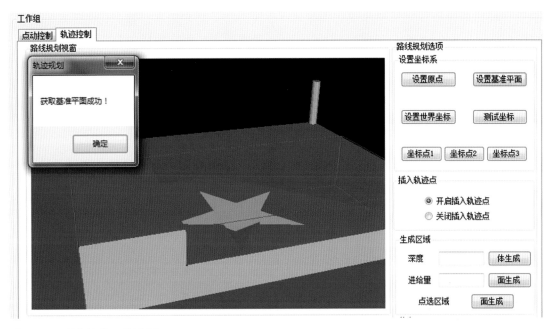

图5-42　选取基准工作平面

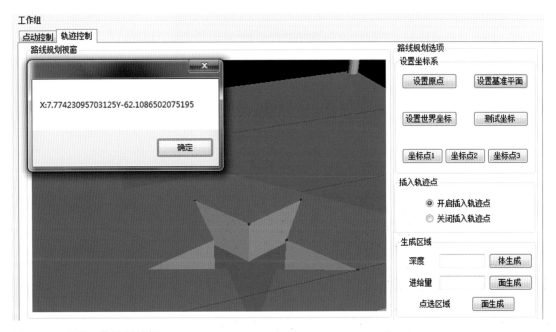

图5-43　术前工作路径捕捉

设置完成后确定所规划线路生成正确便可执行动作（图5-45）。

机器执行动作及完成模型见图5-46，图5-47。

（二）系统误差测试

最后对系统的运行误差进行了相应的测试，同时，对系统轨迹控制的误差进行了相关测试，测试结果如表5-1所示。

上述测试结果表明系统在执行包含直线的轨迹时，精度较高，符合骨科手术对于精度的基本要求，而在执行包含弧线的命令时，虽然也能基本满足骨骼成形对精度的要求，但执行精度相对较低，其主要原因是插值点密度较低，导致误差相对较大。可通过增加插值点来增加机器人的精度。

（三）实例的结论

通过以机器人上运行实例能得出以下结

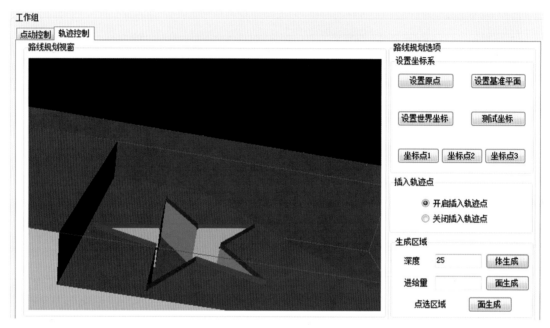

图5-44　手术路径生成及进给量设定

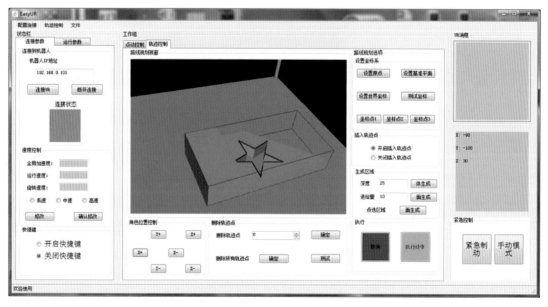

图5-45　准备执行动作

论：①基础功能如参数获取、机器人点动控制功能基本符合设计需求。②设计的骨肿瘤截骨机器人基本完成设计需求的功能，如模型的导入及建立、术前路径规划、术中机器人实时控制等功能。③软件的界面交互采用3D的方式，增强了交互性，也较为直观。

在实例运行中系统也表现出有以下几方面的不足之处，需在以后加以完善：①机器人配准系统由于没有专业导航设备，导致精度较低。②软件的功能较为基础，无法完成复杂的成型任务。③界面操作相对繁琐，学习曲线较长。

表5-1　机器人精度测试结果

运行轨迹	重复次数	运行轨迹长度（mm）	平均误差（mm）
直线	15	400	1
四边形	15	400	1.5
五边形	15	500	1.7
弧线	15	500	3.5

六、结论

（一）工作总结

本研究完成了以下五方面的工作：①了解数字骨科及骨肿瘤截骨机器人的研究现状。②对六自由度机器人进行了运动学分析及求解。③开发了基于VTK的3D交互系统，并基于此完成坐标配准、术前轨迹规划等功能。④开发了基于Modbus/TCP的机器人PC端与控制主机的通信功能。⑤开发了基于UR10的骨肿瘤截骨机器人控制系统。完成了机器人的连接、点动控制、轨迹控制等功能。

（二）存在的不足

由于开发时间所限，本文所研究的手术机器人尚不完善，主要存在以下方面的不足：①机器人控制系统的功能并不完善，许多实际的需求还仍旧未能满足。②由于没有连接导航设备，机器人的执行精度不够高。③界面操作偏于专业化，医生需耗费一定量时间进行学习。

（三）进一步研究的方向

骨肿瘤截骨机器人是未来骨科的热点研究方向，而本文中所介绍的机器人仍有较大的改善空间，未来将主要可在以下方面着重进行研究：①机器人功能完善。②机器人导航系统。③在处理运动学、轨迹规划过程中，算法还不够完善，计算速度较慢，还需要进行相应的优化。④机器人对障碍物的识别检测。

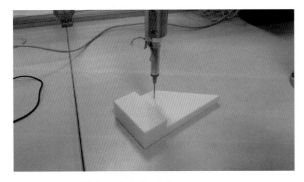

图5-46　机器人正在执行动作

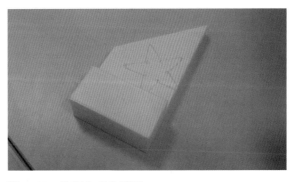

图5-47　执行完成的模型

参考文献

1. Orguc S, Arkun R. Primary tumors of the spine. Seminars in musculoskeletal radiology 2014, 18:280-99.

2. Wong DA, Fornasier VL, MacNab I. Spinal metastases: the obvious, the occult, and the impostors. Spine, 1990, 15:1 4.

3. Rades D, Abrahm JL. The role of radiotherapy for metastatic epidural spinal cord compression. Nature reviews Clinical oncology, 2010, 7:590-8.

4. Hu X, Ohnmeiss DD, Lieberman IH. Robotic-assisted pedicle screw placement: lessons learned from the first 102 patients. European spine journal: official publication of the European Spine Society, the European Spinal Deformity Society, and the European Section of the Cervical Spine Research Society, 2013, 22:661-6.

5. Kantelhardt SR, Martinez R, Baerwinkel S, et al. Perioperative course and accuracy of screw positioning in conventional, open robotic-guided and percutaneous robotic-guided, pedicle screw placement. European spine journal : official publication of the European Spine Society, the European Spinal Deformity Society, and the European Section of the Cervical Spine Research Society, 2011, 20:860-8.

6. Devito DP, Kaplan L, Dietl R, et al. Clinical acceptance and accuracy assessment of spinal implants guided with SpineAssist surgical robot: retrospective study. Spine, 2010, 35:2109-15.

7. Pechlivanis I, Kiriyanthan G, Engelhardt M, et al. Percutaneous placement of pedicle screws in the lumbar spine using a bone mounted miniature robotic system: first experiences and accuracy of screw placement. Spine, 2009, 34:392-8.

8. Togawa D, Kayanja MM, Reinhardt MK, et al. Bone-mounted miniature robotic guidance for pedicle screw and translaminar facet screw placement: part 2--Evaluation of system accuracy. Neurosurgery, 2007, 60:ONS129-39; discussion ONS39.

9. Lieberman IH, Togawa D, Kayanja MM, et al. Bone-mounted miniature robotic guidance for pedicle screw and translaminar facet screw placement: Part I—Technical development and a test case result. Neurosurgery, 2006, 59:641-50; discussion -50.

10. Lieberman IH, Hardenbrook MA, Wang JC, et al. Assessment of pedicle screw placement accuracy, procedure time, and radiation exposure using a miniature robotic guidance system. Journal of spinal disorders & techniques, 2012, 25:241-8.

11. Sukovich W, Brink-Danan S, Hardenbrook M. Miniature robotic guidance for pedicle screw placement in posterior spinal fusion: early clinical experience with the SpineAssist. The international journal of medical robotics + computer assisted surgery : MRCAS, 2006, 2:114-22.

12. Haidegger T, Sandor J, Benyo Z. Surgery in space: the future of robotic telesurgery. Surgical endoscopy, 2011, 25:681-90.

13. Eadie LH, Seifalian AM, Davidson BR. Telemedicine in surgery. The British journal of surgery, 2003, 90:647-58.

14. Oh JK, Yang MS, Yoon do H, et al. Robotic resection of huge presacral tumors: case series and comparison with an open resection. Journal of spinal disorders & techniques, 2014, 27:E151-4.

15. Bertelsen A, Melo J, Sanchez E, et al. A review of surgical robots for spinal interventions. The international journal of medical robotics + computer assisted surgery : MRCAS, 2013, 9:407-22.

第六章　3D打印技术在骨肿瘤外科的应用

第一节　3D打印模型技术辅助骨肿瘤的切除与重建

一、背景

随着科技的发展，3D打印技术越来越易于应用。借助于3D打印技术，医生可以将虚拟的设计变为实物。3D打印技术可以为骨肿瘤医生提供一种区别于传统的新方法和工具，因此这一技术的应用给骨肿瘤专业带来了新的理念。本节重点讲述3D打印技术在骨肿瘤手术规划、术前设计、手术定位装置以及术前模型模拟手术等方面的应用，均属于3D打印技术辅助骨肿瘤手术。而利用3D打印技术加工制备组织替代物（3D打印的关节假体等）的应用，将在独立章节予以论述。

（一）快速成型技术

目前，3D打印技术已风靡全球，我们通常所谓的3D打印确切地说是快速成型（rapid prototyping，简称RP）技术的一种，人们已经习惯把RP技术叫"3D打印"或者"三维打印"，显得比较生动形象，事实上，"3D打印"只是快速成型的一个分支，只能代表部分快速成型工艺。RP的基本原理和以往锻造模型后采用逐步削减打磨、雕刻成型的方式正好相反，是一种采用原材料逐层累加、增材制造的方式，即通过反复地将原材料沉积或黏合为材料层以构成三维实体的打印方法。通过沉积原材料层制造物体的设备称为"选择性沉积打印机"，常用于家庭或办公室，该设备通过某些注射器或打印头注射、喷洒或挤压液体、胶状物或粉末状的原材料以打印成型物体；通过黏合原材料制造物体的设备称为"选择性黏合打印机"，工

商业用途较为广泛，是利用激光固化原材料或在原材料中加入某种黏合剂来实现。

RP技术具有以下鲜明特点：①可以制造任意复杂形状的三维实体；②用CAD（计算机辅助设计，computer aided design）模型直接驱动，实现设计与制造高度一体化，其直观性和易改性为产品的完美设计提供了优良的设计环境；③成型过程无须专用夹具、模具、刀具，经济高效；④技术的高度集成性，既是现代科学技术发展的必然产物，也是对它们的综合应用；⑤设备维护简洁、更新升级方便。以上特点决定了RP技术主要适合于新产品开发、快速单件及小批量零件制造、复杂形状零件的制造、模具与模型设计与制造。以下介绍几种当前较流行的3D打印机。

1. 喷射、挤压或喷雾打印机

这类打印技术的学名是熔融沉积成型（FDM，fused deposition modeling），打印软件读取文件后，会自动计算出打印头的机械路径和动作，开始打印时，沉积材料的打印头沿一系列水平和垂直轨道移动，勾勒出物体最下面一层的轮廓，第一层打印结束后，打印头略微抬起，返回初始位置并回落后开始打印第二层，经过打印头持续重复该过程，打印出设计文件所描绘的每一个横截面，直至打印出完整物体，此过程可能持续数小时甚至几天。该技术的特点是技术含量相对较低、成本低、可使用的材料广泛，任何可通过喷头喷出的物质都可以当作原材料。而在医疗领域，可以使用混有活细胞的医疗凝胶直接打印出某些组织工程支架，甚至器官的结构。此类打印机的代表产

品：Polyjet打印机（objet geometries company, israel），其打印头将液态光敏聚合物喷射为薄层（约16 μm），通过紫外线将其固化，因而其打印精确度高，但光敏聚合物昂贵且脆性大，是其应用上的短板。激光净成型（LENS，laser engineering net shapping）打印机，将材料粉末吹入精细引导的高功率激光束，错过光束的粉末会落在一边，遇到激光焦点的粉末会立即融化并融合到增长部分的表面，部件按3D打印程序一层层逐渐增长成型，该工艺的突出优点在于可以用硬质材料（如不锈钢、钛等）制造结构复杂的物体。

2. 分层实体制造打印机（LOM，laminated object manufacturing）

是在设计文件的指引下，刀具将实体外形的轮廓从纸、塑料或金属的材料薄片中切出，完成一张后，LOM打印机将该张薄层放到一边，铺入一张新的薄层开始下一层切割，以此方式完成各层切割，最后将所有各层按顺序叠放在一起后按压融合为一个三维实体，LOM打印机制造的一些金属模型是利用强大的超声波振动使片材之间产生摩擦力，从而整合为密实的整体。

3. 立体光固化打印机（SL，stereo lithography）

是以液态光固化树脂为原材料，树脂槽内的升降台上首先附上一层很薄的（0.05~0.3 mm）液态树脂，CAD辅助设计好相应的截面模型，在计算机控制的激光源导引下横、纵向扫描该层液态树脂使其固化，随后升降台下沉一定高度，使已固化的树脂层表面覆盖一层新的液态树脂，再次激光扫描，如此反复直至完成

打印物体。SL打印的优点是快速、精确，可多束激光同时工作，层厚可精确至10 μm。随着光敏聚合物原材料质量的提升及应用范围不断扩大，SL打印机可生产出更多具有特殊材料属性的物体。SL打印的不利之处是人类吸入未固化的光敏聚合物粉尘会中毒。

4. 选择性激光烧结（SLS，selective laser sintering）

是以高功率激光束在粉床表面扫描，被激光照射到的粉末融化，打印机内部的滚筒在粉床顶部刷上一层新的粉末并将打印台降低相应高度后继续激光照射从而完成打印。由于大部分原材料如尼龙、钢、铜和钛等都可以制成粉末，因而SLS打印机应用范围很广。但SLS打印出的物体表面往往不光滑、多孔，而且它不能同时打印不同类型的粉末；有些粉末处理不当会引发爆炸，所以SLS打印机必须使用氮气填充密封腔，对仪器设备的质量要求较高。另外，SLS打印是高温过程，刚打印完的物体不能立刻从机器内取出，有些大型物体可能要冷却一天的时间。

总之，3D打印机是以不同特殊原材料为基础采用不同工艺进行操作的先进仪器（图6-1，图6-2），它总能满足客户在材料选择、模具形态、精细结构等多方面的特殊需求。

3D打印过程看似很简单，完全由机器自动操作完成，然而从目标物的确定到成品的实现是需要大量的人工操作过程的，这一复杂的过程（图6-3）体现在通过CAD设计物体的三维结构，采用专业软件将其分割成所需的薄层，最后将这一设计文件转换为3D打印机可识别并正确打印的文件格式（最常用的为STL格式），这

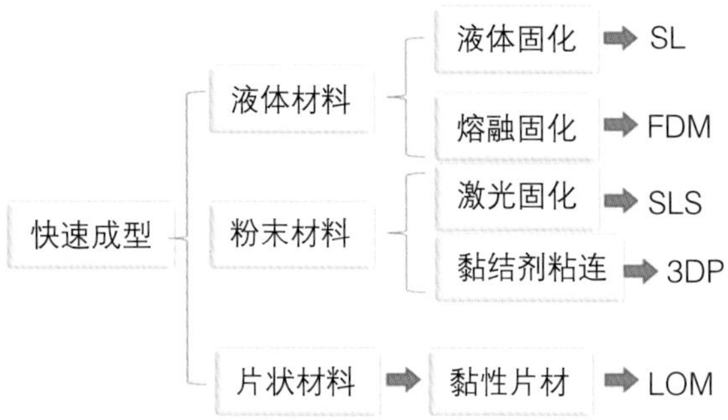

```
                        ┌─ 液体固化 ➡ SL
          ┌─ 液体材料 ─┤
          │            └─ 熔融固化 ➡ FDM
          │
快速成型 ─┤            ┌─ 激光固化 ➡ SLS
          ├─ 粉末材料 ─┤
          │            └─ 黏结剂粘连 ➡ 3DP
          │
          └─ 片状材料 ─── 黏性片材 ➡ LOM
```

图6-1　快速成型技术基础

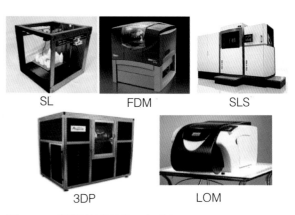

图6-2　不同设计原理的3D打印机

对计算机的硬件和软件要求都有较高的要求。这其中很多复杂的设计都需要专业的计算机软件工程师来完成，随着计算机硬件、软件配置的不断进步，以及跨行业合作的广泛开展，这种CAD辅助设计基本上都能得到很好地解决，目前更迫切需要的是优秀的创意和对行业前景的前瞻性。

从3D打印的技术基础可以看出这种技术的应用必将是极其广泛的。而且随着科技的快速发展，它的精确度、实用性无疑会不断地被后来者刷新。回顾以往3D打印的重要事件，我们就不难发现若干年后人们只有想不到的，没有做不到的。

1986年，美国人Charles Hull 首次发明"光固化快速成型技术"，次年他申请专利并注册的3D Systems公司现已成为业界巨头；1988年，美国人Scott Crump发明Fused Deposition Modeling技术采用热塑性材料为原料来打印物体，性能极其优良，其成立的Stratasys 公司同样是该领域行业先锋；1992年，美国人Helisys 发明Laminated Object Manufacturing，丰富了增材制造的内涵；1993年，麻省理工学院教授Emanual Sachs 发明3D打印技术，使得3D打印原材料更为广泛，2年后Z Corporation公司成立；1996年，3D Systems公司的Actua2100、Stratasys公司的Genisys、Z Corporation公司的Z402分别以"3D打印机"的名称投入市场，从此真正意义

上的3D打印机开始走入历史舞台并不断地吸引人类眼球；1999年，美国北卡罗来纳州威克森研究所再生医学系Anthony Atala领衔的科学家利用3D打印机打印出膀胱支架，取患者干细胞在该支架上培育出首个人体器官并移植到人体获得成功，为3D打印运用于医学领域的先驱；2005年，Z Corporation公司推出首个高清彩色3D打印机Spectrum Z510；2005年，英国巴斯大学Adrian Bowyer 教授开始研发开源3D打印项目RepRap，2008年其第一代产品Darwin面世，能够打印自身50%的元件，这是自我复制的一个小小开端；2006年，第一台激光烧结3D打印机问世；2009年，Makerbot 公司研发出了可DIY的家用3D打印机套件；2009年底，首台3D生物打印机推出并打印了第一条血管；2010年11月，世界首辆3D打印的模型车Urbee问世；2011年6月，首例3D打印的人工下颌骨移植手术在荷兰成功实施；2011年7月，3D打印巧克力成为现实；2011年8月，英国南安普顿大学研发出世界上第一架3D打印的可以飞行的无人机；2012年11月，苏格兰科学家利用人体细胞为原料首次用3D打印机打印出人造肝脏组织；2013年；3D打印可以使用的枪械也出现了。2014年以来，各种3D打印产品如雨后春笋般涌现，医疗、建筑、军事、航空航天、电子科技等等，几乎所有的领域都有3D打印相关的报道，不管是已经打印出的产品还是即将按计划打印出的产品，无不深刻地预示着一个新的时代的到来。很多人预测3D打印将会是第三次工业革命的核心技术，如同第一次的蒸汽机和第二次的电力应用，将会为人类社会物质文明的进步引领潮流。

（二）3D打印与骨肿瘤手术的联系

骨肿瘤的切除与重建对多数骨科医生而言并非罕见，尤其是恶性骨肿瘤所累及的区域包括骨组织与软组织都必须予以完整切除并给予恰当的重建方能获得较好的术后功能，在计算机辅助设计（CAD，computer aided design）、计算机辅助手术（CAS, computer aided surgery）尚未广泛应用于临床骨科领域之前，肿瘤的切除范围主要根据手术医生的经验来判断，因此一个成功的骨肿瘤切除手术需要大量的病例及

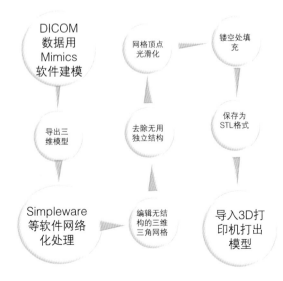

图6-3　3D打印基本流程

临床经验的积累，对于低年资骨科医生来说这是一个漫长而又艰苦的学习过程。骨肿瘤切除后往往会留下较大的骨与软组织缺损，相对而言，软组织缺损可由邻近软组织增生或瘢痕修复来逐渐恢复其部分功能，而大量骨组织的缺损必须予以适当的重建才能在一定程度上恢复其负重与运动功能。在20世纪末及其以前，骨缺损的修复主要是一种粗放式的修复，采用大段同种异体骨、模具化制备的金属假体甚至大块人工骨、骨水泥等匹配相应的钉棒系统来进行重建。从术后随访的情况分析，这样的修复可以使很多病例得到比较良好的功能恢复，然而也有很多病例修复的效果并不理想，问题主要存在于以下一些方面：①异体骨植入可能会产生排异反应，引起植入骨与宿主骨无法充分整合最终导致植骨不愈合、局部骨坏死以及切口难以愈合等不良并发症；②模具化制备的金属假体存在对接部位匹配不完善、弹性模量较高易产生应力遮挡效应、组织相容性相对较差等缺陷，这一类产品往往在手术初期显示出较好的效果，但随着使用时间的延长加上活动过程造成的磨损，其缺陷会不断暴露，常常因为假体——宿主骨接触部位骨量大量丢失而导致肢体运动功能障碍，不得不进行相应的翻修手术；③人工骨的机械强度较差，难以对较大范围的骨缺损形成良好的支撑，且不宜植入钉棒等辅助系统，应用较局限；④骨水泥作为一种填充式的植入物不便有效塑形、组织相容性相对较差，单纯的骨水泥重建骨缺损部位往往多运用于非关节部位。可以说要做好一个较复杂的骨肿瘤切除与重建手术，以往在很大程度上取决于外科医生的丰富临床经验以及将以上各种方案灵活运用的应变力，手术设计的精细和对术中可能出现意外的预判是手术能否成功的基本前提。

21世纪以来，随着CAD/CAS越来越广泛地应用于临床各专业，对于骨肿瘤手术来说，一种精确切除与精准重建的观念逐渐植根于骨科医生脑海中。尤其是对于恶性骨肿瘤，精确切除无疑意味着更高的术后生存率，减少不必要的软组织损伤、精准重建则有益于术后骨与关节功能更好地恢复。影像学的不断发展也为CAD的精确化进一步提供支持，CT、MR的扫描层厚更加精细，使得3D重建的计算机影像更加清晰、逼真，这些技术上的进步为临床医生带来福音，使他们更清楚地了解患者的病情并设计相应的手术方案。美中不足的是这些影像学资料不管如何漂亮都只是存在于二维的显示屏上或图纸上，还需要术者充分发挥空间想象力才能进行优化的手术设计。直到3D打印技术的出现，使得围手术期的设计、处理都出现了翻天覆地的变化。3D打印技术真正实现了从影像到实体的转化，它不但可以将既有影像学资料的虚拟三维图像变成真实的物体，还能将非现实的仅存在于脑海中的虚景变成现实，但这需要进行复杂的计算机编程设计及相应的运算处理。3D打印对临床医生的重大支持在于使低年资医生更有信心去完成手术操作，因为术前就可以打印出接近于病灶真实结构的三维实体，使得术前设计更加得心应手、术中处理可以直观地进行比较。可以说3D打印技术不仅给骨肿瘤专业带来了新的理念，还给其他更多领域带来革命性的巨变。

本章节以FDM型3D打印设备为例，将3D打印技术在骨肿瘤手术治疗上的优势进行详细评述。其型号分别为：SPS-600、SPS-450B、SPS-350、SPS-250J（西安交通大学 陕西恒通智能机器有限公司，图6-4），其中SPS-600快速成型机设备基本参数为：激光扫描速度：8 m/s，激光光斑直径≤0.15 mm，成型体积：600 mm×600 mm×400 mm，加工精度：±0.1 mm（L≤100 mm）或 ±0.1%（L>100 mm），加工层厚：0.05~0.2 mm，最大成型速度：60 g/h，设备体积：1865 mm×1245 mm×1930 mm，数据接口：STL。工作原理：叠层累加，该技术以液态光敏树脂为原料，计算机控制下的紫外激光按加工零件的分层截面信息逐层对树脂进行扫描，使其产生光聚合反应，从而形成零件的一个薄层截面。树脂原料信息：半透明，8000（型号）；乳白：高韧性，6000B（型号）；普通，6000（型号）；用于光固化快速成型的材料为液态光固化树脂，或称液态光敏树脂（UV树脂）。光固化树脂材料中主要包括齐聚物、反应性稀释剂及光引发剂。由聚合物单体与预聚体组成，其中加有光（紫外光）引发剂（或称为光敏剂），在一定波长的紫外光（250～300 nm）照射下立刻引起聚合反应，完成固化。

打印样本如图6-5所示。

二、3D打印技术应用于简单骨肿瘤切除术

（一）适应证和禁忌证

RP技术通过采集影像学资料后打印出骨肿瘤部位完整的三维实体模型，用于术前评价与设计、术中比较与定位，对辅助骨肿瘤手术具有较广泛的适应证；由于该技术属于辅助手术操作的范畴，其打印模型对手术本身而言没有明显禁忌证，只是对于模型因其原材料或成型工艺是否适合灭菌处理且带上手术台有一定的限制。

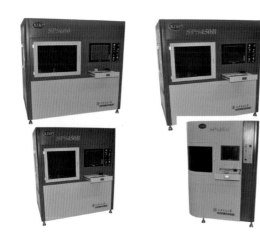

图6-4　国产快速成型机

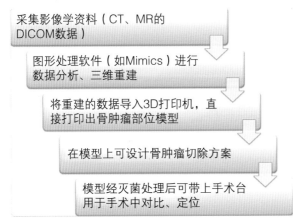

采集影像学资料（CT、MR的DICOM数据）

⬇

图形处理软件（如Mimics）进行数据分析、三维重建

⬇

将重建的数据导入3D打印机，直接打印出骨肿瘤部位模型

⬇

在模型上可设计骨肿瘤切除方案

⬇

模型经灭菌处理后可带上手术台用于手术中对比、定位

图6-6　与RP技术相关的围手术期流程图

（二）围手术期处理流程

当前骨肿瘤的手术操作越来越向着精细化、微创化的方向发展，为了尽量降低术后复发率，像骨软骨瘤这样的良性肿瘤也必须尽可能地将瘤体部分完整切除，有了3D打印技术，给围手术期的设计与处理带来诸多便利。具体的流程如图6-6所示：

三、病例介绍

（一）病例一：骨软骨瘤

1.病情介绍

患者，男性，7岁，因发现左肱骨包块入院。查体：可见左上臂无痛性质硬包块；X线提示：左肱骨近端骨性突起，多考虑骨软骨瘤（图6-7）；CT三维重建提示：左肱骨近端，近骨骺处骨性突起，呈宽基底（图6-8）。

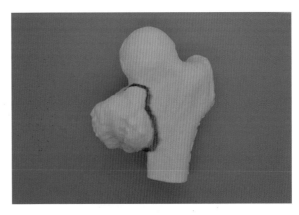

图6-5　以ABS树脂为原料打印的骨肿瘤模型

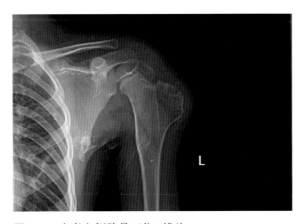

图6-7　患者左侧肱骨正位X线片

2.术前设计

（1）资料准备：RP技术打印骨肿瘤部位实体模型必须准备有患者CT或MR的DICOM数据，这些资料的选择以骨肿瘤的性质为依据，如成骨性的肿瘤以CT数据为主软组织肿瘤以MR数据为主溶骨性肿瘤则可能同时需要CT与MR的数据。为了保证三维重建图像的高质量，行CT或MR扫描时层厚一般均需要不超过2.0 mm，而且很多病例为了将肿瘤组织及其邻近的骨组织、软组织表现得更加生动形象，需用电脑操作将CT与MR的图像进行融合，在这种情况下，CT与MR上某些共同可识别的标志点显得非常重要，如图6-9所示，经图像融合处理后，肿瘤与周围骨和软组织的界限都很清晰，对于明确手术切除肿瘤范围有很大帮助。

（2）打印过程：本病例设计为分别打印出肿瘤部位模型和辅助肿瘤切除的定位导板，其流程如图6-10所示。

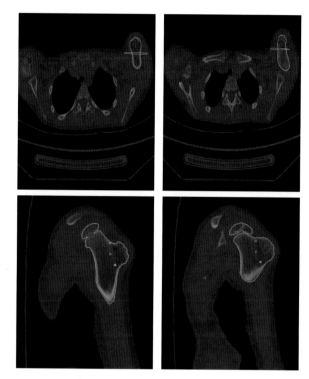

图6-8 患者左侧肱骨CT扫描明确肿瘤范围：黄色轮廓线为整体骨性结构，包含了肿瘤；3个点标识了截骨平面

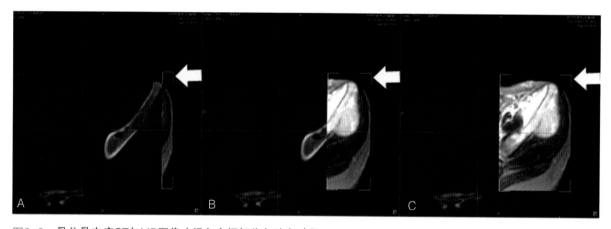

图6-9 骨盆骨肉瘤CT与MR图像（绿色方框部分）融合过程
A. CT扫描示左侧髂骨结构及骨破坏区域；B. CT与MR部分融合图像，内侧为CT扫描的骨结构区，外侧为MR显示的肿瘤范围；C. 髂骨区域CT与MR完全融合图像，显示肿瘤在软组织内的边界，但骨结构不清楚（摘自文献）

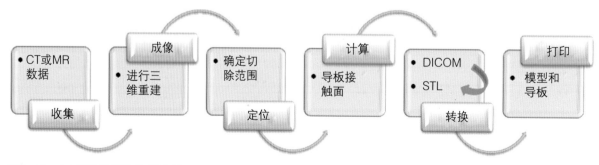

图6-10 3D打印模型和导板流程

术前观察CT片明确肿瘤的范围，在二维图像上初步判定截骨的位置（图6-11）。在此基础上将CT数据（DICOM3.0格式）导入Mimics软件（Materialise公司，比利时），进行三维重建（图6-11 A、B）。观察肿瘤与正常肱骨的骨性结构，并参照二维图像时设计的截骨平面，利用3条直线确定2个平面，标记出拟截除的部位（图6-11 C、D）。截骨导板需要有一个与骨面接触的区域用于安装定位，选择的原则是需要曲面而不能是平面，同时要考虑在术中安装时没有干涉。此例患者的定位区域选择在肱骨上端前侧的部位，位于肿瘤内侧的肱骨正常骨面上（图6-11）。在图形软件中选定区域，进行适度的光滑处理，形成一个曲面，然后对曲面进行抽壳处理，抽壳厚度视需要而定，这就形成了截骨导板与骨面接触的定位基座部分。接下来需要设计截骨的导向结构，将截骨平面的3条定位直线相互连接，形成2个连接的截骨平面，再以平面为中心设计矩形凸台，利用布尔运算与基座合并，再减掉中心的部位，形成空槽。空槽的宽度需要考虑术中使用手术器械的厚度，如摆锯片的厚度。这样就完成了导板的设计，一体结构包括2个部分：安装定位的基座部分和截骨导向槽（图6-11 A）。

随后将肱骨和截骨导板的三维模型以STL文件格式分别导出、保存。打印之前还需要将文件导入3D打印设备配套的软件中进行处理，此步一般由3D打印的工程师完成，处理方式需要根据3D打印机来确定，一般情况下并不复杂也不费时。处理完后将数据输入3D打印机，完成肱骨肿瘤部位模型和截骨导板的制备（图6-11 A）。

3. 术中操作（图6-12）

手术中首先要充分显露术野（图6-12 B），然后寻找骨性标志点非常重要。在本例患者的术中可以用来定位的主要是肱骨大结节上下成角处，定位准确后方可将导板安放就位（图6-12 C），由于导板是按局部骨面的反向曲面定制而成，安放到位的导板一定是非常帖服的，不会出现明显的凹凸不平感，这种触觉上的感受术者可以和导板安放在树脂模型上的感觉进行对比；接下来的截骨过程就是水到渠成的事（图6-12

D~F）。需要注意的是截骨电锯即将突破对面骨皮质时务必小心谨慎，以免损伤过多的软组织或血管神经组织。

（二）病例二

本例在适应证、禁忌证及围手术期流程上与病例1的单纯骨肿瘤切除术基本类似，有所区别的是在围绕肿瘤切除后重建这一问题上增加了部分内容。复杂骨肿瘤手术既要确保切除的完整性，又要保证重建的有效性，矛盾的集中点在于务必提高手术的精准度。RP技术在此的优越性表现为通过影像学数据处理后打印出与骨肿瘤部位为1∶1的树脂模型，术前设计时不仅要在此模型上演练确定切除肿瘤的方案，还要将既定植入的假体进行匹配，选择好最恰当的型号以备术中使用；在更为复杂的手术中需要根据模型演练骨肿瘤切除，将切除部分的缺损与对侧镜像复制后重建，用可打印金属粉末的3D打印机直接打印出缺损部位假体用于植入手术。这将在本书其他章节详述。积极的术前模拟准备工作必然会有助于缩短手术时间并提高手术质量。

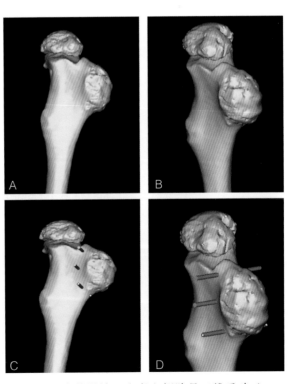

图6-11　术前设计：患者左侧肱骨三维重建（A、B）并截骨部位（C、D）示意图

1. 病情介绍

患者，男性，21岁，因腰痛入院。查体：腰部叩击痛（+）；X线检查提示：L3椎体部分溶骨性改变，脊柱侧弯（图6-13A、B）；CT检查提示：L3椎体溶骨性改变（图6-13C、D）。

2. 术前设计

患者的CT断层可以清楚地显示病变椎体破坏程度（图6-13 C、D），术前设计的技术路线与第一章第二节所述基本类似，在进行三维重建（图6-14）并打印出实体模型后（图6-15），可以非常直观地看到L3椎体已严重受损，骨质破坏范围已超过全椎体的3/4，可以考虑行后路L3全椎体切除（Tomita术式）并椎间融合器融合+GSS内固定术。为确保手术的顺畅，术前即可在树脂模型上演练截骨部位、确定椎间融合器的具体型号和植入位置（图6-16）。

3. 术中操作

术中将树脂模型灭菌处理后带上手术台，直观的对比对于手术操作有明确的指导意义

（图6-17），首先充分显露腰1～5附件及后侧椎体、明确L3椎体上下界限，在L1、L2、L4、L5椎体植入椎弓根螺钉，然后根据术前设计的截骨部位截骨、摘除L3棘突，分离L3椎体与周围软组织，完整取下椎体及肿瘤组织；清除上下椎间盘组织后刮除L2下、L4上终板的软骨面，植入已备好的椎间融合器（图6-18）；最后放置钉棒系统。

4. 术后复查

见图6-19。

三、3D打印在骨科手术中的广泛应用

3D打印技术在骨科临床的应用已有时日，Mavroidis等采用RP技术辅助设计并制备了足踝部矫形支具，与传统的石膏相比更轻便、更服帖，对患者的关节功能锻炼起到良好的辅助作用。McGurk教授等通过系统性回顾，早在1997年就提出RP技术将在医学领域的解剖模型及辅助手术方面做出巨大贡献。而3D打印技术辅

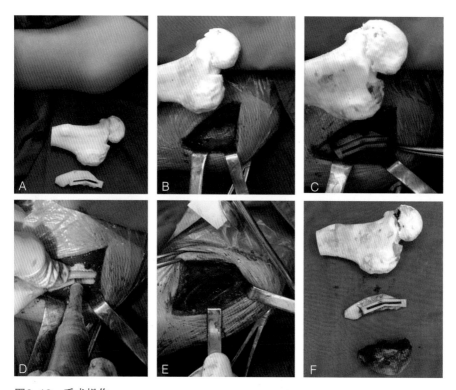

图6-12　手术操作

A. 术前将骨骼模型及导板均消毒处理后留备术中使用。B. 术中显露术区后与骨骼模型对比、寻找骨性标记。C. 将截骨导板的内侧面卡于相应的骨面上，确定导板位置。D.沿导板的导向定位槽，使用小摆锯截骨；E.肿瘤截除后骨床。F.标本展示

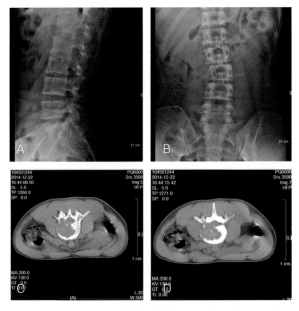

图6-13　A、B 术前腰椎正侧位片显示L3椎体溶骨性改变。C、D 腰椎CT扫描明确椎体病变范围

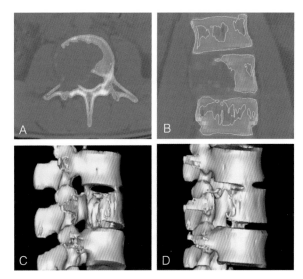

图6-14　CT数据在Mimics软件中运算后进行三维重建

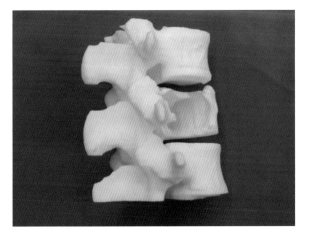

图6-15　RP打印出病椎实体模型，可见L3椎体明显的溶骨性病变区域

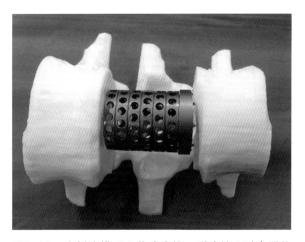

图6-16　在树脂模型上截除病椎，明确植入融合器的大小与位置

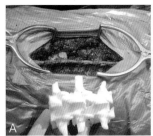
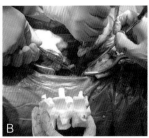
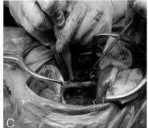
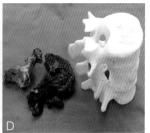

图6-17　A.充分显露病椎及相邻椎体。B、C.根据模型比较截除病椎椎体。D.标本展示

助各类骨折手术治疗的临床案例和实验研究更是不胜枚举，3D打印对这些骨科手术的辅助主要体现在术前设计的便利性和手术操作的精确性两方面，回顾以往这些成功的案例，我们会发现短短20年左右的时间，RP技术已经进入骨科临床及科研的各个细分领域，这种数字化技术带来的跨领域合作将骨科的治疗理念不断更新。十多年前，我们治疗骨肿瘤疾病的重点很多都集中于5年生存率和运动功能的恢复，而数字化技术带来的是我们可以更精确地切除肿瘤从而大大提高患者生存率，更符合生理和生物力学的骨与关节重建使得患者功能恢复得更好更快，术前的模拟手术极大地减少了手术时间降低了并发症的发生率。所有这些改变都来自数字化技术的飞速发展，而这种发展目前看起来还处于起步阶段，今后的变革更将会让人耳目一新。

我们有幸紧紧跟住了时代发展的步伐，早在2001年就开始探索性地使用RP技术辅助骨肿瘤手术并取得了一定的研究成果，通过快速成型树脂模型辅助制备了一种个体化设计的新型复合异体半关节，可明显地改善重建后的膝关节功能。本中心自2010年以来开始大量采用RP技术辅助完成骨肿瘤的切除与重建手术已逾300例，基本的辅助手段都是打印树脂模型及导板、术前进行切除肿瘤与重建局部骨关节缺损的演练，在这些临床实践中积累了大量的经验。总结起来，RP技术辅助骨肿瘤手术有以下明确的优点：①是术前设计的良好平台；②术中的直观对比利于手术操作；③影像学处理过程也是对肿瘤结构及其与周围组织界限深入了解的过程，使术者对手术更有信心；④良好的医工结合将计算机领域的先进理念不断带入骨科临床，从而不断促进医生理念与技巧的进步。

当然，RP技术应用于骨科临床也有其局限性，主要表现在需要一定的设备成本以及与计算机领域相关人员的广泛交流，这在小型医院往往受到很大的限制。虽然目前3D打印机的价位从数千元到上百万元不等，但质量上确实存在较大的差距，廉价的3D打印机其打印原材料（如树脂类）也相对廉价，打印出来的模型在精确性和坚固性上都较差，基本上只能当模型展示，无法真正用于辅助手术；质优的3D打印机则考虑成本因素普通医院不会购买，这不仅仅是因为设备成本，还由于要熟练操作3D打印设备需要相当专业的技术人员，即在计算机领域有着较深的造诣，而这对普通的骨科医生来说是个不小的难题。随着科技的进步和学科交流的不断深入，以后3D打印技术必将和骨科更广泛地交叉，相关设备性价比也将越来越高，不论如何，在可以预见的未来，3D打印技术必将不断展现出其辅助手术的巨大优越性。

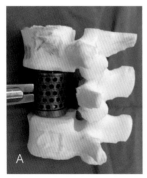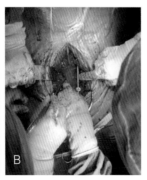

图6-18 按照术前设计，在术中顺利植入椎间融合器

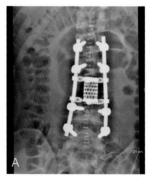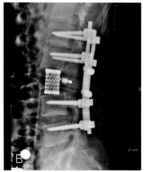

图6-19 术后腰椎正侧位片显示病变椎体完整切除，椎间融合器植入位置满意

第二节　个体化3D打印手术导板在骨肿瘤外科中的应用

一、背景

骨肿瘤患者在疾病诊断、手术操作等方面具有巨大的个体化差异，需要进行个体化的手术计划和手术操作，传统手术方式虽然能够做到设计的个体化，但很难做到手术设计的精确化。现代计算机技术的发展，将手术设计带入了数字化时代，为其提供了新的工作平台，能够非常直观、精确地将手术方案展示在手术医生面前，但如何将术前设计准确地还原应用于实际手术却是一个难题。

近年来，3D打印技术日渐兴起，数字化设计的手术方案可通过3D打印手术导板的方式实现于手术过程中。导板的设计可在手术设计期间同时完成，利用手术中的暴露骨面就可以设计导板的接触面，而有导向作用的圆筒、沟槽可以作为手术中的导向装置。导板的3D格式文件可用于各类3D打印设备加工导板。加工好的导板能够在手术过程中还原手术设计方案，引导手术者顺利按照手术前的设计进行手术操作。

在手术导板加工过程，目前较为常用的3D打印技术及材料包括：加工ABS树脂的熔融沉积造型技术、加工光敏树脂的光固化立体造型技术、加工石膏粉末的三维印刷工艺技术以及加工金属粉末的选择性激光烧结技术等。这些材质通过以上3D打印加工技术，均能完成导板的加工。但各种3D打印技术的原理不同，加工工艺有区别，加之材料材质的差异，所得到的手术导板无论在力学还是在生物学性能方面各不相同。

本节通过回顾分2012年9月至2014年8月第四军医大学（现空军军医大学）西京医院骨肿瘤科的35例骨组织肿瘤患者的骨肿瘤个体化手术导板设计、加工、使用的过程以及术后情况，分析不同材质导板在手术操作过程中应用的优、缺点，并探索导板设计、加工环节对于导板手术成败的影响。

二、一般资料及术前的数据准备

病例纳入标准：经初步影像学诊断或活检病理诊断骨肿瘤，完成患处X线片、CT、MR、全身骨扫描以及患处SPECT/CT。根据手术入路设计，进一步确定手术中需要显露的骨组织范围，并且该骨组织的外形具有一定形态特异性，对于满足以上要求的骨肿瘤患者，可通过导板辅助进行手术。

本研究共纳入35例，男21例，女14例；年龄6～67岁。恶性肿瘤14例（骨肉瘤8例、转移癌4例、尤文肉瘤2例），良性肿瘤21例（骨样骨瘤12例、骨巨细胞瘤3例、骨软骨瘤3例、骨囊肿3例）。所在部位包括：股骨10例，脊柱8例，骨盆7例，胫骨6例，肱骨3例，腓骨1例。

术前手术部位行薄层CT平扫，层距及层厚均要求0.625 mm，有时还需要扫描健侧骨组织以便进行手术设计。CT扫描所得的数据以DICOM3.0格式存储于CD或DVD光盘，导入到手术设计计算机中。如果需要确认肿瘤位置及范围，还可以同时将MR及SPECT/CT的DICOM3.0格式文件导入计算机中。

三、术前设计及导板加工

将患者的CT数据导入Mimics医用手术设计软件（Materialise公司）中，导入数据过程选择无损（lossless）形式，在工作界面对手术区域骨骼进行表面三维重建。这时，可以将MR、SPECT/CT等其他影像学资料与CT影像进行融合，协助确定肿瘤的位置及边缘。确定肿瘤范围后，再根据肿瘤性质确定手术方案为切除或刮除，在Mimics软件中，可以使用线或面标记切除范围，在手术操作过程中，可通过定位针来还原标记线，摆锯或骨刀来还原标记面，这样就完成了数字化的手术设计。

通过手术设计能够直观地看到手术过程需要显露的骨面，避免周围有重要神经血管，并确认该处骨面具有一定形态学特性后，通过反复运用扩增（dilate）及布尔运算（boolean），设计出该处骨面的反向曲面，即为导板的接骨面。在某些特殊解剖部位，若骨外软组织移动度差，亦可设计与皮肤曲面贴附的导板。再将定位线进行布尔运算产生圆柱筒，可以作为术中定位导针的导向器，两者融合（merge）后就完成了导板的设计。在Mimics 10.01软件中将导板模型以STL文件格式导出，转入3D打印设备。

本节患者使用的导板加工使用4种3D打印技术设备，其型号及加工工艺分别为：熔融沉积造型Inspire S250（北京太尔）、光固化立体造型ProJet 3510SD（3D Systems 公司，美国）、三维印刷工艺 ProJet 460Plus（ProJet 公司，美国）、择性激光烧结LSF-IV（西安铂力特）。相对应所使用的3D打印材料分别为ABS树脂、光敏树脂、石膏、铝合金。所有导板均配合打印相对应的局部骨骼模型。相关标准参照《3D打印骨科模型技术标准专家共识》[中华医学会医学工程学分会数字骨科学组. 3D打印骨科模型技术标准专家共识[J]. 中华创伤骨科杂志, 2017, 19(1):61-64.]，使用熔融沉积造型法加工。导板加工完成后，去除支撑材料，检验贴骨面的光滑程度，并检查导孔、导槽的内径与手术前设计方案比对无误后，清洗、消毒、封装备手术使用。

四、导板的术中应用

骨肿瘤患者的手术操作按照正常流程进行，常规消毒铺无菌单，按术前计划入路做切口，剥离组织，显露骨面，将导板按术前计划贴附于骨面后，用克氏针将导板固定，再将固定长度的定位针通过导向圆筒打入骨组织内，透视验证定位针位置及标记范围与术前设计无误差后，去除导板。按照定位针所指示位置刮除病灶或进行截骨。肿瘤切除后的重建过程也可以使用导板，如异体骨修整，在设计阶段提前按照骨缺损大小设计异体骨截骨范围，同样逆向设计可得到导板。切除、重建结束后，再次透视验证肿瘤切除范围、内固定位置后，逐

层关创，无菌包扎。

术后，为患者复查患处X线片或CT验证导板辅助下骨肿瘤切除及重建的效果。35例患者均成功进行计算机个体化手术和导板设计及3D打印加工，其中包括：光敏树脂17例，ABS树脂10例，石膏5例，铝合金3例；经骨骼31例，经皮肤4例。手术按计划进行，所有导板均能正常贴附于骨面以及皮肤表面，但在手术操作过程中发生3例导板断裂（ABS树脂1例，石膏2例），改用常规方法继续按原手术方案行手术治疗。其余32例患者均按术前计划应用导板成功完成骨肿瘤切除及重建手术。术后X线片或CT显示所有患者骨肿瘤均得到完整切除，术后重建稳定。

五、3D打印导板在骨肿瘤外科的应用心得

传统骨科手术方式以普遍经验为基础，参照普遍性解剖解构，在手术的方案制订上多以固定模式为主，忽视了个体差异的存在，但每个个体间均具有差异，特别对于骨肿瘤患者而言，患者性别、年龄、体质不同，再加之肿瘤种类、部位、大小等差异，仅按传统手术方式治疗骨肿瘤患者，很难满足个人的具体要求。随着现代计算机技术及影像学技术的发展，患者身体内部的解剖、病理情况可以在手术前清楚地向医生呈现，避免了以往术前的盲目性，让医生可直观、准确地按照病变情况进行数字化手术设计，并可以预期手术后效果。还可以将CT数据进行三维重建，再行切割、移动、旋转等手术操作预演，但使用传统手术方式很难在术中准确实现这些设计。

为了精准地实现手术设计，数字化手术辅助定位系统被应用于手术中，其可辅助医生将手设计方案完整、准确地实现于术中。目前较常见的手术定位系统有：术中CT定位、计算机辅助导航、手术机器人辅助等，这些辅助定位系统各有利弊，在不同部位的不同手术中各有优、缺点。总之，术中CT定位设备价格便宜，容易开展，但射线吸收量大，术中操作不灵活；计算机辅助导航定位精确，术中操作灵

活，术中可提供实时的图像支持，但其硬件投资大，学习曲线长，安装定位装置造成二次损伤；手术机器人是新兴起的术中定位手段，其定位精确，可克服人手抖动造成的损伤，但价格极其昂贵，应用面狭窄。

近年来，3D打印技术的蓬勃兴起，为医疗行业带来了新的发展机遇，数字化设计的手术方案，可以通过3D打印技术打印手术导板的方式再现于手术过程中。手术方案是预期的结果，而导板的设计则是达到这种结果的方式，在手术操作过程中，就是通过导板的辅助，将手术设计在术中实现，所以导板可以作为手术设计的逆向工程产物。

导板的设计是在手术设计期间同时完成的，手术设计可以明确需要显露的骨组织，利用这些表面就可以设计导板的接触面，而有导向作用的圆筒或横槽可以作为手术中的导向装置。手术导板的设计原理就是设计出一个曲面，使得这个曲面能够很好地贴附于手术中，显露出骨面，贴附应具有位置唯一性。手术设计软件可以直接生成导板的3D格式文件，该文件可用于各类3D打印设备，进行导板的加工。加工好的导板能够在手术过程中还原手术设计方案，引导手术者顺利按照手术前的设计进行手术操作。手术导板的优势在于设备价格低廉，术中定位准确，不造成过多损伤，经合理设计的导板可以将手术前的设计准确地带入手术中，而且随着3D打印技术的逐步普及，导板的加工难度逐渐降低，3D打印手术导板技术已成为基层骨科医生的最佳选择。

"设计"是手术导板系统的核心环节，在导板的设计阶段需要同时关注以下几个方面问题：手术方式、部位，显露部位软组织及加工工艺。并非所有类型手术都适合使用导板，要根据手术的方式决定是否需要手术前设计以及术中的准确定位。患处骨组织的表面唯一性也是导板设计的关键，比如长骨中段手术不适合选用导板。一般导板的设计均直接贴附于骨面，手术过程中软组织的成功剥离尤为重要，有些手术部位的软组织无法剥离，需要在导板设计阶段加以考虑。在某些特殊解剖部位，如胫骨远端、尺骨近端等位置，因局部软组织不

易变形，也可以设计贴附于皮肤的导板。为了维持导板的强度，不同材质也决定设计方案，使用ABS树脂及石膏时，厚度不应小于5 mm，光敏树脂一般不应小于3 mm，金属一般不应小于2 mm；定位部分的设计也不同，非金属材料一般设计成可引导克氏针的圆孔，金属导板因强度大，可以设计横槽在手术中直接引导摆锯或骨刀。

本节32例患者术中成功应用导板完成手术，导板均按手术设计贴附于骨面（28例）及皮肤表面（4例），定位针成功导入，按照定位针的指引还原刮除、截骨等手术设计，术后X线或CT扫描证实肿瘤切除完整、重建位置良好。应用过程中有3例导板在手术中发生断裂，其中1例为ABS树脂材料，因FDM工艺为逐层堆积，每层间的黏合强度弱于其他工艺，容易发生折断；另2例为石膏材质，因其脆性较强，容易在手术过程中发生碎裂。结合设计、加工及手术操作过程，我们发现，对于导板制作，4种材料各有优、缺点：①ABS树脂材料、设备便宜，加工速度适中，成型的材料在一定方向具有韧性，但精度较低，适合打印体积较大的导板；②石膏材料便宜、设备较贵，加工速度快，成型精度高，可呈现真彩色，有利于手术设计信息标记，但材质较脆，不宜加工成薄、细的导板；③光敏树脂材料、设备均较贵，且设备维护成本高，加工速度快，成型精度极高，具有一定强度，适合加工成体积较小、有一定应力的导板；④金属材料包括钛合金、医用不锈钢、铝合金，其材料昂贵，设备价格高昂，操作及维护成本均较高，加工周期较长，精度高，强度极高，可加工成导板直接引导钻头、摆锯甚至骨刀。

3D打印技术打印导板可适应骨肿瘤手术的个体化需求，能够在术中准确还原术前设计；导板手术成功的关键在于设计环节，需要在术前设计阶段根据术式、加工方式等差别调整导板设计方案；不同3D打印技术加工的导板各具特点，根据我们的应用经验，建议应用光敏树脂材料作为导板材料的首选，如果术前时间充裕，金属材料也可作为选择。

六、典型病例图片

见图6-20，图6-21。

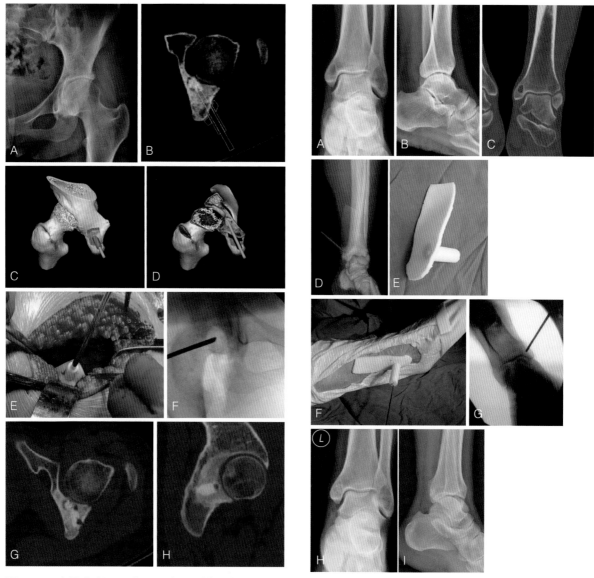

图6-20 女性患者，20岁，左髋臼骨样骨瘤。主诉：夜间疼痛半年入院，术前X线片（A）及CT（B），术前设计光敏树脂导板（C、D）；术中按术前设计行肿瘤刮除植骨术（E、F）；术后CT影像（高亮处为人工骨）（G、H）。术后患者诉夜间疼痛症状消失

图6-21 男性患者，66岁，左内踝骨囊肿。主诉：行走疼痛2年入院，术前X线片（A～C）；术前设计ABC树脂经皮肤导板（D、E）；术中应用导板定位，并按术前设计行肿瘤刮除植骨术（F、G）；术后X线片示瘤腔刮除完整（H、I）。术后1周患者行走时疼痛症状消失

第三节　金属3D打印技术的发展现状分析

一、背景

本节简要概述金属3D打印的成型技术及过程，以钛合金3D打印为例，系统介绍了3D打印个体化金属修复骨缺损的整体流程，包括术前规划、骨缺损CAD模型的设计、3D打印制备及术中假体安装。主要技术包括：医学图像处理、反求工程、计算机模拟手术、3D打印制造等技术。

如何设计出符合临床需要的3D打印个体化金属修复体是技术的关键，需要临床医生和工程技术人员密切合作，并需要更多临床应用积累，才能根据临床不同骨缺损类型，设计制作更理想的3D打印个体化金属植入体，实现骨缺损的个体化功能性修复重建，为骨缺损的修复重建提供一种全新的技术途径和手段。

目前修复骨肿瘤造成的结构性骨缺损种类很多，如灭活再植、自体或异体骨移植及人工金属假体等。灭活再植需要一个较完整和坚强的骨壳，而骨肿瘤溶骨性破坏常造成骨壳不完整；自体骨修复基于形态结构差异大，常导致关节功能的丧失；异体骨则受材料来源、排斥反应及保存方法等问题影响往往不能满足临床需要。因此，临床上大多数仍采用金属假体进行重建。由于切除肿瘤后所造成的骨缺损范围及骨缺损部位因人而异，设计个体化金属假体植入理论上可获得与邻近骨性结构的匹配，达到精确重建从而提高临床疗效，但因其在术前规划、设计、制造等方面程序上复杂和时限上滞后的缺陷难以普遍应用。近年来随着计算机辅助工程学的迅速发展和3D打印技术的成熟使得个体化设计、制造的临床普及成为可能。

个体化金属假体设计可通过数控机床机械对坯材进行减材锻造加工处理或3D打印制备，尽管锻造力学性能可能较优，即使是最先进的五轴加工设备，仍无法完全满足所有复杂骨骼模型的制造，而3D打印可满足个体匹配植入物对设计制造的速度和精度的要求。机械加工制备个性化假体请参看本书的其他章节，本节主要讨论3D打印个性化金属假体的设计、制造及应用。

3D打印，即快速成型（rapid prototype，RP）技术，是指根据物体的计算机辅助设计（CAD）模型或CT等数据，通过材料的精确堆积，制造原型的一种基于离散、堆积成型原理的新的数字化成型技术，又称为增材制造（additive manufacturing，AM），从材料消耗角度看是一种节约的生产技术。由于CT扫描与RP切片的数据格式极其相似，通过对CT数据转化，实现生物体表面轮廓的反求，可以精确复制与生物形体相同的实体。不同3D打印系统，其成型原理类似，均为"分层制造，逐层叠加"，但成型技术因成型材料的不同而各异。金属材料的成型技术包括选择性激光烧结（selective laser sintering，SLS）、选择性激光溶融（selective laser melting，SLM）及电子束溶融（electron beam melting，EBM）。SLM技术成型精度优于EBM成型技术，但成型效率较低，需要二次处理，适用于较小的植入体。而EBM成型效率高，但精度稍差，但残余应力低，不需要二次处理。这些技术均可制作任意几何形状复杂的实体，而不受传统机械加工方法中刀具无法达到某些型面的限制，特别适用于骨科特殊部位金属植入物的制造。

与传统个体化假体制备技术比较，3D打印个体化金属假体具有以下优势：①生产特异性结构，其形状、结构等空间信息可与肿瘤切除后骨缺损的解剖匹配完全一致；②设计表面多孔及指定构建对象的孔隙度，通过改变体积分率和多孔结构的尺寸分布来调节多孔设计，有利于提高骨长入率；在保证强度不变的前提下，降低金属弹性模量，减少应力遮挡，并与开放气孔诱导骨生长有机结合；③采用选择性激光熔化（SLM）或电子束熔融（EBM）技术，本身就是在惰性气体的氛围中完成的，温度也是高达1000多摄氏度，这比传统常温、开放式的加工，细菌感染的概率要小很多；④临床工作存在时限性，要在临床上广泛应用需在优化临床效果同时兼顾效率和效益，除量体裁衣外，需考虑将技术优势转化为临床效益，3D打印可明显缩短假体制备周期，减少患者等待时间；降低假体制作成本，减少原材料损耗；实现骨缺损的精准重建，实现复杂结构假体术前设计、制备与植入的完美统一，降低失败率，缩短手术时间。⑤利用3D打印技术及计算机辅助工程，可在植入物上直接设计需固定用的螺纹，达到内植物与固定零切迹，减少对周围组织血管的影响。⑥3D打印金属可以作为支架，根据需要设计孔隙率、交联，辅以纳米技术，添加生长因子和细胞，实现骨的生物打印。

金属材料如钽、镁、钴镍合金等，虽然具有足够的强度，但长时间存留可出现电离或腐蚀等化学不稳定现象。钛合金具有强度高，耐腐蚀好，耐热性高等优点，且表面的氧化层使其具有良好的生物相容性。在目前所用金属材料中钛合金因其良好的生物物理性能被认为是最理想的骨替代材料之一。因此本节主要介绍采用3D打印个性化钛合金金属来修复骨缺损。

个性化金属植入物是否与患区匹配是技术的关键，取决于3D打印的前处理设计。反求工程（reverse engineering, RE）是基于一个可以获得的实物模型构造出它的设计概念，并可通过对重构模型特征参数的调整和修改达到对实物模型的逼近或修改。该方法已广泛应用于设计CT图像构建医学模型。对于骨缺损的修复，首先必须获得骨缺损的多层断面轮廓图像数据也就是CT数据，然后通过CAD软件采取合理的图像处理手段提取骨骼轮廓，通过曲面反求实现植入物的原位设计，模拟手术过程进行安装，解决植入物体内的定位，设计内固定所需要固定的螺孔，提取出个性化假体设计模型，获得CAD数据，再利用三维打印机在短时间内制备假体实物。在手术中，需利用导航辅助实现假体的精准安装，对于导航辅助安装可参考其他章节。

3D打印金属假体修复骨缺损的多孔结构设计，已被众多研究证实在一定的孔隙范围内骨组织可以长入，一般认为孔径在100～400 μm时较适合骨组织长入。而瑞典的Albreksson设计出了用于原位定量分析骨重建的骨收集室，为中空钛制内置装置，表面带孔，孔洞直径为1 mm，在合适的骨生成条件下，适当增大的孔径可以有利于达到骨整合。目前金属孔隙形状分布等参数对于假体植入后生物学效应及界面结合强度尚无确切，本节参考国内外学者的相关研究拟定孔隙率大概为1 mm。

二、3D打印个体化金属

（一）3D打印个体化金属成型技术

3D打印即快速成型技术是以数字模型文件为基础，运用粉末状金属或塑料等可黏合材料，通过逐层打印方式构造物体的技术，在医疗领域，特别是个体化重建领域应用前景广阔。不同3D打印系统其成型原理类似，但成型技术因成型材料的不同而各异。目前可用于直接制造金属功能零件的快速成型方法主要包括选择性激光烧结（SLS）、选择性激光熔融(SLM)及电子束熔融（EBM）、激光近净成型（LENS）等。

1. 选择性激光烧结（SLS）

选择性激光烧结技术（SLS）最初是由美国得克萨斯大学奥斯汀分校的Carl Deckard于1989年在其硕士论文中提出的，所采用的冶金机制为液相烧结机制，成型过程中粉体材料发生部分熔化，粉体颗粒保留其固相核心，并通过后续的固相颗粒重排、液相凝固粘接实现粉体致密化。具有成型材料选择范围广、成型工艺比较简单（无须支撑）等优点，但是采用半固态液相烧结机制，粉体未发生完全熔化，虽在一定程度上降低成型材料积聚的热应力，但成型件中含有未熔固相颗粒，直接导致孔隙率高、致密度低、拉伸强度差、表面粗糙度高等工艺缺陷，固液混合体系黏度通常较高，导致熔融材料流动性差，将出现"球化"效应。不仅会增加成型件表面粗糙度，更会导致铺粉装置难以在已烧结层表面均匀铺粉后续粉层，从而阻碍SLS过程顺利开展。由于烧结好的零件强度较低，需要经过后处理才能达到较高的强度并且制造的三维零件普遍存在强度不高、精度较低及表面质量较差等问题。选择性激光烧结技术（SLS）已被类似更为先进的技术代替。

2. 选择性激光熔融（SLM）

选择性激光熔融（SLM）的思想最初由德国Fraunhofer研究所于1995年提出，SLM技术作为SLS技术的延伸，二者的基本原理类似。SLM设备一般由光路单元、机械单元、控制单元、工艺软件和保护气密封单元几个部分组成。激光器是SLM设备中最核心的组成部分，直接决定了整个设备的成型质量。基本原理如图6-22：激光束开始扫描前，先把金属粉末平推到成型缸的基板上，激光束再按当前层的填充轮廓线选区熔化基板上的粉末，加工出当前层，然后成型缸下降一个层厚的距离，粉料缸上升一定厚度的距离，铺粉装置再在当前层上铺好金属粉末。设备调入下一层轮廓的数据进行加工，层层加工，直到整个零件加工完毕。整个加工过程在通有惰性气体保护的加工室中进行，以避免金属在高温下与其他气体发生反应。

SLM成型过程中重要工艺参数有激光功率、扫描速度、铺粉层厚、扫描间距和扫描策略等，通过组合不同的工艺参数，使成型质量最优。粉床上未被烧结部分成为烧结部分的支撑结构，因而无须考虑支撑系统（硬件和软件）。其主要缺陷有球化、翘曲变形。球化是成型过程中上下两层熔化不充分，由于表面张

力的作用，熔化的液滴会迅速卷成球形，从而导致球化现象，为了避免球化，应该适当地增大输入能量。翘曲变形是由于SLM成型过程中存在的热应力超过材料的强度，发生塑性变形。

3. 电子束熔融（EBM）

电子束选区熔化技术（EBM）是一种采用高能高速的电子束选择性地轰击金属粉末，从而使得粉末材料熔化成型的快速制造技术。工艺过程为：先在铺粉平面上铺展一层粉末；然后，电子束在计算机的控制下按照截面轮廓的信息进行有选择的熔化，金属粉末在电子束的轰击下被熔化在一起，并与下面已成型的部分粘接，层层堆积，直至整个零件全部熔化完成；最后，去除多余的粉末便得到所需的三维产品。上位机的实时扫描信号经数模转换及功率放大后传递给偏转线圈，电子束在对应的偏转电压产生的磁场作用下偏转，达到选择性熔化（图6-23）。对于一些工艺参数如电子束电流、聚焦电流、作用时间、粉末厚度、加速电压、扫描方式进行正交实验。作用时间对成型影响最大。

EBM技术优点是成型过程效率高，零件变形小，成型过程不需要金属支撑，微观组织更致密等，电子束的偏转聚焦控制更加快速、灵敏。电子束偏转聚焦系统不会被金属蒸镀干扰。用激光和电子束熔化金属的时候，金属蒸汽会弥散在整个成型空间，并在接触的任何物体表面镀上金属薄膜。电子束偏转聚焦都是在

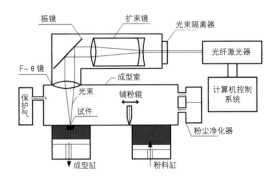

图6-22　SLM成型原理

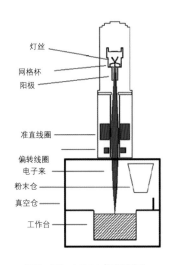

图6-23　EBM成型原理

磁场中完成，因而不会受到金属蒸镀的影响；激光器振镜等光学器件则容易受到蒸镀污染。但工作环境必须为高真空才能保证设备正常工作，这使得EBM技术整机复杂度提高。还因在真空度下粉末容易扬起而造成系统污染。此外，EBM技术需要将系统预热到800℃以上，使得粉末在成型室内预先烧结固化在一起，高预热温度对系统的整体结构提出非常高的要求，加工结束后零件需要在真空成型室中冷却相当长一段时间，降低了零件的生产效率。因为电子束比较难像激光束一样聚焦出细微的光斑，所以成型件难以达到较高的尺寸精度。因此，对于精密或有细微结构的功能件，电子束选区熔化成型技术是难以直接制造出来的。存在偏转误差，由于偏转的非线性以及磁场的非均匀性，电子束在大范围扫描时会出现枕形失真。

4. 激光近净成型（LENS）

激光近净成型（LENS）是在激光熔覆技术的基础上发展起来的一种金属零件3D打印技术。采用中、大功率激光熔化同步供给的金属粉末，按照预设轨迹逐层沉积在基板上，最终形成金属零件。它由美国Sandia国家实验室的DavidKeicher发明，并由Op-tomecDesign公司于1997年开始商业化运行。该工艺将Nd:YAG激光束聚焦于由金属粉末注射形成的熔池表面，而整个装置处于惰性气体保护之下。通过激光束的扫描运动，使金属粉末材料逐层堆积，最终形成复杂形状的零件或模具。国外研究人员应用LENS工艺制备了载重植入体的多孔和功能梯度结构，采用的材料为Ni、Ti等与人体具有良好相容性的合金，制备的植入体的孔隙率最高能达到70%，使用寿命达到7～12年。但是，该工艺成型过程中热应力大，成型件容易开裂，成型件的精度较低，零件形状较简单，且不易制造带悬臂的零件，粉末材料利用率偏低，对于价格昂贵的钛合金粉末和高温合金粉末，制造成本是一个必须考虑的因素。

上述几种金属快边成型技术方法的比较见表6-1。

三、3D打印个体化金属全过程

3D打印个体化金属全过程可分为三个步骤：①建立计算机三维CAD模型；②通过快速成型机进行打印制造；③成型后修整工作，包括后固化、后烧结、打磨、抛光、修补和表面强化处理等。其中建立计算机三维CAD模型是技术的前提及关键，即将CT、MR图像数据通过计算机CAD软件和逆向工程软件（包括Mimics软件、Simpleware软件，Geomagic Studio，UG软件等）进行建模，图像处理、设计、模拟手术匹配后提取出个性化假体设计CAD模型。

CT、MR图像数据导入软件后，一般需先通过配准、阈值分割、提取轮廓后分割出骨的三维表面结构，然后确定截骨平面，得出骨缺损模型（含健侧及截骨部分），然后以STL格式存储后导入逆向工程软件，使用逆向工程技术对修整出的切除区域进行建模，获得相应的假体外形。

其中从图像数据中提取所需的组织结构是医学图像分割的重点。主要有阈值分割方法、区域生长法、结合特定理论工具的方式如模式识别法、人工神经网络站等。阈值分割是一种简单且非常有效的方法，对于CT图像的效果好，而且简单，计算速度快，可多次尝试性分割后再调整。区域生长主要用于描绘肿瘤等较小的结构，我们本次进行骨性结构提取的方法主要是采用阈值分割方法。

另外值得一提的是假体的精准匹配主要依赖于采用逆向工程软件反求设计。逆向工程

表6-1 金属快边成型技术方法比较

指标	SLS	SLM	EBM	LENS
成型速度	较慢	较快	较快	快
制造成本	较低	较高	较高	高
原型精度	较低	高	高	高

（reverse engineering）建模是指从一个已有的物理模型或实物零件产生出相应的CAD模型的过程，分为两个方面，一是以处理复杂型面为主要特点的表面反求CAD建模研究；另一种是研究整个形成的反求CAD建模问题，医学图像处理为后者，主要依据医学图像具备对称性，可结合镜像操作，找出点云数据，再形成曲面后，进一步曲面重构获得模型特征。这一部分需要由CAD工程师根据医生的意图来完成。

3D打印技术作为新兴的增材制造技术有别于传统制造模式，不仅是满足个性化需求的重要途径，而且可以方便地制作具有诱导骨长入能力多孔金属实体，为外科领域高质量的骨替代材料的开发提供了宝贵的技术支撑，在骨科植入物方面有着独特优势，具有广阔的应用前景。然而在骨科植入物方面的发展仍面临材料、成本、工艺等多方面的挑战，诸多基础问题仍待进一步的研究。

第四节 金属3D打印个性化植入物在四肢长骨肿瘤手术中的应用

一、背景

随着医学技术的不断进步，越来越多的骨肿瘤可以得到良好的完整切除，但是瘤段切除后所遗留的大段骨缺损问题还没能完美解决。以往的处理解决方案有：异体骨重建、灭活骨、骨延长、假体重建等等方法，但这些方法都或多或少存在弊端。异体骨受到来源限制，有感染排异等风险；灭活骨存在着灭活不彻底，容易带来感染、复发等严重并发症；骨延长需要周期长、不可知因素多、感染风险大；传统假体为体内大段异物的特性，容易造成感染、假体松动等不良后果。最核心的问题在于，传统重建方法保证了重建的强度，但就很难保证生物学活性，特别是对于生长发育期的儿童、青少年，重建材料与重建的可靠性之间的矛盾更为明显，同时还伴有各种复杂并发症的风险。特别是下肢长节段负重骨缺损的重建，仍然是骨骼修复重建领域的难题与焦点。

以3D打印技术为代表的数字化技术近年来发展迅速，其中个体化定制的钛合金3D打印假体已经在临床开始应用。肿瘤患者的肿瘤性质因人而异，生长部位千变万化，更需要进行个体化的手术设计。医生可以根据每位患者肿瘤生长实际情况及个体实际需求设计手术方案及假体形态，同时可以在设计阶段就能控制假体的强度、重量、表面形态等重要参数，使个体化的3D打印钛合金假体成为替代传统方法解决大段骨缺损良好选择。但钛合金毕竟为金属材料，在体内没有生物学活性，即便设计成多孔结构，虽然可以部分增加腔内血运，但其周围及内部的远期成骨效果也并不尽如人意。

本节将着重介绍以3D打印的长节段管状钛金属假体为基础元件，在其内复合腓骨瓣及生物陶瓷等人工骨粒，形成长节段骨生物重建修复体，即一种体内的组织工程生物反应器。这样的复合可以使假体内部有充足的血运，周围的人工骨材料可以作为传导支架，以摆脱临床对于异体骨的依赖。这是一项基于2014年提出的人体骨骼体内生物制造的概念与相关技术所设计的临床研究。

但目前国内外尚无定论，因此我团队根据前期体外及体内试验结果，设计本研究，选取合适的下肢长骨骨肿瘤患者。通过针对每个病例的个体化设计，完成假体设计并进行手术，对个体定制化的长节段管状钛合金3D打印假体复合带血管腓骨及生物陶瓷技术进行临床实例应用。以验证该方法的临床有效性，希望找到一种解决下肢长节段负重骨缺损永久可靠生物重建的新方法。

二、骨肿瘤患者选择金属3D植入物的适应证

纳入标准：①股骨、胫骨有病理学证实的恶性骨肿瘤患者，包括单发的骨转移癌患者（预期生存时间>6个月）；②肿瘤部位均位于骨干，不涉及关节面；③年龄不限；④原发性恶性骨肿瘤MSTS分期Ⅰa、Ⅰb，Ⅱa以及Ⅱb期、Ⅲ期对新辅助化疗敏感的病例。

排除标准：①多发的骨转移癌、多发性骨髓瘤；②复发的恶性原发性骨肿瘤、局部软组织条件不适合保肢治疗的患者。

伦理：本项目经过西京医院伦理委员会批准，所有患者均签署"西京医院骨科金属3D打印假体植入知情同意书"。

三、一般资料

2015年8月—2016年11月，本中心收治四肢长骨肿瘤43例，按上述纳入及排除标准共5例纳入本研究，男1例，女4例；年龄16～56岁，平均（32±19.3）岁。原发肿瘤4例，包括骨肉瘤2例、尤文肉瘤1例、软骨肉瘤1例，转移肿瘤1例。所有患者术前均常规进行患处X线片、MR、胸部CT，全身骨扫描。原发肿瘤按Enneking分期，Ⅱb2例、Ib2例。所有尤文肉瘤及普通型骨肉瘤均在术前进行规范新辅助化疗。受试者人口学特征、诊断与分期、既往史和基线病灶评估等经统计学处理组间均无统计学差异（$P>0.05$）。

四、肿瘤切除手术的数字化设计

所有患者的CT、MR、骨扫描数据均输入计算机，使用Mimics 17.0（Materialise公司，比利时）加载DICOM数据，以CT为主要设计数据来源，将MR、骨扫描数据与其融合，判断肿瘤边界、水肿反应区域，并在软件中标示。按大于1.5 cm的边缘进行手术规划，设计截骨平面，在软件中完成模拟肿瘤切除。同时根据截骨平面及周围骨性组织表面特征，使用逆向工程方法设计手术导板，精确还原术前设计。

五、3D打印假体的设计、制造与质控

在完成肿瘤模拟切除后，根据局部骨质缺损情况设计钛合金3D打印假体。假体为个性化设计，在设计与制造过程中基于以下理念与规范：①形状：与断端骨骼形态匹配；②强度：满足人体负重生物应力需求；③牢固性：固定方式确保假体稳定；④表面：对于接触不同组织，需要设计不同表面；⑤成骨活性：3D打印假体内部血运的重建；⑥重量：满足上述要求的基础上，重量减至最低；⑦质控：两名高级职称医师及至少一名工程人员按照上述标准共同鉴定，确认合格，方可使用。

综合以上个体化设计理念，完成5例假体设计，对于四肢长骨的大段骨缺损，基本为管状骨缺失，其中股骨2例、胫骨3例，均设计成圆筒状，一边开槽，以方便带血管腓骨瓣植入，在假体与骨骼连接处设计螺钉钉孔以固定，在腓骨与假体间留植骨空间。假体设计完成后，使用计算机辅助的有限元力学分析，通过轴向给予1000 N的应力，查看假体应力分布情况，分析假体最大应力处应力与钛合金断裂强度之间的关系，以确保假体设计的可靠性。

加工分别由西安铂力特、北京国康加工，加工方式分别为选择性激光熔化技术（selective laser melting，SLM）和电子束熔融技术（electronic beam melting，EBM）。假体3D打印加工制备后，需要进行热处理、除粉、彻底清洗、消毒、封装。

六、肿瘤的切除及重建方法

手术前再次通过MR判断肿瘤范围是否有扩大，如果无异常，按计划进行手术。常规手术准备，按照术前规划设计切口，剥离显露放置导板所需的骨面，由导板的引导进行截骨，完成肿瘤的切除。术中在远近端分别取髓内组织送冰冻病理，如未见明确恶性证据，按计划继续进行。在缺损处安置假体，固定假体上的螺钉。腓骨的设计根据部位不同选择不同方式，股骨选择游离腓骨瓣，胫骨选择转移腓骨瓣。腓骨放置于假体腔内，腓骨与假体的间隙使用

生物陶瓷人工骨粒填充。假体旁使用接骨板加强固定，远近端螺钉固定于骨骼上。转移癌患者可以仅用骨水泥填充。儿童患者腓骨取骨区采用同种异体腓骨重建。

术中常规放置2跟以上负压引流管，术后引流管放置2周，并持续保持负压。术后患者使用充气式下肢泵预防下肢深静脉血栓。常规应用抗生素3天，拆线后继续按计划化疗。术后3周挂双拐部分负重行走，10～12周开始逐步全负重。

七、主要观察指标和疗效评价标准

（一）随访

所有患者于术后1个月及每3个月来院复查X线片，术后每6个月行胸部CT检查，术后3个月复查骨扫描，观察腓骨瓣血运（图6-24～图6～28）。

（二）疗效评价

指标包括生存状态、疾病状态、假体并发症情况、肢体功能等，3个月以上患者随访时应用MSTS-93（the musculoskeletal tumor society，MSTS，世界骨与软组织肿瘤协会）骨肿瘤保肢术后肢体功能评分量表评估患者下肢功能。

（三）3D假体安全性

假体固定可靠性、周围组织炎症反应、网格结构稳定性、手术中使用方便性。

采用SPSS16.0（SPSS公司，美国）统计软件包进行统计分析；患者基线资料应用组间均衡性分析进行评价；检验水准α值取双侧0.05。

八、3D打印植入物的临床应用效果

（一）手术学结果

所有5例患者资料未见明显统计学差异（$P>0.05$），均在手术前进行数字化手术设计，同时完成了假体及手术导板的设计。假体设计通过有限元分析验证后，分别使用了SLM（2例）和EBM（3例）技术3D打印加工假体，经过清洗、高温高压消毒后备用。手术导板使

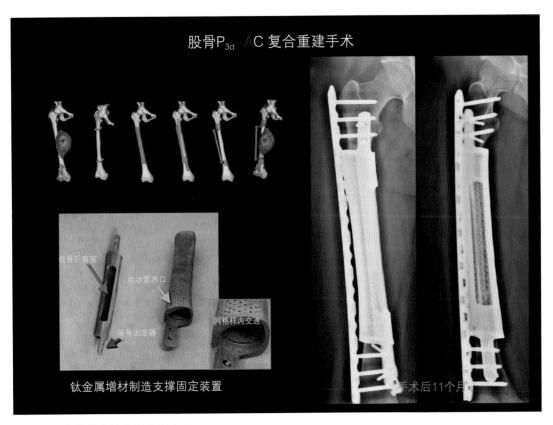

图6-24　右股骨中段尤文肉瘤患者

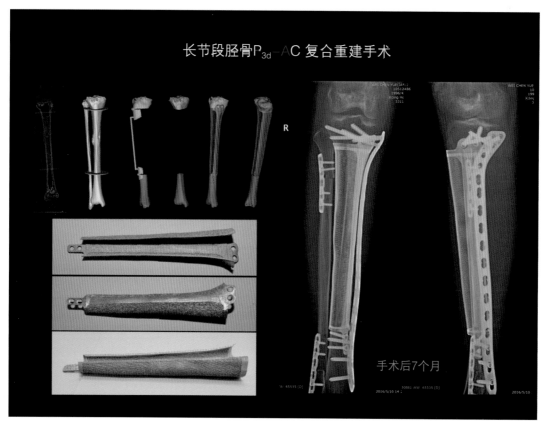

图6-25　右胫骨中段普通型骨肉瘤患者

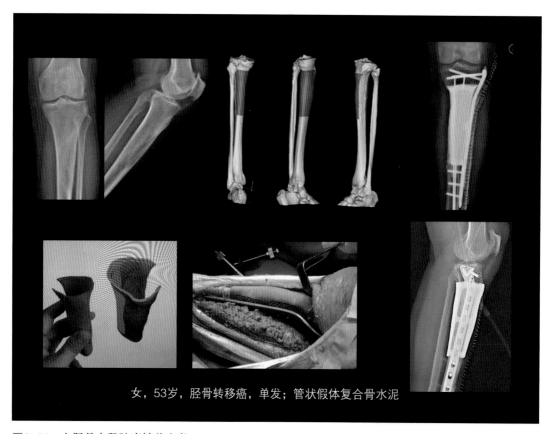

图6-26　左胫骨中段肺癌转移患者

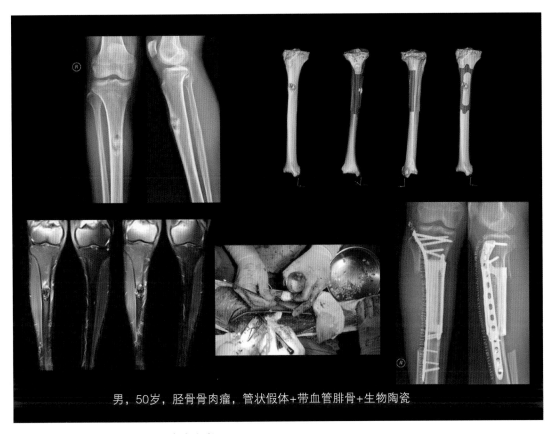

男，50岁，胫骨骨肉瘤，管状假体+带血管腓骨+生物陶瓷

图6-27　右胫骨中段中央型骨肉瘤患者

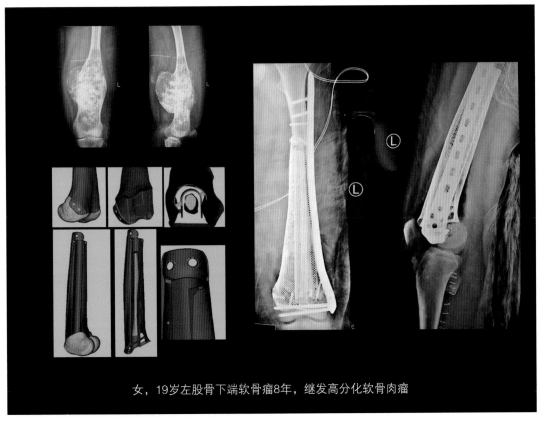

女，19岁左股骨下端软骨瘤8年，继发高分化软骨肉瘤

图6-28　左股骨远端低级别软骨肉瘤患者

用聚乳酸（poly lactic acid，PLA）材料进行3D打印，清洗、低温消毒后备用。

5例患者均按术前计划实施手术，导板均安装于唯一位置，稳定于骨面，按术前计划引导截骨。术中冰冻病理均提示未见明确恶性证据。假体安装牢固4例进行腓骨瓣植入，在腓骨周围剩余的空间植多孔磷酸三钙颗粒（上海贝奥路生物材料有限公司，中国）；1例为转移性肿瘤，使用骨水泥填充。平均手术时间为（261±85）min，平均出血量为（540±182）mL。

（二）肿瘤学结果

术后5例患者均按时随访，随访时间：1～15个月，平均6.4个月。所有患者术后均存活，原发肿瘤未见局部复发及肺转移，无进展生存时间（progression free survival，PFS）>5个月。功能（MSTS）：2例手术后超过12个月患者（股骨中段尤文肉瘤、胫骨中段骨肉瘤）：优，1例术后随访3个月患者：良，其他2例患者处于部分负重锻炼阶段，手术部位相邻关节活动度均正常。

（三）3D打印假体重建效果

术后按照计划时间对5例患者术区进行影像学随访，可见5例钛合金3D打印假体均完整、位置稳定，周围内固定材料牢固，肢体重建稳定。2例患者已下地行走，3例患者还未完全负重。有1例患者术后12个月时，股骨假体固定螺钉断裂1枚，不影响假体稳定。

（四）腓骨瓣重建效果

术后3个月对2例行腓骨瓣转移的患者进行全身骨扫描检查，结果可见腓骨全段内均有代谢信号，强于周围植骨区域。

（五）术后并发症

所有5例患者均内固定牢固，肢体功能良好，均无发热、伤口渗液、感染等情况，均未见影响肢体功能的术后并发症发生。

九、3D打印植入物在骨肿瘤外科的应用心得

（一）下肢长节段负重骨缺损的重建

骨肿瘤瘤段切除后所遗留的大段骨缺损问题一直困扰着临床医生，以往的解决方案为：异体骨重建、灭活骨、骨延长、假体重建，但这些方法都存在弊端。异体骨重建首先受到来源限制，形态难以精确匹配，特别是对于儿童患者，还有感染排异等风险。灭活骨存在肿瘤灭活不彻底、骨段污染、手术时间长等问题，容易引起肿瘤局部复发、感染等严重并发症。骨延长手术周期长、不可知因素多、感染风险大，且延长阶段的有效长度不可预知，不适合骨肿瘤手术患者。假体重建为非生物重建，其体内大段异物的特性，使其容易发生感染，骨吸收、假体松动的不良后果。而钛合金3D打印假体为个体化定制假体，根据每位患者肿瘤生长实际情况和需求设计手术方案及假体形态，成为替代传统方法解决大段骨缺损良好选择。

（二）肿瘤切除的数字化设计的重要性

肿瘤患者肿瘤性质因人而异，生长部位千变万化，更需要进行个体化的手术设计。随着数字化技术的发展，使精确的手术前设计及个体化假体的设计成为可能。通过计算机辅助设计患区骨骼的三维重建CT薄层扫描患处，准确提取人体骨骼断层截面数据。将数据导入医学专用影像处理软件进行处理，得到清晰的人体骨骼三维图像。依托于三维图像，可以进行诸如肿瘤范围标识、切除范围确定等个体化手术方案的制订，更重要的是可以手术前根据缺损范围设计个性化假体。假体设计成型后，并不是所有的设计元素都可以通过传统加工方式实现，对于假体内部结构，以往的机械加工方法就难以触及，使得设计仅可以停留在纸面。近年来国内外3D打印技术获得了飞速的发展，其中具有代表性的SLM和EBM取得了丰硕的研究成果，能够实现具有复杂结构高性能金属零件的无模具、快速、高致密度近净成型。结合目前最先进的金属3D打印技术，可以完全还原假体设计，使个体定制化假体的设计制备成为可能。

（三）金属3D打印假体的设计理念

依托于当前的数字化技术和先进加工技术，个性化假体设计"所得即所想"的愿望得以实现，医生或医学工程人员可以根据患者的实际需求设计材质、形状、结构更优化的假体，使其更适合于人体的生物力学和运动功能。根据我团队数字化设计的临床工作基础及十多例钛合金个性化3D打印假体的相关设计经验，总结出以下设计理念。

1. 形状

对于肢体管状长骨假体，远近端需要与截骨端相接触，形状需要与断端骨骼形态完全匹配。中间的过度形状不一定需要解剖还原，在考虑了强度、植骨、安装方式等方面因素后，可以对中间的过渡结构进行简化，以求减低整体重量。

2. 强度

管状长骨假体在体内需要承受一定的生物应力，一般设计时多考虑结合标准接骨板一同使用，但设计时还需要对假体的强度进行考虑。强度包括即时强度以及疲劳强度，通过有限分析能够得到假体的应力分布图，通过改良应力集中区域的形状，可以大为提高强度。

3. 牢固性

对于管状假体而言，设计时还需要考虑安装时与骨骼断端的连接方式，以确保即时牢固，同时强烈建议配合使用接骨板固定，以增强假体与骨骼间的牢固性。

4. 表面

全新的金属3D打印技术使得假体可以加工成多孔结构，在设计时需要根据周围接触组织情况调整表面形态，比如称骨区、不必要的减重区，都可以设计成多孔状，以方便满足骨组织长入，另一方面使减少假体表面产生积液可能性。

5. 成骨活性

为了增强3D打印金属假体的远期固定效果，我团队采用改善假体内部血运的方式提高假体内成骨活性，是无生物活性的金属假体变成一种"体内生物反应器"，结合周围的植骨，已得到良好的远期固定效果。

6. 重量

在体内假体的质量、体积越大，将来发生骨吸收、假体排异的概率也越大，在假体设计过程中，在保证必要的形状匹配、强度等因素后，通过优化形状、适当增加多孔结构已减轻假体重量。

7. 质控

目前3D打印尚为新技术，还没有相关的技术规范，我团队目前提出，手术及假体的设计方案必须由两名高级职称医师审核，其中至少一人需要参加手术，对于假体的设计及应力分析至少一名工程人员审核，按照上述标准共同鉴定，确认合格，方可以在临床使用。

（四）钛合金3D打印假体的临床应用的效果

本组观察5例临床病例，手术均按照术前设计，在导板辅助下，完成精准瘤段切除。在假体安装时，断端与假体容腔匹配准确，均没有发生偏移、微动。假体安装完毕后，台上活动关节，可见假体位置稳定、固定牢靠，再使用接骨板对骨端进行加强固定。因为假体与骨端之间设计有容腔，可使假体紧密地与骨骼结合在一起，达到一定程度的早期稳定，再结合接骨板固定，可以得到良好的即时稳定。

平均手术时间为（261±85）min，平均出血量（540±182）mL，明显优于同种异体骨复合腓骨瓣重建手术。传统的瘤段切除、腓骨复合异体骨手术需要有确定肿瘤范围、测量瘤段长度、修整异体骨、准备腓骨等环节，而应用钛合金3D打印假体是，只需要显露一定骨骼表面就可以完成截骨，下一步直接安装假体，省去了三个环节，从理论上就可以缩短手术时间、减少出血量及术中透视次数。

通过术后影像学随访，可见5例钛合金3D打印假体均完整、位置稳定、内固定牢靠。通过准确的术前设计和导板引导下的术中还原，缺损处重建可以完全按照术前设计进行，这时的假体受力情况都已经在术前进行了有限元分析并已经进行优化，再结合多孔的外在成骨及腓骨瓣的内在成骨作用，使得假体能够获得较好的远期固定效果。

5例患者均未见影响肢体功能的术后并发症。原因分析为手术时间缩短，假体积小，广泛采用多孔化设计，这些有利于减少感染、排异等严重不良反应的发生。

（五）腓骨瓣结合金属3D打印假体的优势

通过钛合金3D打印技术，可以将设计者的思路完美实现，但钛合金毕竟为惰性材料，在体内不能降解、没有生物学功能。在以往的钛合金假体在应用中，远期多会发生假体松动、断裂等不良后果。而其根本原因就是钛合金没有生物学活性，即便设计成多孔结构，其内骨广大区域的远期成骨效果也牵强人意。本研究尝试使用患者自体带血管腓骨加强金属假体的生物学活性，以3D打印的长节段管状钛金属假体为基础元件，在其内复合腓骨瓣及生物陶瓷等人工骨粒，形成长节段骨生物重建修复体，即一种体内的组织工程生物反应器。一方面可以使假体内部有充足的血运，另一方面可以摆脱临床对于异体骨的依赖。本研究5例患者中的4例为原发肿瘤，在手术是采用了复合腓骨瓣的方法，在术后的随访过程中，远期固定效果均良好。其中术后3个月对2例行腓骨瓣转移的患者进行全身骨扫描检查，结果可见腓骨内有代谢信号，证明2例腓骨均成活。希望以此达到下肢长节段负重骨缺损永久可靠生物重建的目的。

十、3D打印植入物在骨肿瘤外科的应用前景

本研究的手术及假体设计均为个体化，因病例数量较少，且随访时间较短，可能会低估假体松动、内固定断裂等相关并发症发生的概率。另外，钛合金3D打印假体复合腓骨瓣重建的远期效果也需要更长时间的观察。

目前，在骨肿瘤外科领域，长节段管状钛合金3D打印假体复合带血管腓骨及生物陶瓷技术，对于重建骨肿瘤切除术后造成的长节段缺损临床疗效良好，是一种很有前景的下肢保肢手术精准生物重建方法，有望实现下肢长节段负重骨缺损的永久可靠生物重建。

第五节　脊柱个性化3D打印钛合金假体的临床应用实例

病情介绍：患者，女，22岁，汉族，未婚，职业：学生。主诉：摔伤致腰背部疼痛并双下肢放射痛10天入院。

查体：患者步入病房，腰椎各方向活动度减低：前屈30°，后伸15°，左、右侧弯分别为20°、10°，L4椎体压痛、叩击痛（＋）。会阴部皮肤感觉无减退；右小腿前侧、后外侧皮肤感觉减退，余双下肢皮肤感觉正常。双侧直腿抬高试验70°以上，加强试验（＋），双侧股神经牵拉试验（－）。双下肢肌肉无萎缩。肌力：髂腰肌左/右＝V/V级，股四头肌左/右＝V/V级、腘绳肌左/右＝V/V级，胫前肌左/右＝V/V级，足背伸肌左/右＝V/V级，趾伸肌左/右＝V/IV级，腓骨长短肌左/右＝V/V级，小腿三头肌左/右＝V/V级，趾屈肌左/右＝V/V级，胫后肌左/右＝V/V级。双下肢髋膝、踝关节活动度可。双下肢末梢血运可。双侧膝腱反射正常，双侧跟腱反射正常。双侧巴宾斯基征未引出，双侧髌、踝阵挛未引出

辅助检查：X线片提示L4椎体右侧溶骨性破坏，椎体部分塌陷（图6-29）。CT检查：L4椎体及右侧附件占位性病变，多考虑骨巨细胞瘤或血管源性肿瘤可能（图6-30）。MR检查提示L4椎体及右侧附件溶骨性破坏，椎管内脊髓明显受压（图6-31）。

初步诊断：L4椎体肿瘤（骨巨细胞瘤？）

诊疗经过：入院后积极完善各项检查，行穿刺活检后，病理提示：骨巨细胞瘤。

术前辅助治疗：行4次迪诺单抗治疗，术前选择性肿瘤供血血管栓塞术。

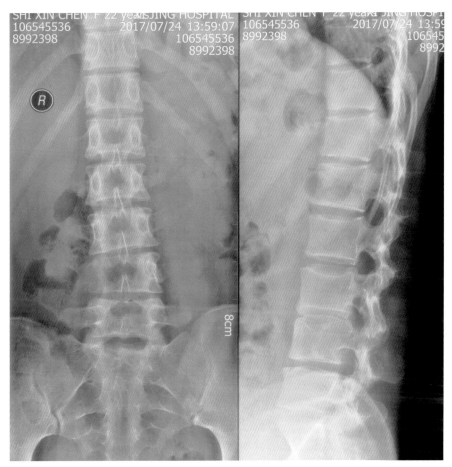

图6-29　X线片提示L4椎体右侧溶骨性破坏，椎体部分塌陷

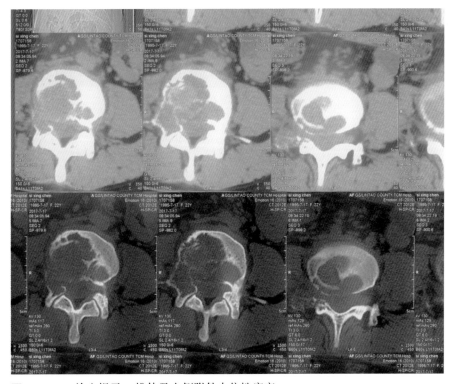

图6-30　CT检查提示L4椎体及右侧附件占位性病变

手术治疗：行后路L4椎体全切，3D打印人工椎体植入，L2～L5、S1植骨融合内固定术。手术时间6 h，出血2 000 mL。

术前设计情况：齿突设计，增加即可稳定性，背侧实体抛光设计，增加支撑，减少粘连

（图6-32）。术前模拟术中假体植入情况：假体精确匹配，即刻稳定性良好（图6-33）。术中情况（图6-34），术后随访（图6-35～图6-37）。

最后诊断：L4骨巨细胞瘤。

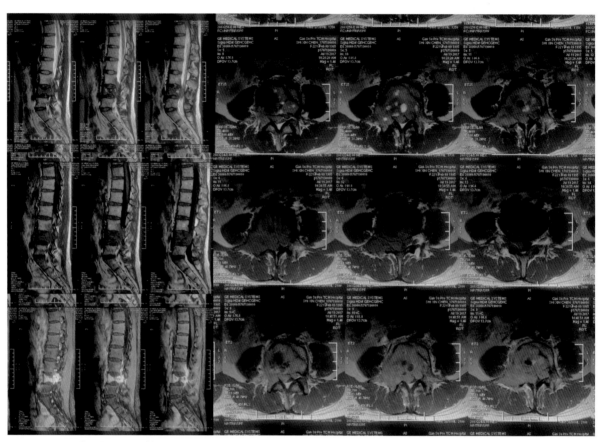

图6-31　MR检查提示L4椎体及右侧附件溶骨性破坏，椎管内脊髓明显受压

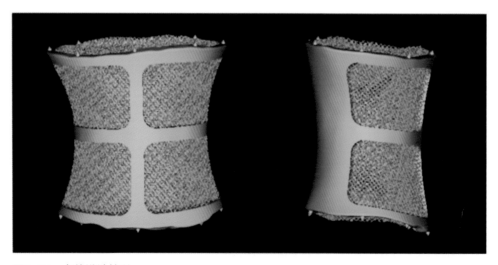

图6-32　术前设计情况

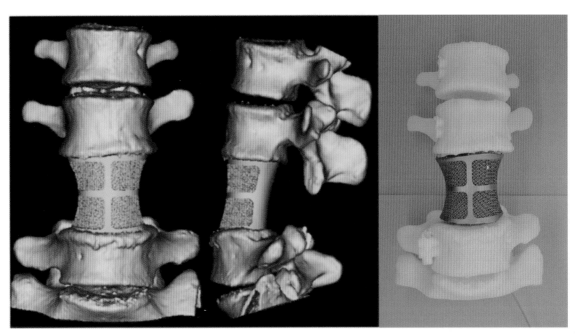

图6-33 术前模拟术中假体植入情况

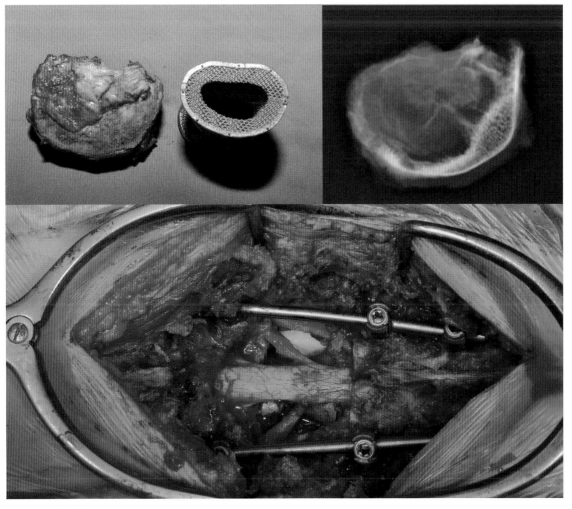

图6-34 术中情况

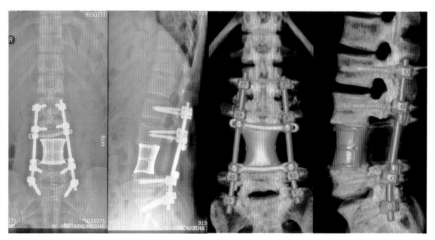

图6-35 术后即刻3D打印人工椎体重建效果良好，与邻近椎体精确匹配

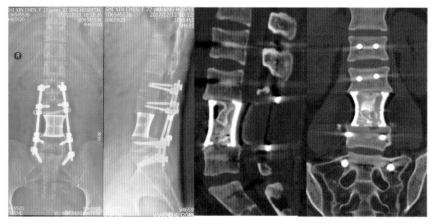

图6-36 术后3个月3D打印人工椎体与邻近椎体发生初期骨长入

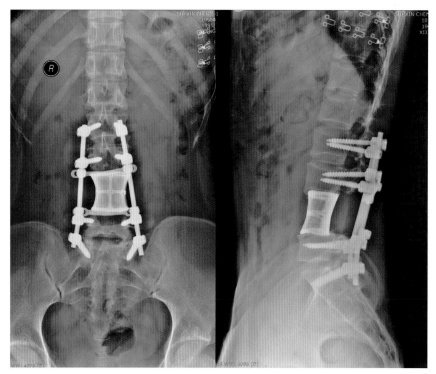

图6-37 术后1年内固定位置良好，无松动移位

第六节 个性化3D打印钛合金人工椎体力学性能的影响因素分析

一、背景

随着现代医疗技术的发展，椎体置换术已成为治疗脊柱肿瘤、结核和创伤等椎体病变的主要手段，以减轻患者疼痛和恢复脊柱支撑和运动功能，在临床上得到了广泛应用。然而，由于缺乏与相邻椎体良好的骨性融合和永久性固定使得人工椎体下沉并发症仍存在。临床数据显示钛网植入物失效率高达44%，而且术后3个月和4个月融合器下沉率分别达到了63.4%和70.7%。其中，失效位于上终板与下终板概率分别是42%和50%。通过分析可知，椎体下沉主要是由于人工椎体与相邻椎体终板的不匹配致使应力集中和松动。另外，批量化生产的人工椎体也难以满足广大患者几何形貌特征，如椎体高度、椎体倾斜角度、表面曲率等，使得人工椎体与相邻椎体的不匹配度对服役过程的影响越显著，因此临床上迫切需要符合患者个体化的人工椎体来提高假体服役性能。随着3D打印技术的快速发展，为个性化人工椎体的设计和制造提供了技术保障。

为解决椎体下沉和骨融合问题，有限元方法已广泛用于研究脊柱植入物的生物力学性能。通过融合节段的活动度和椎体的应力分布能有效评估假体性能，尤其是，良好的骨性融合将产生较小运动范围而维持良好稳定性。同时，体外离体实验也常用于验证有限元模型和探究假体真实的力学行为。然而，由于自然椎体解剖结构形态的差异，椎间或椎体融合器的不同设计参数对其生物力学性能的影响得到广泛关注，临床上椎体下沉是由多方面因素所致，但少有研究系统地分析个性化植入物不同特征参数的影响。尽管一些研究表明：考虑椎体终板几何形貌和独特的模量分布能有效降低应力屏蔽和提高植骨融合。但解剖型曲面完美贴合的优势也给临床植入带来了很大挑战，植入位置的偏差也可能改变载荷传递的

同时损伤韧带和肌肉等软组织。因此，本节定量研究了个性化人工椎体的特征参数对力学性能的影响，主要包含：椎体端面形貌、倾斜角度和壁厚；同时探究了个性化设计参数对临床植入位置偏差的影响，旨在全面提高假体的服役性能。

二、材料与方法

（一）椎体置换模型

根据临床真实案例构建了椎体置换有限元模型，如图6-38所示，主要包含自然椎体，设计的人工椎体和内固定系统，其中人工椎体内部植骨以促进良好的骨性融合。基于患者CT数据采用Mimics软件重构L1～L3节段几何模型，并在Geomagic软件进行曲面修复和光顺处理，将输出的实体模型导入Solidwork软件中设计人工椎体的几何外形，同时在医生指导下模拟切除L2节段部分椎体。内固定螺钉（φ5×28 mm）分别植入两椎体中间位置并通过连接棒（φ4.5 mm）相连固定。根据椎体的解剖形态和医生临床经验，选择截面近似肾形的人工椎体结构，研究表明人工椎体与相邻终板接触面达到30%～40%有利于骨融合。

采用Hypermesh对有限元模型划分网格，其中松质骨为C3D4单元类型，皮质骨为C4D6单元类型，其余组件采用四面体网格单元，整个模型划分网格数约为425 377，并导入Abaqus中进行前处理设置和后续求解。采用只拉不压的非线性弹簧定义韧带的作用，根据真实解剖结构分布的位置、平均长度及截面积来建立和设置属性。对于人工椎体与相邻椎体终板的接触定义为绑定约束，以反应融合后的效果；对于关节突关节，由于表层关节软骨的存在故定义为无摩擦接触。各组件的材料属性参数如表6-2所示，均设定为均匀性、各向同性和线弹性。腰椎L3节段的下终板全固定约束，通过参考点绑

定L1节段上终板形式来施加各种不同的运动载荷条件，主要包含站立、屈伸运动、侧弯运动和轴向旋转，其中Fa为400 N，其余运动的弯矩Mx、My、Mz均为10 Nm。

（二）几何特征参数

如图6-39所示，关键的几何特征参数和临床参数主要包含椎体端面形貌、壁厚、倾斜角度和植入位置。由于端面形貌显著影响载荷传递和应力分布，结合现役产品选择了平面或解剖面来设计椎体端面形貌，以定量分析不同表面形貌的影响。同时，人工椎体的壁厚关系到植骨量和假体强度，壁厚大则减少植骨量可能影响骨融合，而壁厚小则减小假体强度可能出现塌陷。目前人工椎体产品通常选用2~3 mm壁

厚，本节围绕壁厚2~4 mm，以0.5 mm间隔分别分析不同壁厚的影响。由于自然腰椎前凸，在假体设计时也应考虑生理曲度的影响。倾斜角度γ用于反应人工椎体的生理曲度，是矢妆面上中心线和竖直轴线的夹角。统计数据显示正常L2节段的倾斜角度的变化范围为0°~9°，因此采用以3°为间隔分析四种不同角度的影响。另外，为了更好分析临床植入位置偏差的影响，分别分析了五种不同位置下的力学性能，以L2中间位置分别沿四个方向偏移3 mm。通过建立的有限元模型，考虑所有的几何特征参数的变化，分析这些参数对人工椎体，相邻椎体终板和植骨的应力分布。同时，基于应力、应变和有效接触面积结果预测和评估植入物下沉和骨生长情况。

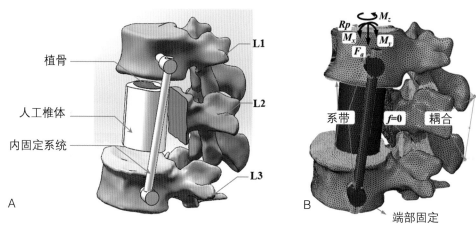

图6-38　A. 腰椎L1~L3节段椎体融合的几何模型。B. 有限元模型前处理设置，其中Rp表示参考点定义，Mx、My、Mz表示不同运动的弯矩，Fa是轴向压缩载荷，f是摩擦系数

表6-2　有限元模型各组件的材料属性

组件材料	弹性模量(MPa)	泊松比	组件材料	弹性模量(MPa)	刚度(N/mm)
皮质骨	12000	0.3	棘间韧带	11.6	20.17
松质骨	100	0.2	黄韧带	19.5	410
后方结构	3500	0.25	横韧带	58.7	0.833
人工椎体	3800	0.45	后纵韧带	20	82.2
关节软骨	10	0.3	棘上韧带	15	55
内固定系统	110000	0.34	囊韧带	32.9	131.7
植骨	1850	0.3			

如图6-40所示，分别选择三种不同尺寸0.75 mm、1 mm和1.5 mm进行网格敏感性分析，结果显示融合器的最大Mises应力和整个系统的运动范围偏差均低于5%，因此采用1 mm进行网格划分。同时，不同运动步态下的活动度预测值与文献中自然椎体的结果比较以验证有限元模型，结果表明，椎体融合有效降低了三节段椎体的活动度，尤其是侧向弯曲。

三、结果

图6-41为两种不同端面形貌分别在五种不同运动步态下各组件的应力分布。结果显示：平面型的人工椎体最大Mises应力达到了71 MPa，而解剖型设计只有34 MPa，都是出现在屈伸运动中。对于L1节段下终板，前屈运动时平面型终板表面最大Mises应力达到了130 MPa，而解剖型终板表面最大应力为90 MPa，但出现在后伸运动。对于L3节段上终板，平面型设计终板表面最大应力出现在侧弯运动，为76 MPa，而解剖型设计出现在后伸运动且为99 MPa。

人工椎体不同壁厚的模拟结果如图6-42所示，结果显示：人工椎体接触面的最大应力在壁厚2.5 mm时达到最大，然而随着壁厚增加，椎体内部植骨空间相对减小，其接触表面的最大应力逐渐降低。

人工椎体不同倾斜角度模拟结果如图6-43和图6-44所示，结果显示，在不同的运动步态下，人工椎体和植骨接触面的最大应力在倾斜角度为0°和9°时变化明显，但整体上倾斜角度6°的结果在四组模型中最小。而且从不同运动步态下植骨表面有效的接触面积结果显示倾斜角度6°能获得良好的骨生长性能，该角度与患者L2、L3的生理曲度6.8°相近。

人工椎体不同植入位置模拟结果如图6-45和图6-46所示，结果显示，对于人工椎体和植骨，当植入位置位于后方区域能获得最低的最大Mises应力，其次是中间位置。由于临床植入的偏差使得置于后方与置于侧方之间的应力差别能达到40%。同时，根据植骨的有效接触面积显示，后方和中心均能获得良好的骨长入的应力刺激。

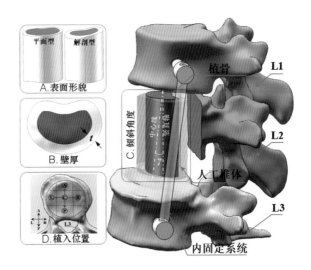

图6-39　人工椎体的几何参数
A.平面型与解剖型表面形貌。B.人工椎体壁厚。C.倾斜角度。D.植入位置

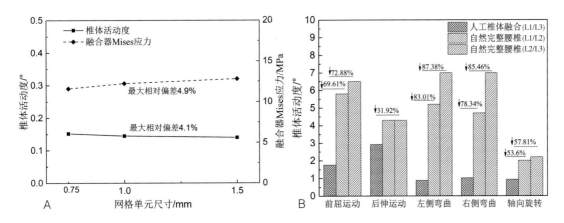

图6-40　A.网格尺寸敏感性分析。B.人工椎体融合后的活动度与自然椎体活动度比较

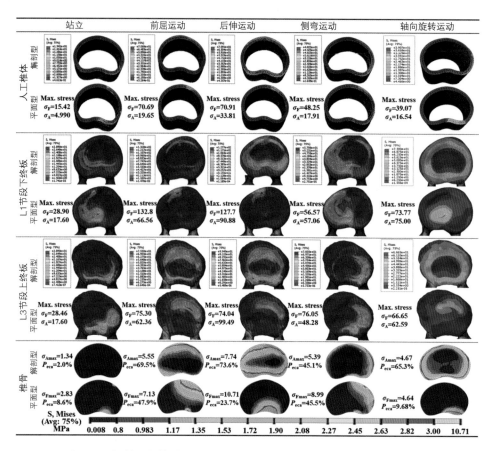

图6-41 平面型和解剖型椎体端面形貌在五种不同运动步态的应力分布（σF和σA分别表示平面型和解剖型表面的最大Mises应力，σFmax和σAmax分别表示两种平面植骨的最大应力，Peca表示促进骨生长的有效接触面积）

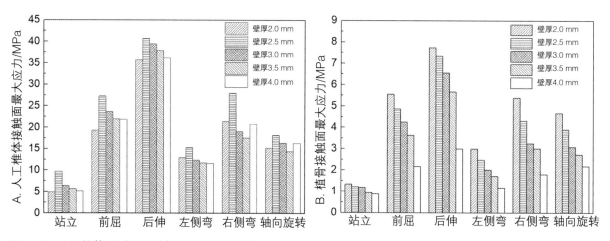

图6-42 人工椎体不同壁厚时各运动步态下组件的应力分布
A. 人工椎体。B. 植骨

A. 人工椎体接触面最大应力/MPa
B. 植骨接触面最大应力/MPa
人工椎体倾斜0°
人工椎体倾斜3°
人工椎体倾斜6°
人工椎体倾斜9°
站立
前屈
后伸
左侧弯
右侧弯
轴向旋转
0
5
10
15
20
25
30
35
40
1
2
3
4
5
6

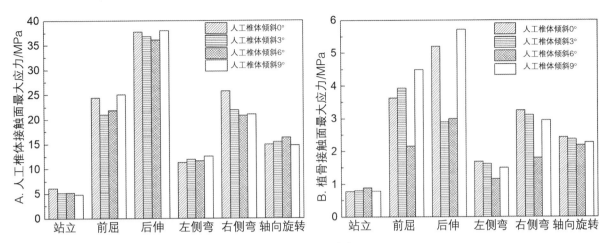

图6-43　人工椎体不同倾斜角度时各运动步态下组件的应力分布
A. 人工椎体。B. 植骨

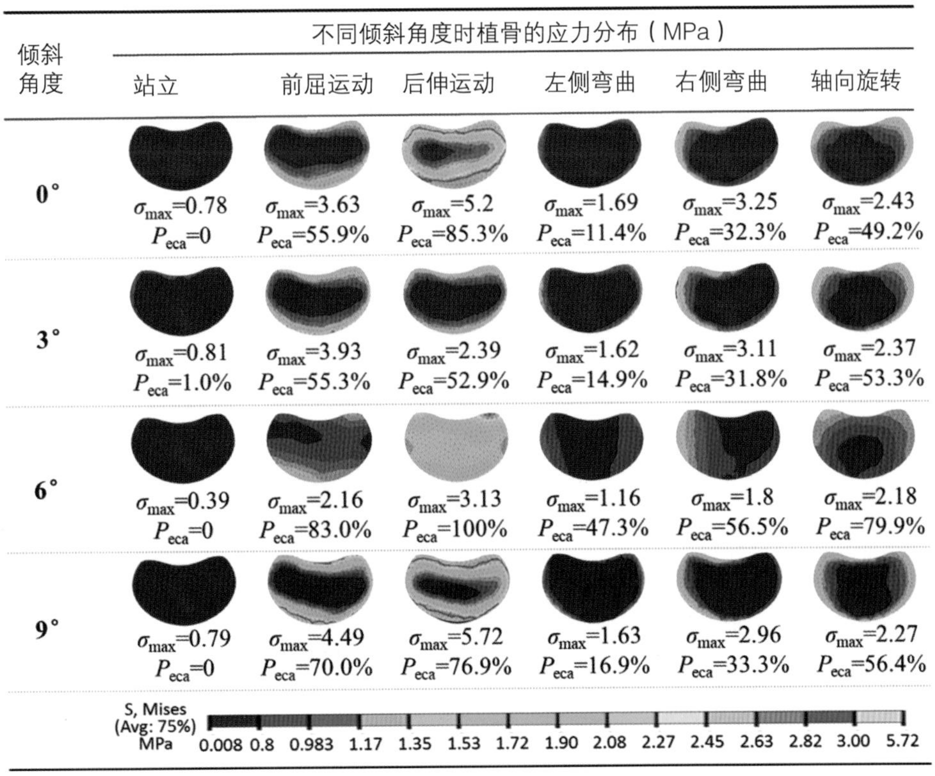

倾斜角度
不同倾斜角度时植骨的应力分布（MPa）
站立
前屈运动
后伸运动
左侧弯曲
右侧弯曲
轴向旋转
0°
σmax=0.78 Peca=0
σmax=3.63 Peca=55.9%
σmax=5.2 Peca=85.3%
σmax=1.69 Peca=11.4%
σmax=3.25 Peca=32.3%
σmax=2.43 Peca=49.2%
3°
σmax=0.81 Peca=1.0%
σmax=3.93 Peca=55.3%
σmax=2.39 Peca=52.9%
σmax=1.62 Peca=14.9%
σmax=3.11 Peca=31.8%
σmax=2.37 Peca=53.3%
6°
σmax=0.39 Peca=0
σmax=2.16 Peca=83.0%
σmax=3.13 Peca=100%
σmax=1.16 Peca=47.3%
σmax=1.8 Peca=56.5%
σmax=2.18 Peca=79.9%
9°
σmax=0.79 Peca=0
σmax=4.49 Peca=70.0%
σmax=5.72 Peca=76.9%
σmax=1.63 Peca=16.9%
σmax=2.96 Peca=33.3%
σmax=2.27 Peca=56.4%
S, Mises
(Avg: 75%)
MPa
0.008 0.8 0.983 1.17 1.35 1.53 1.72 1.90 2.08 2.27 2.45 2.63 2.82 3.00 5.72

图6-44　人工椎体不同倾斜角度时各运动步态下植骨表面的最大应力和有效接触面积

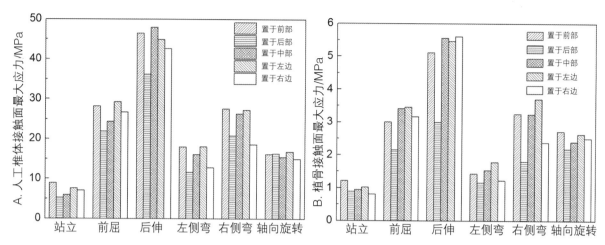

图6-45 人工椎体不同植入位置时各运动步态下组件的应力分布
A. 人工椎体。B. 植骨

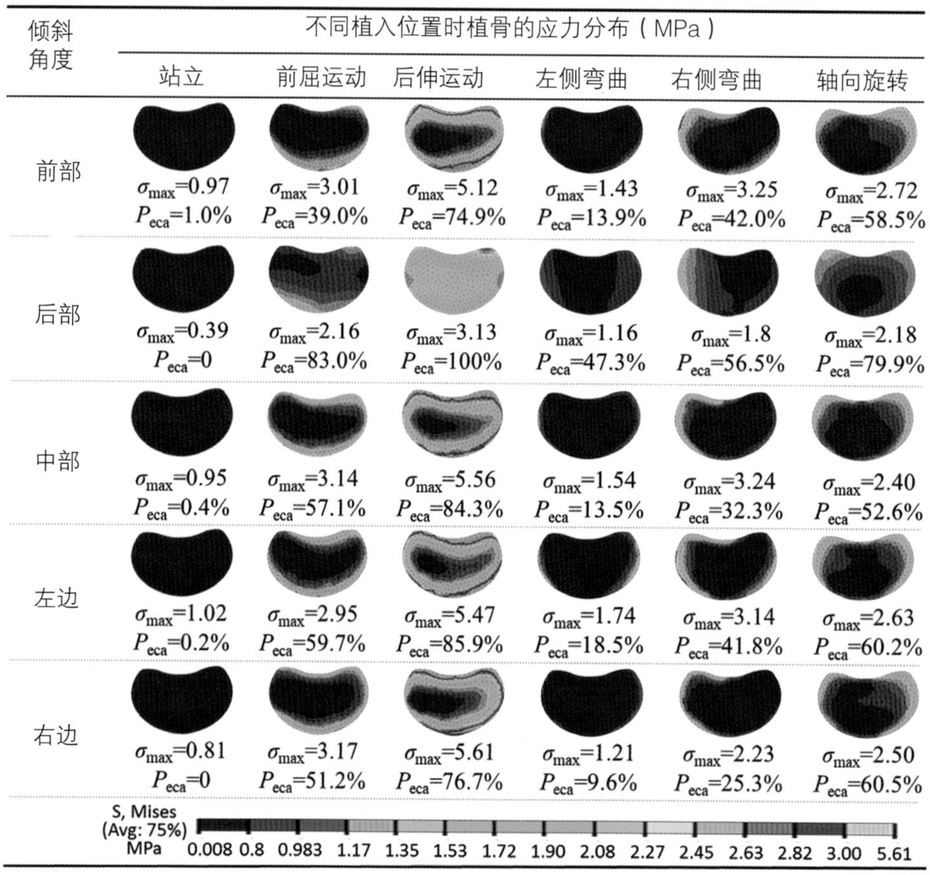

倾斜角度	不同植入位置时植骨的应力分布（MPa）					
	站立	前屈运动	后伸运动	左侧弯曲	右侧弯曲	轴向旋转
前部	$\sigma_{max}=0.97$ $P_{eca}=1.0\%$	$\sigma_{max}=3.01$ $P_{eca}=39.0\%$	$\sigma_{max}=5.12$ $P_{eca}=74.9\%$	$\sigma_{max}=1.43$ $P_{eca}=13.9\%$	$\sigma_{max}=3.25$ $P_{eca}=42.0\%$	$\sigma_{max}=2.72$ $P_{eca}=58.5\%$
后部	$\sigma_{max}=0.39$ $P_{eca}=0$	$\sigma_{max}=2.16$ $P_{eca}=83.0\%$	$\sigma_{max}=3.13$ $P_{eca}=100\%$	$\sigma_{max}=1.16$ $P_{eca}=47.3\%$	$\sigma_{max}=1.8$ $P_{eca}=56.5\%$	$\sigma_{max}=2.18$ $P_{eca}=79.9\%$
中部	$\sigma_{max}=0.95$ $P_{eca}=0.4\%$	$\sigma_{max}=3.14$ $P_{eca}=57.1\%$	$\sigma_{max}=5.56$ $P_{eca}=84.3\%$	$\sigma_{max}=1.54$ $P_{eca}=13.5\%$	$\sigma_{max}=3.24$ $P_{eca}=32.3\%$	$\sigma_{max}=2.40$ $P_{eca}=52.6\%$
左边	$\sigma_{max}=1.02$ $P_{eca}=0.2\%$	$\sigma_{max}=2.95$ $P_{eca}=59.7\%$	$\sigma_{max}=5.47$ $P_{eca}=85.9\%$	$\sigma_{max}=1.74$ $P_{eca}=18.5\%$	$\sigma_{max}=3.14$ $P_{eca}=41.8\%$	$\sigma_{max}=2.63$ $P_{eca}=60.2\%$
右边	$\sigma_{max}=0.81$ $P_{eca}=0$	$\sigma_{max}=3.17$ $P_{eca}=51.2\%$	$\sigma_{max}=5.61$ $P_{eca}=76.7\%$	$\sigma_{max}=1.21$ $P_{eca}=9.6\%$	$\sigma_{max}=2.23$ $P_{eca}=25.3\%$	$\sigma_{max}=2.50$ $P_{eca}=60.5\%$

S, Mises (Avg: 75%)
MPa 0.008 0.8 0.983 1.17 1.35 1.53 1.72 1.90 2.08 2.27 2.45 2.63 2.82 3.00 5.61

图6-46 人工椎体不同植入位置时各运动步态下植骨表面的最大应力和有效接触面积

四、讨论

本节针对系列化人工椎体产品难以满足个性化患者需求和临床假体下沉失效因素出发，采用有限元方法围绕人工椎体个性化几何特征参数：端面形貌、壁厚、倾斜角度，以及不同植入位置偏差进行生物力学性能的影响分析。通过与现有文献对比验证有限元模型的可靠性。根据文献指出，应力变化范围0.8～3 MPa有利于刺激骨生长，而且临床上融合器与相邻椎体下沉位移大于2 mm被视为椎体下沉。根据各组件的应力分布来评估几何参数变化对人工椎体的防沉降性能和骨融合能力的影响。

通过人工椎体融合使三节段椎体整体的活动度得到限制，相比原始正常的脊柱节段活动度减小了60%。在多步态和运动载荷作用下，分析了人工椎体、终板及植骨的应力及分布。其中，最小应力位于站立条件下，而最大应力位于屈伸运动，表明人工椎体设计时需要重点考虑屈伸运动步态下对强度和稳定性的影响。另外，由于单侧内固定方式使得左右侧弯的应力结果存在差异，右侧弯曲活动范围相比左侧弯曲高20%～40%，而且此差异随着椎体壁厚变化而变化。然而，这种非对称的固定方式对左右轴向旋转的应力和活动度影响较小。

人工椎体的端面形貌对载荷传递和应力分布具有显著影响。相比平面型设计，解剖型设计能提高45%的应力接触面积，能起到均匀分布应力和降低应力集中的产生。由此表明，解剖型曲面设计凭借完美的曲面贴合有利于降低椎体下沉和获得良好的力学性能。然而，解剖型曲面设计也给临床植入带来了很大挑战，由于植入位置的偏差也将导致应力集中。尽管解剖型设计符合力学载荷分布的需求，但假体植入的高精度也制约其广泛应用。为此，本节也分析了不同植入位置偏差对假体力学性能的影响。

人体自然脊柱序列表现出不同程度的生理曲度，因此围绕人工椎体的倾斜角度影响进行了分析。结果表明：倾斜角度对椎体的应力分布有显著影响，尤其是对于后伸运动。对于倾斜角度0°和9°的椎体最大应力是倾斜角度6°结果的1.4倍，而且倾斜角度6°植骨结果显示最大的接触面积，表明具有良好的骨生长特性和稳定性。该优势主要是由于置换的人工椎体倾斜角度与自然椎体的生理曲度6.8°相近，置换后的假体仍维持原有的力线和轨迹。因此，患者自然的生理曲度在假体设计中也应重点考虑。

为了保证良好的中远期稳定，人工椎体设计为中空管状结构以为内植骨或人工骨所用。由此椎体壁厚成为权衡假体强度和稳定性的关键因素，壁厚越大，假体强度提高，但分担的载荷也增加了，不免造成应力屏蔽和假体松动，同时假体内部中间植骨量减少，在较低载荷应力作用下难以维持正常的骨生长平衡，不利于骨融合。因此围绕椎体壁厚对其力学性能的影响进行了分析。结果显示，相比倾斜角度和端面形貌，壁厚对人工椎体和植骨的应力分布影响相对较小。在设定的壁厚范围内，壁厚2.5 mm的模型产生了最大应力，从长远看可能存在下沉的危险；而壁厚4 mm模型提供了最低的植骨应力，有利于椎体终板和人工椎体的骨融合。

通过设定不同的植入位置分析个性化人工椎体的植入位置偏差对假体服役性能的影响。一般根据人工椎体相邻终板表面的应力及分布可评价假体的防沉降能力。根据L$_3$终板表面较低和均匀的应力分布和植骨表面较大的有利于骨生长的接触面积可知，人工椎体的植入位置偏后有利于提高防下沉能力，然而植入位置越靠后方也存在损失神经组织的可能性。

基于本节开发的有限元模型分析了不同几何参数的影响，也存在一些局限性。由于缺乏尸体骨标本难以实验验证，因此仅与现有文献结果进行比较以提高模型预测精度和可靠性。同时，本节仅围绕单一椎体节段病变修复模型，随着个体化差异难以具有普适性，但本文旨在通过该模型分析人工椎体不同几何参数对生物力学性能的影响趋势。

五、结论

通过本文研究可知，人工椎体所有几何特

征参数中，端面形貌对人工椎体、植骨及相邻椎体终板的应力分布影响显著；其次是倾斜角度，而椎体壁厚从长远看对椎体防下沉性能影响较大；最后临床假体植入应偏中后方以获得良好稳定性。

参考文献

1. Mazzoni S, Marchetti C, Sgarzani R, et al. Prosthetically guided maxillofacial surgery: evaluation of the accuracy of a surgical guide and custom-made bone plate in oncology patients after mandibular reconstruction. Plast Reconstr Surg, 2013, 131: 1376-1385.

2. Dérand P, Rannar LE, Hirsch JM. Imaging, virtual planning, design, and production of patient-specific implants and clinical validation in craniomaxillofacial surgery. Craniomaxillofac Trauma Reconstr, 2012, 5 (3):137-144.

3. Takeyasu Y, Oka K, Miyake J, et al. Preoperative, computer simulation-based, three- dimensional corrective osteotomy for cubitus varus deformity with use of a custom-designed surgical device. J Bone Joint Surg (Am), 2013, 95 (22): e173.

4. 王臻, 滕勇, 李涤尘, 等. 基于快速成型的个体化人工半膝关节的研制——计算机辅助设计与制造. 中国修复重建外科杂志, 2004, 18(5):347-351.

5. Zhou Z, Buchanan F, Mitchell C, Dunne N. Printability of calcium phosphate: calcium sulfate powders for the application of tissue engineered bone scaffolds using the 3D printing technique. Mater Sci Eng C Mater Biol Appl, 2014,38:1-10.

6. 史俊, 徐兵, 唐友盛, 等.个体化复位模板在颧骨复合体骨折治疗中的应用. 中国口腔颌面外科杂志, 2005, 3(4): 311-314.

7. 李惠忠, 扬光. 定位导向模板结合CT图像在牙种植外科的应用. 中国口腔颌面外科杂志, 2008, 13(4):189-191.

8. Omori S, Murase T, Kataoka T, et al. Three-dimensional corrective osteotomy using a patient-specific osteotomy guide and bone plate based on a computer simulation system: accuracy analysis in a cadaver study. Int J Med Robot, 2013. [Epub ahead of print]

9. 付军, 郭征, 王臻, 等. 数字骨库的建立及其在骨肿瘤手术治疗中的应用. 中华创伤骨科杂志, 2013, 15(1):55-59.

10. Ciocca L, Mazzoni S, Fantini M, et al. CAD/CAM guided secondary mandibular reconstruction of a discontinuity defect after ablative cancer surgery. J Craniomaxillofac Surg, 2012, 40(8):e511-515.

11. Levine JP, Patel A, Saadeh PB, et al. Computer-aided design and manufacturing in craniomaxillofacial surgery: the new state of the art. J Craniofac Surg, 2012, 23(1):288-293.

12. Ciocca L, Mazzoni S, Fantini M, et al. A CAD/CAM-prototyped anatomical condylar prosthesis connected to a custom-made bone plate to support a fibula free flap. Med Biol Eng Comput, 2012, 50(7):743-749.

13. Silberstein JL, Vickers AJ, Power NE, Parra RO, Coleman JA, Pinochet R, Touijer KA, Scardino PT, Eastham JA, Laudone VP. Pelvic lymph node dissection for patients with elevated risk of lymph node invasion during radical prostatectomy: comparison of open, laparoscopic and robot-assisted procedures. J Endourol, 2012;26(6):748-753.

14. Park YM, Kim WS, De Virgilio A, Lee SY, Seol JH, Kim SH. Transoral robotic surgery for hypopharyngeal squamous cell carcinoma: 3-year oncologic and functional analysis. Oral Oncol, 2012;48(6):560-566.

15. Kunz M, Ma B, Rudan JF, et al. Image-guided distal radius osteotomy using patient-specific instrument guides. J Hand Surg (Am), 2013, 38(8):1618-1624.

16. Tricot M, Duy KT, Docquier PL. 3D-corrective osteotomy using surgical guides for posttraumatic distal humeral deformity. Acta Orthop Belg,

2012, 78(4):538-542.

17. 陆声, 徐永清, 张元智, 等. 计算机辅助导航模板在下颈椎椎弓根定位中的临床应用. 中华骨科杂志, 2008, 28(12): 1002-1007.

18. 张元智, 陆声, 杨勇, 等. 计算机辅助设计截骨导航模板治疗肘内翻畸形的初步应用. 中华小儿外科杂, 2010, 3:180-182.

19. Thomas CV, McMillan KG, Jeynes P, et al. Use of a titanium cutting guide to assist raising the composite radial forearm free flap. Int J Oral Maxillofac Surg, 2013, 42（11）:1414-1417.

20. Gao P, Zhang H, Liu Y, et al. An Innovative Osteo-Regenerator Based on Beta- Tricalcium Phosphate Granules for Bone Tissue Engineering. JOURNAL OF BIOMATERIALS AND TISSUE ENGINEERING, Vol 5(1) 50-55.JAN 2015. DOI: 10.1166/jbt.2015:1278

21. Gao P, Zhang H, Liu Y, et al. Beta-tricalcium phosphate granules improve osteogenesis in vitro and establish innovative osteo-regenerators for bone tissue engineering in vivo.Sci Rep, 2016 Mar 22;6:23367. doi: 10.1038/srep23367.

22. Rengier F, Mehndiratta A, Von T H, et al. 3D printing based on imaging data: review of medical applications. International Journal of Computer Assisted Radiology and Surgery, 2010, 5(4):335-341.

23. Z Wu, J Fu, Z Wang, et al. Three-dimensional virtual bone bank system for selecting massive bone allograft in orthopaedic oncology. International Orthopaedics, 2015, 39(6):1-8

24. 付军, 王臻, 郭征, 等. 数字化结合3D打印个体化导板的设计加工及其在骨肿瘤手术中的应用. 中华创伤骨科杂志, 2015, 17(1):50-54.

25. Gerrand C H, Rankin K. A System for the Functional Evaluation of Reconstructive Procedures After Surgical Treatment of Tumors of the Musculoskeletal System// Classic Papers in Orthopaedics, Springer London, 2014:241-246.

26. Muscolo D L, Ayerza M A, Aponte-Tinao L A, et al. Use of distal femoral osteoarticular allografts in limb salvage surgery. Surgical technique.

Journal of Bone & Joint Surgery American Volume, 2005, 87(11):2449-2455.

27. Tsuchiya H, Wan S L, Sakayama K, et al. Reconstruction using an autograft containing tumour treated by liquid nitrogen. Bone & Joint Journal, 2005, 87(2):218-225.

28. Ilizarov G A. Clinical application of the tension-stress effect for limb lengthening. Clinical Orthopaedics & Related Research, 1990, 250(250):8-26.

29. Abudu A, Grimer R J, Cannon S R, et al. Reconstruction of the hemipelvis after the excision of malignant tumours. Complications and functional outcome of prostheses. Acoustics Speech & Signal Processing Newsletter IEEE, 1997, 79(5):773-779.

30. 郭卫, 王毅飞, 张熠丹, 等. 3D打印组配式骨盆假体重建骨盆肿瘤切除后骨缺损. 中华骨科杂志, 2016, 36(20):1302-1311.

31. H Fan, J Fu, X Li, et al. Implantation of customized 3-D printed titanium prosthesis in limb salvage surgery: a case series and review of the literature. World Journal of Surgical Oncology, 2015, 13(1):1-10

32. Larsson C, Thomsen P, Lausmaa J, et al. Bone response to surface modified titanium implants: studies on electropolished implants with different oxide thicknesses and morphology. Biomaterials, 1994, 15(13):1062-1074.

33. Murayama T, Ogasawara M, Eguchi T, et al. Computer-Aided Technique for the Design and Manufacturing of Auricular Prostheses. Ifmbe Proceedings, 2014, 43:593-596.

34. Taylor G I, Miller G D, Ham F J. The free vascularized bone graft. A clinical extension of microvascular techniques. Plastic & Reconstructive Surgery, 1975, 55(5):533-544.

35. Noguchi M, Mizobuchi H, Kawasaki M, et al. An intramedullary free vascularized fibular graft combined with pasteurized autologous bone graft in leg reconstruction for patients with osteosarcoma. Journal of Reconstructive

Microsurgery, 2008, 24(7):525-530.

36. Beer Nd and Merwe Avd. Patient-specific intervertebral disc implants using rapid manufacturing technology. Rapid Prototyping Journal, 2013, 19: 126-139.

37. Behrbalk E, Uri O, Parks RM, et al. Fusion and subsidence rate of stand alone anterior lumbar interbody fusion using PEEK cage with recombinant human bone morphogenetic protein-2. Eur Spine J, 2013, 22: 2869-2875.

38. Choi JY and Sung KH. Subsidence after anterior lumbar interbody fusion using paired stand-alone rectangular cages. European Spine Journal, 2006, 15: 16-22.

39. Kanayama M, Hashimoto T, Shigenobu K, et al. Pitfalls of Anterior Cervical Fusion Using Titanium Mesh and Local Autograft. Journal of Spinal Disorders & Techniques, 2003; 16: 513-518.

40. van der Houwen EB, Baron P, Veldhuizen AG, et al. Geometry of the intervertebral volume and vertebral endplates of the human spine. Ann Biomed Eng, 2010, 38: 33-40.

41. Lian Q, Li D, Jin Z, et al. Patient-Specific Design and Biomechanical Evaluation of a Novel Bipolar Femoral Hemi-Knee Prosthesis. Journal of Bionic Engineering, 2014, 11: 259-267.

42. De BN and Scheffer C. Reducing subsidence risk by using rapid manufactured patient-specific intervertebral disc implants. Spine J, 2012, 12: 1060-1066.

43. Bahraminasab M, Sahari BB, Edwards KL, et al. Multi-objective design optimization of functionally graded material for the femoral component of a total knee replacement. Materials & Design, 2014, 53: 159-173.

44. Zhong ZC, Chen SH and Hung CH. Load- and displacement-controlled finite element analyses on fusion and non-fusion spinal implants. Proc Inst Mech Eng H, 2009, 223: 143-157.

45. Wilcox RK. The biomechanical effect of vertebroplasty on the adjacent vertebral body: a finite element study. Proc Inst Mech Eng H, 2006, 220: 565-572.

46. Noailly J, Wilke HJ, Planell JA, et al. How does the geometry affect the internal biomechanics of a lumbar spine bi-segment finite element model? Consequences on the validation process. J Biomech, 2007, 40: 2414-2425.

47. I Y, MM P, T C, et al. Three-dimensional movements of the whole lumbar spine and lumbosacral joint. Spine, 1989, 14: 1256-1260.

48. Yang K, Teo EC and Fuss FK. Application of Taguchi method in optimization of cervical ring cage. J Biomech, 2007, 40: 3251-3256.

49. Tan JS, Bailey CS, Dvorak MF, et al. Interbody device shape and size are important to strengthen the vertebra-implant interface. Spine (Phila Pa 1976), 2005, 30: 638-644.

50. Lowe TG, Hashim S, Wilson LA, et al. A biomechanical study of regional endplate strength and cage morphology as it relates to structural interbody support. Spine, 2004, 29: 2389-2394.

51. Rohlmann A, Zander T, Bock B, et al. Effect of position and height of a mobile core type artificial disc on the biomechanical behaviour of the lumbar spine. Proc Inst Mech Eng H, 2008, 222: 229-239.

52. Pearcy MJ, Evans JH and O'Brien JP. The load bearing capacity of vertebral cancellous bone in interbody fusion of the lumbar spine. Eng Med, 1983; 12: 183-184.

53. Closkey RF, Parsons JR, Lee CK, et al. Mechanics of interbody spinal fusion. Analysis of critical bone graft area. Spine (Phila Pa 1976), 1993, 18: 1011-1015.

54. Wang W, Zhang H, Sadeghipour K, et al. Effect of posterolateral disc replacement on kinematics and stress distribution in the lumbar spine: a finite element study. Med Eng Phys, 2013, 35: 357-364.

55. Xiao Z, Wang L, Gong H, et al. Establishment and Verification of a Non-linear Finite Element Model for Human L4-L5 Lumbar Segment. 2010 3rd International Conference on Biomedical

Engineering and Informatics. Yantai, China2010.

56. Zhao C, Wang X, Chen C, et al. Finite element analysis of minimal invasive transforaminal lumbar interbody fusion. Cell Biochem Biophys, 2014, 70: 609-613.

57. Erbulut DU, Zafarparandeh I, Hassan CR, et al. Determination of the biomechanical effect of an interspinous process device on implanted and adjacent lumbar spinal segments using a hybrid testing protocol: a finite-element study. J Neurosurg Spine, 2015, 23: 200-208.

58. Coe JD. Instrumented transforaminal lumbar interbody fusion with bioabsorbable polymer implants and iliac crest autograft. Neurosurg Focus, 2004, 16: E11.

59. Schlösser TPC, Shah SA, Reichard SJ, et al. Differences in early sagittal plane alignment between thoracic and lumbar adolescent idiopathic scoliosis. The spine journal, 2014, 14: 282-290.

60. Weinbaum S, Cowin SC and Zeng Y. A model for the excitation of osteocytes by mechanical loading-induced bone fluid shear stresses. J Biomech, 1994, 27: 339-360.

61. Corniola MV, Jägersberg M, Stienen MN, et al. Complete cage migration/subsidence into the adjacent vertebral body after posterior lumbar interbody fusion. J Clin Neurosci, 2015, 22: 597-598.

62. Rohlmann A, Zander T and Bergmann G. Effects of fusion-bone stiffness on the mechanical behavior of the lumbar spine after vertebral body replacement. Clin Biomech (Bristol, Avon), 2006, 21: 221-227.

63. Dreischarf M, Shirazi-Adl A, Arjmand N, et al. Estimation of loads on human lumbar spine: A review of in vivo and computational model studies. J Biomech, 2016, 49: 833-845.

64. Chuah HG, Abd Rahim I and Yusof MI. Topology optimisation of spinal interbody cage for reducing stress shielding effect. Comput Methods Biomech Biomed Engin, 2010, 13: 319-326.

65. Denoziere G and Ku DN. Biomechanical comparison between fusion of two vertebrae and implantation of an artificial intervertebral disc. J Biomech, 2006, 39: 766-775.

66. Polikeit A, Ferguson SJ, Nolte LP, et al. The importance of the endplate for interbody cages in the lumbar spine. Eur Spine J, 2003, 12: 556-561.

67. Agarwal A, Palepu V, Agarwal AK, et al. Biomechanical evaluation of an endplate-conformed polycaprolactone-hydroxyapatite intervertebral fusion graft and its comparison with a typical nonconformed cortical graft. J Biomech Eng, 2013, 135: 61005-61009.

68. Chen SH, Chiang MC, Lin JF, et al. Biomechanical comparison of three stand-alone lumbar cages - a three-dimensional finite element analysis. BMC Musculoskelet Disord, 2013: 14.

69. Wang L, Kang JF, Shi L, et al. Investigation into factors affecting the mechanical behaviours of a patient-specific vertebral body replacement. Proc Inst Mech Eng H, 2018: 2

第七章　数字化机械加工技术在骨肿瘤外科的应用

第一节　定制骨盆假体在骨肿瘤切除后重建中的应用

一、骨盆肿瘤概况

骨盆肿瘤比较常见，占原发骨肿瘤的3%～4%。该类肿瘤常常体积巨大、浸润范围广、解剖复杂，因此手术难度大、技术要求高、术后并发症多、手术疗效常欠佳。骨盆骨肿瘤包括骨肉瘤、软骨肉瘤、尤文肉瘤、淋巴瘤、骨髓瘤、转移癌等。20世纪70年代以前，发生于骨盆区的恶性骨肿瘤大多数需要行半骨盆截肢术。随着化疗和放疗等辅助治疗方法的发展、先进影像手段的出现以及手术技术的提高，一些原来只能靠截肢才能治疗的肿瘤现在也可以施行保肢手术。

由于骨盆区解剖结构复杂，骨盆恶性骨肿瘤的保肢手术极具挑战性。早期报道的致死性并发症高达10%，总体并发症更高达75%，5年生存率为25%～35%。随着技术的提高，手术并发症已逐渐下降。总体并发症降至33%（其中23%为伤口并发症），局部复发率为17%，总体5年生存率约为37%，围手术期死亡率接近零。

二、骨盆解剖结构

骨盆环是由骶骨和两侧的髋骨组成，每侧髋骨由髂骨、坐骨和耻骨构成。骨盆被肌肉覆盖，这些肌肉起到了限制肿瘤直接侵犯邻近血管神经束的作用。例如，当髂骨肿瘤突破骨皮质向内或向外生长时，总是有肌肉覆盖在肿瘤表面，外侧有臀肌包裹，内侧有髂肌和腰肌，这些肌肉均有明显的筋膜覆盖（特别是起于髂嵴的髂肌），是防止肿瘤向腹部及盆腔扩散的良好屏障。

三、骨盆肿瘤分区

肌肉骨骼系统肿瘤协会提出了骨盆肿瘤切除术的分型，按解剖学部位进行以下分区：Ⅰ区为髂骨区从骶髂关节至髂骨颈，Ⅱ区为髋臼及其周围区，Ⅲ区为闭孔区、耻骨坐骨支。

将手术类型分为Ⅰ型（髂骨切除）、Ⅱ型（髋臼切除）、Ⅲ型（闭孔区切除）、Ⅳ型（涉及骶骨的切除）。若同时切除两个或以上区域，则切除类型为相应区域的组合，如同时切除髂骨和髋臼区，则手术类型为Ⅰ、Ⅱ型。切除整个骨盆为Ⅰ、Ⅱ、Ⅲ型。若同时切除股骨头，则为H型。

四、骨盆肿瘤数字化精确切除、重建手术

（一）病例介绍

吴某，男性，60岁。右髋部酸痛不适半年余。X线检查：右髋臼外上后方可见骨质破坏，边界不清楚。MR检查：提示右髋臼良性占位性病变，动脉瘤样骨囊肿。CT引导下行右髋臼病变穿刺活检：取1 mm×3 mm，1 mm×3.5 mm送病检，病检报告为动脉瘤样骨囊肿。故在硬膜外麻醉下行右髋病变刮、切、瘤腔灭活、植骨术。术中见髋臼肿瘤组织穿破髋臼后壁，可见4 cm×4 cm瘤组织位于梨状肌下方，呈天蓝色；髋臼内骨破坏区3 cm×5 cm×7cm大小；将瘤组织刮除后用高速磨钻去除10 mm厚交界区骨组织，最后以注射用水、90%乙醇依次灭活15分钟；术后将切除大块组织常规送病检，病检报告提示恶性肿瘤，

建议送上级医院行免疫组化检查，上级医院病检报告显示右髋臼上皮样骨肉瘤，血管肉瘤待排。某大学病理教研室会诊诊断为右髋臼血管肉瘤。

（二）下一步治疗方案

化疗+再次手术（肿瘤根治性切除、半骨盆置换）+术后化疗的方案。

1. 术前化疗1~2个疗程。

化疗方案：建议采用AP方案，即顺铂＋阿霉素，考虑加用恩度（重组人血管内皮抑制素）。

2. 患者进一步进行PET-CT扫描了解全身有无转移病灶。

骨盆、双大腿CT扫描、计算机辅助建立骨盆、双髋、股骨解剖模型，用于计算机辅助精确确定肿瘤切除范围、骨盆重建方案、个性化骨盆假体设计、辅助手术模板设计、辅助外科手术过程设计和模拟等。

患者术前X线片（图7-1），骨盆、双大腿进行MR扫描，精确了解肿瘤浸润范围。

3. 计算机辅助建立骨盆、双髋、股骨解剖模型（图7-2）。精确界定肿瘤范围（图7-3）。

4. 根据MR检查进一步确定肿瘤浸润范围（以下过程为以往资料的模拟过程）

5. 计算机辅助确定肿瘤切除范围是肿瘤浸润范围以外切除5 cm正常骨组织（图7-4）。

6. 按照肿瘤切除范围CAD设计辅助手术模板（图7-5），精确切除骨盆肿瘤及其周围5 cm交界区骨组织，肿瘤切除后骨缺损区如下（图7-6）。

7. 订购异体半骨盆，CT扫描构建其解剖模型（图7-7），按照残留骨缺损区三维外形，CAD设计异体骨辅助修剪模板（图7-8），修剪异体骨使之大小、形状与受区骨缺损相匹配（图7-9）。

8. RP工艺制作辅助手术模板，包括肿瘤精确切除辅助模板和异体骨盆辅助修剪模板（图7-10）。

9. CAD设计个性化骨盆假体（图7-11），机械加工制作成功后交临床使用（图7-12）。

10. 采用异体髂骨结合骨盆假体重建骨盆后右侧髋关节按常规假体置换（图7-13）。

11. 精确实施外科手术

（1）患者全麻，左侧卧位，采用右髋部"Y"形切口（图7-14）。

（2）切开显露骨盆肿瘤区域，安装辅助肿瘤切除模板（图7-15）。

（3）在模板辅助下精确切除肿瘤（图7-16），切除骨盆肿瘤范围与CAD设计完全一致（图7-17）。

（4）在异体骨辅助修剪模板辅助下将异体骨盆修剪出匹配外形（图7-18）。

（5）将就个性化半骨盆假体与异体骨盆连接、固定（图7-19）。

（6）将个性化骨盆假体与异体骨盆植入体内修复骨盆骨缺损（图7-20）。

（7）骨盆假体内安装聚乙烯髋臼，采用骨水泥固定（图7-21）。

（8）股骨近端截骨，安装股骨柄假体（图7-22）。

（9）术后抗感染治疗，防止切口感染，短期使用激素防止异体排斥反应。

（10）术后拍X线片证实骨盆重建效果好，异体骨盆与自体残留骨组织外形匹配（图7-23）。显示骨盆重建非常满意，外形恢复良好；假体位置好。

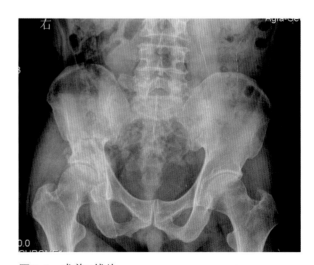

图7-1 术前X线片

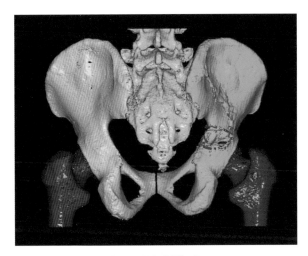

图7-2　骨盆、双髋、股骨解剖模型

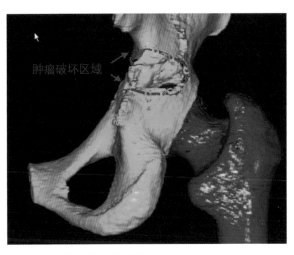

图7-3　肿瘤骨性破坏范围

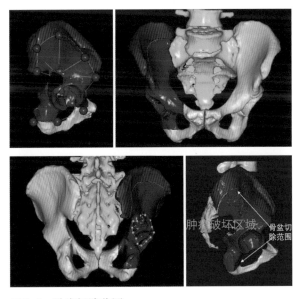

图7-4　肿瘤切除范围

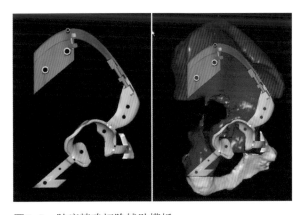

图7-5　肿瘤精确切除辅助模板

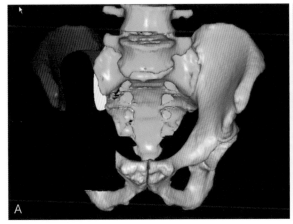

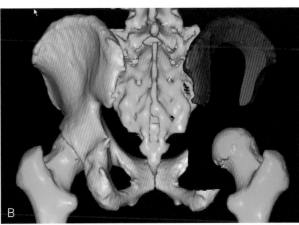

图7-6　肿瘤切除后骨缺损
A.前视图。B.后视图

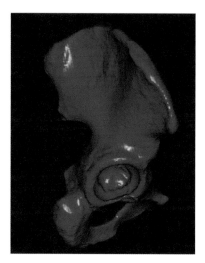

图7-7 订购异体半骨盆

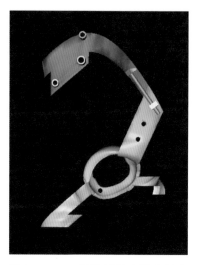

图7-8 CAD设计异体半骨盆辅助修剪模板

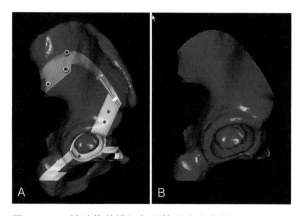

图7-9 A.辅助修剪模板与异体骨盆吻合情况。B.修剪异体骨盆大小、形状与受区匹配

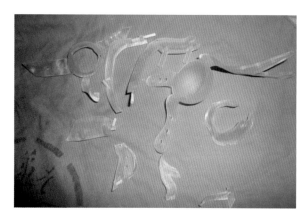

图7-10 肿瘤精确切除辅助模板和异体骨盆辅助修剪模板

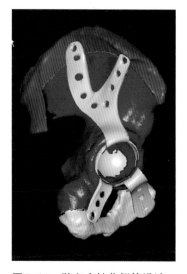

图7-11 髋臼个性化假体设计

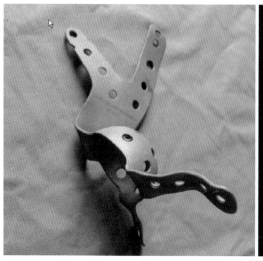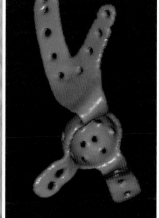

图7-12 机械加工骨盆假体实物及其三维重建模型

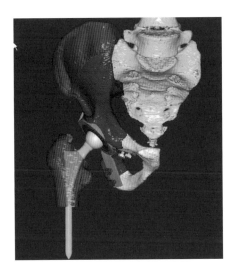

图7-13 右髋常规假体置换

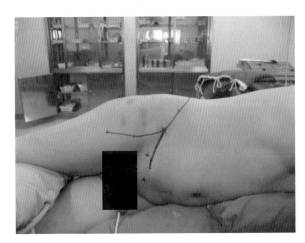

图7-14 右髋部"Y"形切口

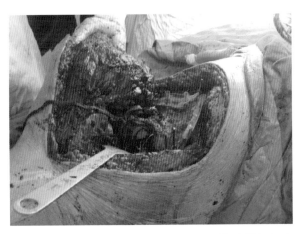

图7-15 术中显露右骨盆肿瘤区域，安辅助模板切除肿瘤

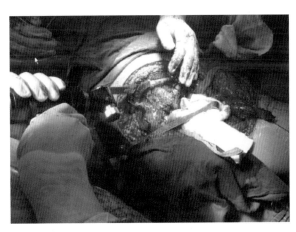

图7-16 在模板辅助下精确切除肿瘤

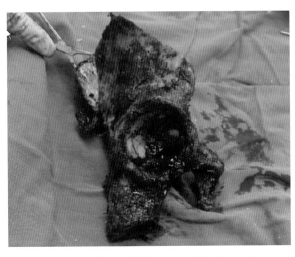

图7-17 切除骨盆肿瘤范围与CAD设计完全一致

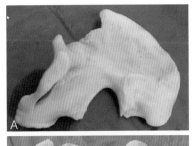
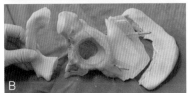

图7-18 A.订购异体骨盆。B.在辅助修剪模板辅助下修剪出匹配外形

167

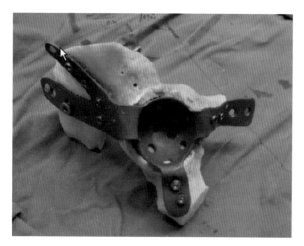

图7-19　个性化骨盆假体与异体骨盆固定

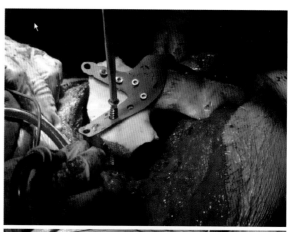

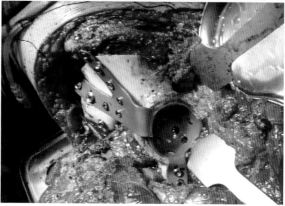

图7-20　个性化骨盆假体与异体骨盆植入体内修复骨盆缺损

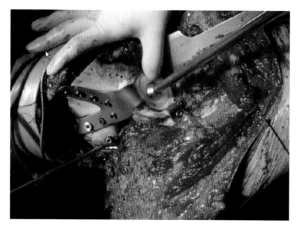

图7-21　聚乙烯帽采用骨水泥固定

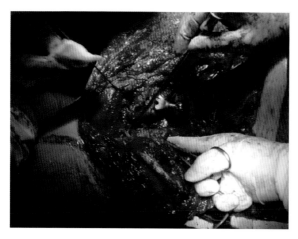

图7-22　股骨柄假体安装

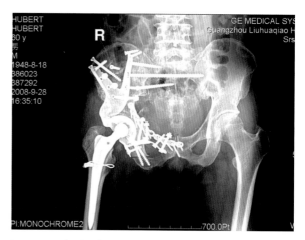

图7-23　术后X线片

第二节　定制膝关节假体在骨肿瘤切除后重建中的应用

一、膝关节的解剖特点

膝关节是人体较大而复杂的关节，主要结构包括股骨下段、胫骨上段、髌骨、前／后交叉韧带、内／外侧副韧带、半月板、关节囊及附着于关节附近的肌腱，在保证膝关节稳定性的同时，维持膝关节正常功能活动。股骨和胫骨以宽大的内、外侧髁关节面增加关节的接触面积，提高关节稳定性，减少膝关节承受的压力。膝关节位于人体2个最长的杠杆臂之间，在承受几乎全部体重的同时，担负起腿部的各种运动功能，较容易受到损伤。

二、膝关节肿瘤概况

膝关节周围骨肿瘤是指股骨远端、胫骨近端及其周围组织的肿瘤，是骨肿瘤的好发部位，此处病损直接影响患者的生存质量。约30%的恶性骨肿瘤发生在膝关节，最常见的原发性恶性骨肿瘤——骨肉瘤，约有70%发生在膝关节周围。胫骨近端恶性肿瘤发生率占36.5%，股骨远端恶性肿瘤占73.5%。瘤段广泛切除定制肿瘤型假体重建关节，是目前国内最常用的保肢术式，定制式的人工假体辅助肢体重建具有负重早、稳定性好及并发症低等优点，已成为目前保肢重建中应用最广泛、效果最好的方法，其保肢成功率高，临床效果满意。

三、肿瘤性膝关节假体的应用

近年来，定制肿瘤型膝关节假体在膝关节周围肿瘤重建术中的应用逐年增多，与其他重建方法相比，定制式的膝关节假体以患者影像学资料为基础，根据骨肿瘤的大小、部位，局部解剖特点进行定制，匹配性强，无需过多考虑膝关节周围软组织平衡问题，重建相对简单，术后允许患者早期负重，效果良好，能够满足不同患者的需求。肿瘤型膝关节假体不但能提供膝关节屈、伸活动和小腿内、外旋活动，而且屈伸轴的位置也近似人体。减少了骨与假体之间的应力，显著降低了松动或疲劳折断的发生率，使患者肢体功能得到良好的恢复。

（一）数字化股骨远端肿瘤精确切除重建术

1. 病例介绍

唐某，女，15岁。患者因左膝上方肿块、疼痛2个月余就诊。X线片疑"左股骨下段骨肉瘤"（图7-24），行CT（图7-25）、MR、ECT、穿刺活检证实诊断：左股骨下段骨肉瘤。

治疗计划：术前、术后化疗+瘤段根治性切除、大段异体骨+个性化全膝关节假体重建。

2. 双下肢三维解剖模型建立

患者双下肢CT、MR扫描、三维重建建立双下肢骨关节解剖模型（图7-26）。

3. 确定肿瘤外科切除边界

肿瘤上界与股骨内髁最低点距离99 mm，交界区切除50 mm，共切除149 mm。另外，截骨部位制作20 mm阶梯状（图7-27）。

4. 个性化全膝假体CAD设计

（1）假体各部分组成：股骨假体由髓内固定杆、髓外延长杆和股骨髁面假体组成，其他有聚乙烯衬垫和胫骨平台假体（图7-28）。

（2）假体长度分配：股骨假体髓内固定杆长度150 mm。

股骨假体髓外延长杆长度164 mm，包括骨缺损长度149 mm、截骨阶梯高度10 mm和假体下沉5 mm（图7-29）。

股骨假体髓内固定杆直径10 mm。远端10 mm区域呈锥度扩大至直径15 mm。与髓外固定杆呈锥度连接，外锥长度20 mm顶部直

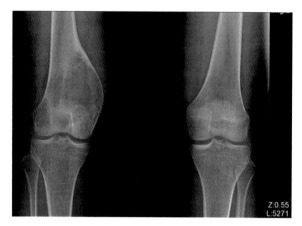

图7-24 右膝正侧位片

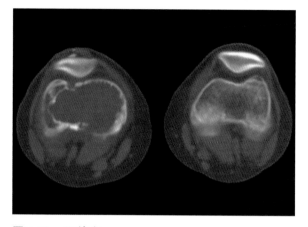

图7-25 CT检查

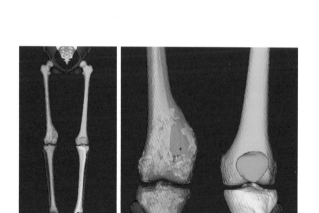

图7-26 双下肢解剖模型

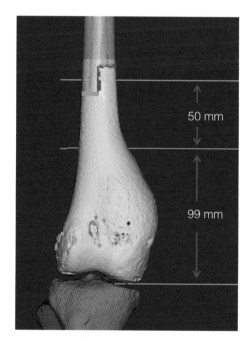

图7-27 肿瘤切除边界

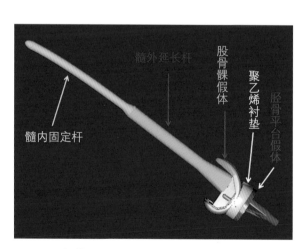

图7-28 假体组成

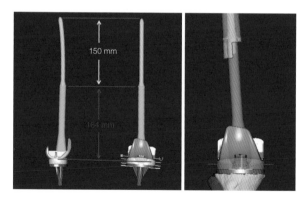

图7-29 髓内固定杆、髓外延长杆长度

径10 mm，底部直径8 mm（图7-30）。

注意：请同时制作直径9 mm的髓内固定杆备用。

股骨髓外延长杆直径15 mm，近端以内锥与髓内固定杆锥度连接，内锥高度20 mm，顶部直径10 mm，底部直径8 mm。髓内固定杆与髓外延长杆直接连接处注意设计防旋转卡槽。与股骨髁面连接直径逐步加大（图7-31）。股骨髁面厚度为9 mm、宽度60 mm。衬垫厚度按照正常设计为6.5 mm。胫骨平台假体厚度按正常设计为5.5 mm、宽度65 mm（图7-32，图7-33）。股骨假体外翻角度为4.307°（图7-34），插入髓腔部分与股骨髓腔弧度匹配。

5. 模拟重建效果

模拟重建效果见图7-35。

6. 术中情况总结

（1）术中肿瘤切除：3D打印辅助肿瘤切除模板（图7-36），用于术中引导肿瘤精确切除（图7-37）。

（2）术中完整切除肿瘤（图7-38）。肿瘤切除后遗留骨缺损（图7-39）。

（3）订购异体股骨下段（图7-40），异体骨修剪模板修为与骨缺损相匹配的三维外形（图7-41），远端修剪为与假体匹配的5个截面（图7-42），异体骨钻孔模板引导均匀钻孔（图7-43）。

（4）数控加工个性化非限制性全膝假体（图7-44），与异体骨组装为个性化骨修复体，两侧行侧副韧带重建（图7-45）。

（5）个性化骨修复体体内植入修复骨缺损（图7-46）。

（6）术后外观（图7-47）以及X线片（图7-48）。

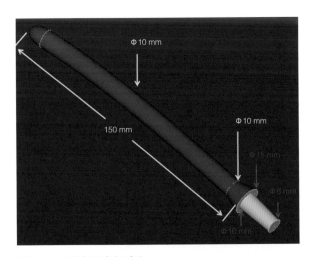

图7-30　髓内固定杆直径

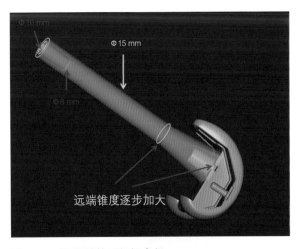

图7-31　股骨髓外延长杆直径

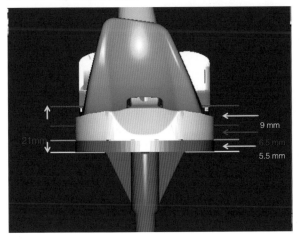

图7-32　假体髁面、衬垫、平台厚度

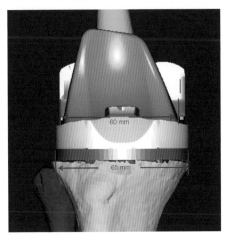

图7-33　股骨髁面、胫骨平台假体宽度

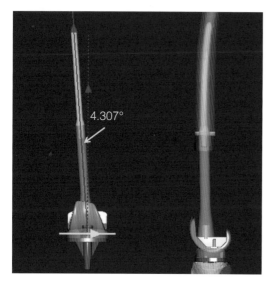

图7-34　假体外翻角度4.307°

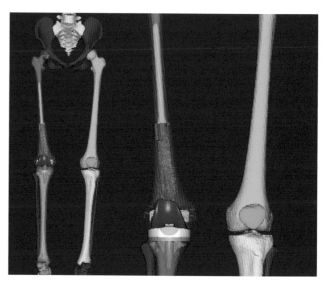

图7-35　模拟重建效果

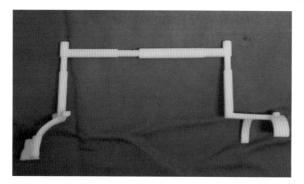

图7-36　辅助肿瘤切除模板

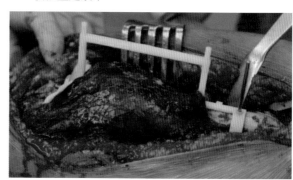

图7-37　模板引导切除肿瘤

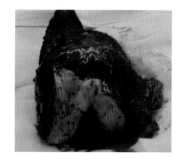

图7-38　完整切除肿瘤

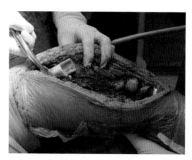

图7-39　肿瘤切除后遗留骨缺损

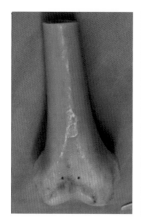

图7-40　订购异体骨

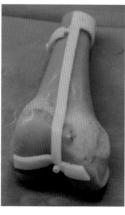

图7-41　近端修剪

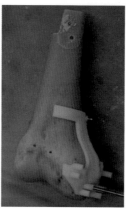

图7-42　远端修剪

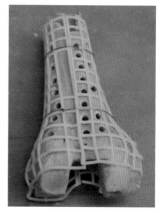

图7-43　表面钻孔

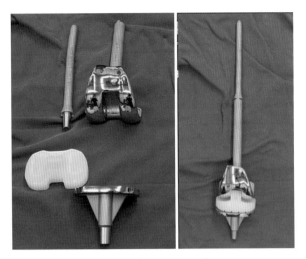

图7-44　个性化全膝假体

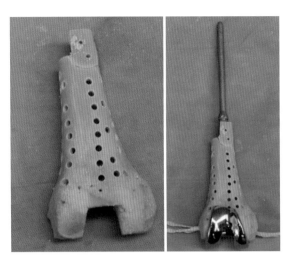

图7-45　个性化骨修复体

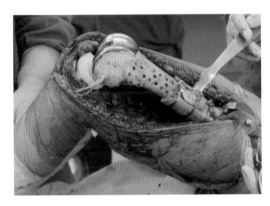

图7-46　个性化骨修复体体内植入

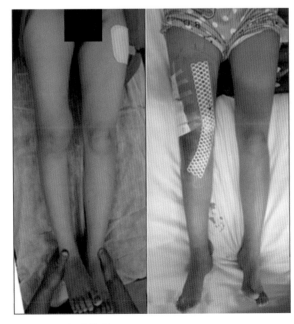

图7-47　术后外观

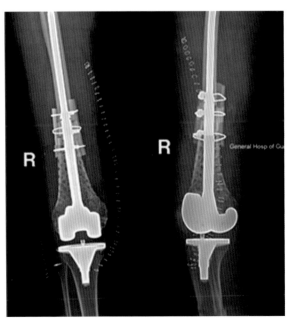

图7-48　术后X线片

（二）数字化技术辅助胫骨近端肿瘤切除、重建术

1.病例介绍

林某，女，13岁。患者右膝部疼痛1个月就诊。X线检查考虑为左胫骨上段骨质破坏（图7-49）。行MR检查提示右胫骨上段恶性肿瘤（图7-50），ECT检查证实右胫骨上段核素异常浓聚，右跟骨部位核素浓聚（图7-51）。行活检证实诊断。

临床诊断：左股骨下段骨肉瘤，Enneking分期ⅡB。

治疗计划：按照术前化疗+手术+术后化疗三部曲进行。

手术计划：手术方案为根治性切除、保肢治疗术，患肢右胫骨上段骨缺损采用个性化修剪的胫骨上段大段异体骨+个性化人工全膝关节置换重建。

2.个性化外科手术设计过程

（1）患侧CT扫描、三维重建。双侧胫腓骨重建，建立解剖模型（图7-52）。

（2）进一步做了MR平扫+增强证实肿瘤侵袭范围。根据MR增强扫描确定的肿瘤范围，Mimics重建出骨肿瘤的三维外形（图7-53）。将根据MR重建的骨肿瘤范围的三维模型与根据CT扫描重建的股骨、胫骨模型输入计算机，将模型在计算机中配准、对齐（图7-54）。

（3）计算机辅助分析、测量。左胫骨近端肿瘤髓腔内病变远端最低点距胫骨平台最高点78 mm，交界区正常骨组织切除60 mm，右胫骨近端共切除138 mm（图7-55A）。

（4）骨缺损区域长度138 mm（图7-55B），考虑患者年龄小，以后下肢会生长，

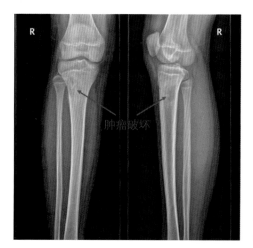

图7-49 X线片

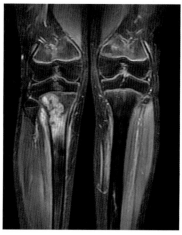

图7-50 MR检查

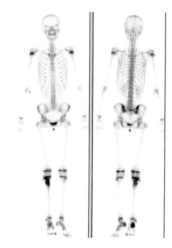

图7-51 ECT检查

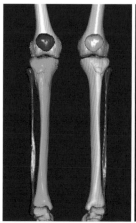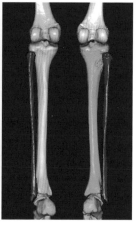

图7-52 双下肢三维重建

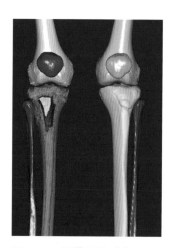

图7-53 右胫骨上段肿瘤浸润三维形状　　图7-54 图像配准对齐

综合考虑后将患肢延长30 mm（图7-55C）。

按肿瘤根治性切除的标准必须切除交界区域的正常骨干60 mm。加上肿瘤本身髓腔内浸润长度78 cm，故股骨远端共需要切除138 mm，截骨部位设计为阶梯状截骨，阶梯高度10 mm（图7-56）。

CAD设计肿瘤辅助切除模板，术中引导肿瘤精确切除（图7-57）。

（5）于股骨髁关节面上10 cm处截骨（图7-58），模拟髁面假体置换，证实合适平台假体宽度为60 mm（图7-59）。

（6）胫骨平台选择相同型号，与股骨髁假体宽度相同为60 mm。股骨髁假体、聚乙烯衬垫、胫骨平台假体厚度分别为8 mm、13 mm、7 mm（图7-60）。

截骨平面髓腔内直径12 mm，外直径为24 mm。故延长杆直径介于两者之间，为18 mm，固定杆直径为12 mm（图7-61）。

胫骨假体髓外部分长度：胫骨远端共切除168 mm，胫骨平台假体厚度7 mm，聚乙烯衬垫厚度13 mm，股骨髁假体髁面厚度8 mm。股骨髁假体关节面较正常关节面抬高2 mm。

胫骨假体固定杆为了避免应力集中在固定杆与延长杆交界区，将髓外部分延长5 mm使之下沉入髓腔5 mm（图7-62）。测得胫骨假体髓内、髓外部分长度分别为151 m、95 mm（图7-63）。个性化假体示意图（图7-64）。

（7）胫骨上段重建。订购异体胫骨上段15 mm，CT扫描建立三维模型（图7-65），CAD设计异体骨修剪模板将异体胫骨修剪为相应长度（图7-66）。而后套在个性化胫骨假体柄髓外部分上，二者之间骨水泥固定组成胫骨近端修复体（图7-67）。

取2条异体肌腱做内侧副韧带重建，恢复关节侧方稳定（图7-68），截骨部位外包异体骨板，以减轻局部应力，促进截骨部位愈合。

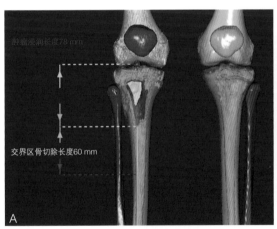
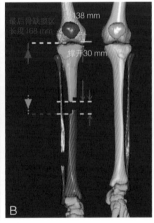
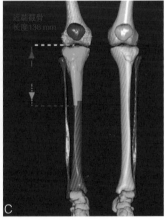

图7-55 A. 左胫骨近端肿瘤切除边界。B. 近端截骨长度138 mm。C. 截骨后断端撑开30 mm，遗留骨缺损长度168 mm

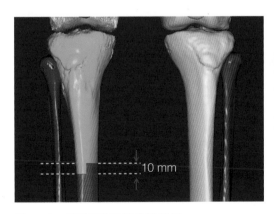

图7-56 截骨部位设计为阶梯状

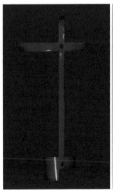
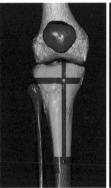
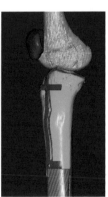

图7-57 CAD设计辅助肿瘤切除模板

异体骨与自体残存股骨界面设计为阶梯状，以增加接触面积，防止旋转，减少应力遮挡和有利于界面之间相互愈合。另外该部位外包异体骨块，并采用捆绑带固定（图7-69）。左股骨远常规假体置换，计算机模拟、观察股骨下段结构重建最终三维效果（图7-70）。

CAD异体股骨表面均匀钻孔引导模板，引导在异体骨表面均匀钻孔，每孔内植入自体松质骨粒，用以促进骨再生、替代（图7-71，图7-72）。

（8）春立公司最终假体设计（图7-73）。

3. 辅助手术模板制作（图7-74）
4. 个性化全膝关节假体制作（图7-75）
5. 术中情况
（1）订购异体胫骨（图7-76）。
（2）个性化骨缺损修复体（图7-77）。
（3）肿瘤切除过程（图7-78，图7-79）。
（4）遗留骨缺损及其重建（图7-80）。
6. 术后情况
手术后外观见图7-81 A，术后X线片见图7-81B。

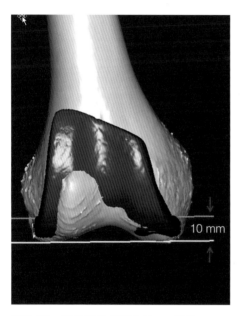

图7-58　股骨髁关节面上10 mm截骨

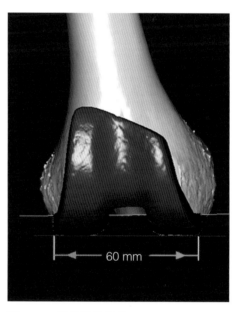

图7-59　股骨假体宽度60 mm

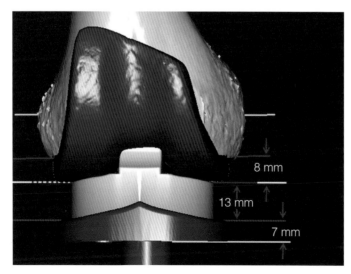

图7-60　假体各部分厚度

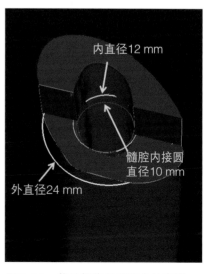

图7-61　截骨部位骨髓腔内外直径

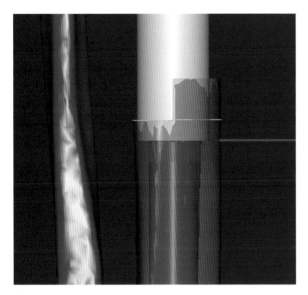

图7-62 假体下沉5 mm

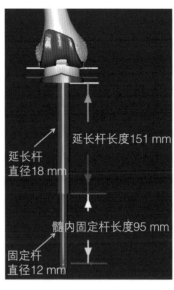

延长杆长度151 mm

延长杆
直径18 mm

髓内固定杆长度95 mm

固定杆
直径12 mm

图7-63 假体延长杆、固定杆直径、长度

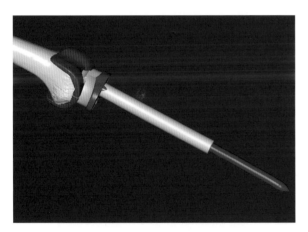

图7-64 假体CAD模型

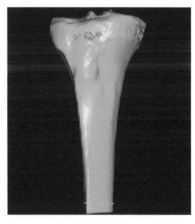

图7-65 订购异体胫骨上段图

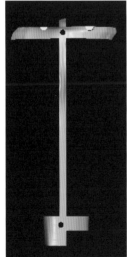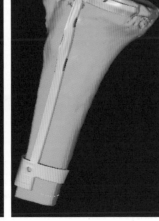

图7-66 异体骨修剪模板修剪近端

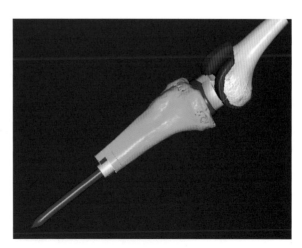

图7-67 修剪好的异体骨套在个性化金属假体外面，形成个性化胫骨近端修复体

177

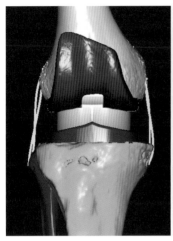
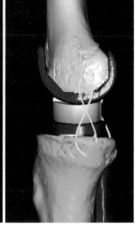

图7-68　侧副韧带重建

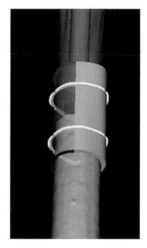

图7-69　交界部位外包异体骨块、捆绑带固定

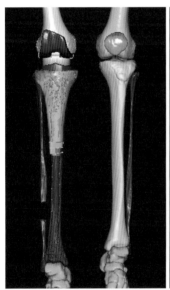
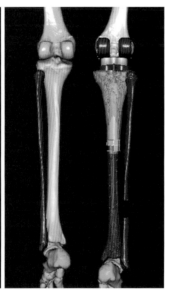

图7-70　股骨远端重建三维效果图

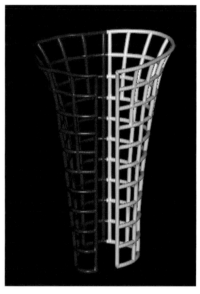

图7-71　引导异体骨表面定位钻孔模板

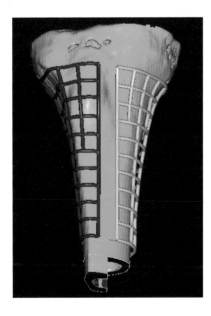

图7-72　异体骨表面定位钻孔模板+异体骨

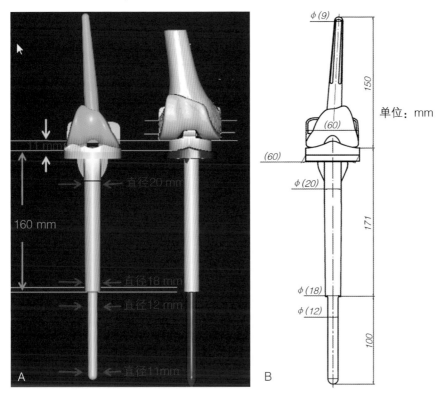

图7-73　最终假肢设计

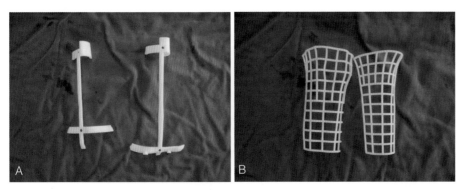

图7-74　A. 辅助肿瘤截骨和辅助异体骨修剪模板　B. 异体骨均匀钻孔辅助模板

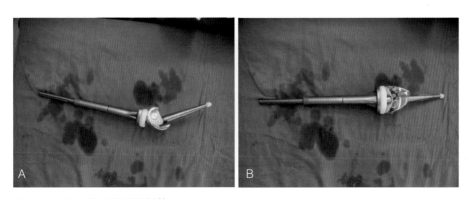

图7-75　个性化全膝关节假体

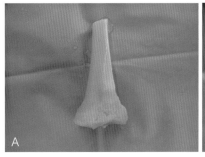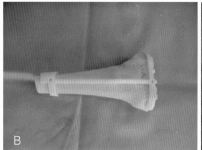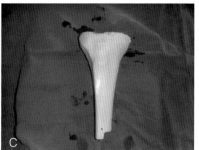

图7-76　异体骨修剪过程

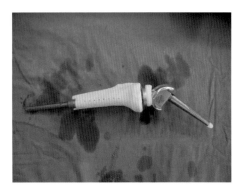

图7-77　个性化骨缺指修复体

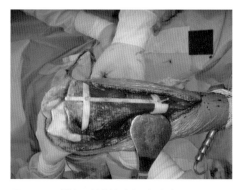

图7-78　模板引导精确切除肿瘤

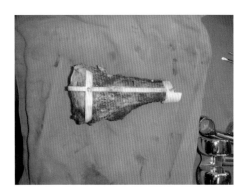

图7-79　完整切除肿瘤组织

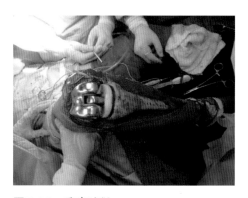

图7-80　重建过程

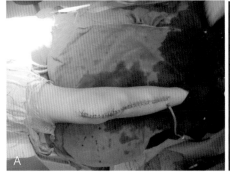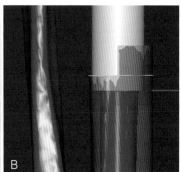

图7-81　A.术后外观。B.术后X线片

第三节　定制上肢假体在骨肿瘤切除后重建中的应用

一、上肢骨的解剖特点

上肢骨由锁骨、肩胛骨、肱骨、桡骨、尺骨、手骨构成，由此组成了肩关节、肘关节、腕关节等。上肢骨形体轻巧，关节囊松弛而薄，关节腔宽大，主要承担精细动作。肩关节是人体运动范围最大且最灵活的关节，可做前屈、后伸、内收、外展、内旋、外旋以及环转等运动，但牢固稳定性较其他关节为差，是全身大关节中结构最不稳固的关节。肘关节是一个复合关节，由肱尺关节、肱桡关节、桡尺近侧关节3个单关节，共同包在1个关节囊内所构成，是围绕固定的线性轴旋转的单轴关节，活动范围为0°~150°，并存在外翻10°~15°的提携角。腕关节又称桡腕关节，是典型的椭圆关节，由手舟骨、月骨和三角骨的近侧关节面作为关节头，桡骨的腕关节面和尺骨头下方的关节盘作为关节窝而构成。

二、上肢骨肿瘤概况

上肢骨肿瘤占全身骨肿瘤的33.7%~36.23%，其中良性骨肿瘤或肿瘤样病变占22.2%~23.70%，恶性肿瘤中成骨肉瘤或尤文肉瘤较为恶性，占0.43%。上肢依靠肌肉、韧带悬挂于躯干，上肢的骨肿瘤切除后进行肢体重建时，受稳定性或负重影响较小，能保留上肢的大部分功能。因此，上肢骨肿瘤大多都可以保留肢体而避免截肢，但恶性程度高者仍应截肢。近年来随着骨肿瘤外科技术的进步及新辅助化疗的推广，保肢治疗已经替代截肢成为上肢骨肿瘤的主要手术方式，截肢率不断下降。

三、定制型假体在上肢骨肿瘤重建术中的应用

对于上肢关节附近的骨肿瘤，尤其是恶性骨肿瘤，采用定制型假体进行肢体重建，具有生物学保肢不可替代的优势。定制型肿瘤假体是根据患者的影像学资料，精确测量肿瘤的大小、与周围组织的关系、切除范围等个体化设计的，能够满足不同患者的需求，较好地恢复骨骼肌及关节稳定性，匹配程度高，短期及长期的功能预后好。随着假体打印材料的优化和制作工艺的进步，采用定制型假体进行肢体重建术，所发生的并发症明显减少，其在骨科手术中的应用必将成为未来植入体发展的热点。

（一）典型病例

1.病情介绍

田某，男，50岁。患者因左肘上方肿块、疼痛10余年就诊。X线片怀疑"左肱骨远端巨细胞瘤"（图7-82），行CT（图7-83）、MR、ECT、穿刺活检以证实诊断。

治疗计划：瘤段切除、大段异体骨+个性化肘关节假体置换重建。

2.三维空间上确定肿瘤切除范围

（1）双上肢CT扫描、三维解剖模型建立：患者双上肢CT、MR扫描，三维重建建立双上肢骨关节解剖模型（图7-84）。

（2）确定肿瘤外科切除边界：肿瘤上界距离肱骨滑车最低点85.76 mm，交界区切除20 mm，共切除105.76 mm。另外截骨部位制作10 mm阶梯状（图7-85，图7-86）。

3.CAD设计辅助肿瘤切除模板

按照左肱骨中下段外观，CAD设计辅助肿瘤切除辅助模板，引导肱骨远端肿瘤精确切除，截骨部位制作10 mm外高内低的假体，一方面重建方位、增加旋转稳定性、增加接触面积提高骨愈合能力（图7-87）。

4.订购异体肱骨中下段以及CAD设计异体骨修剪模板

订购15 cm长异体肱骨（图7-88），CAD设

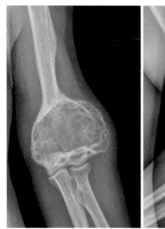

图7-82 右膝正侧位片

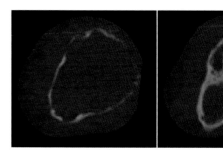

图7-83 CT检查

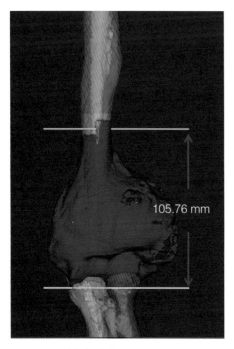

图7-85 肿瘤切除边界

105.76 mm

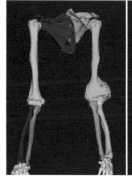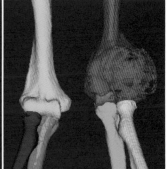

图7-84 双下肢解剖模型

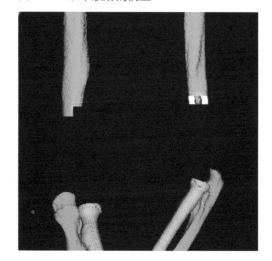

图7-86 肿瘤切除后骨缺损

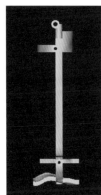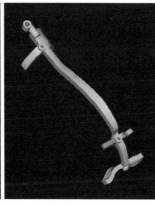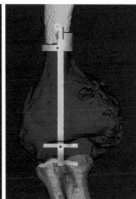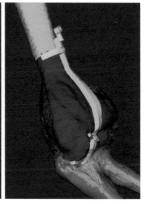

图7-87 CAD设计辅助肿瘤切除模板

计异体骨修剪模板（图7-89），将异体骨修剪为与骨缺损一致的三维外形，近端修剪为阶梯状（图7-90），远端修剪出与假体远端匹配的缺口（图7-91）；CAD设计异体骨钻孔模板引导均匀钻孔（图7-92）。

5. 个性化肘关节假体CAD设计

（1）假体各部分组成：肱骨假体、活动轴和尺骨假体（图7-93）。

（2）假体各部分参数：肱骨假体参数，髓内固定部分长度110 mm，直径8 mm；远端10 mm区域由直径8 mm逐渐增至10 mm；肱骨假体髓外部分长度115.76 mm，包括骨缺损长度105.76 mm，截骨阶梯高度的一半5 mm和假体下沉5 mm（图7-94）。

尺骨假体参数：长度110 mm，直径狭窄部位由6 mm过渡至尖端4 mm（图7-95）。肱骨假体远端掌倾25°，远端膨大部位长度27 mm。

肱骨假体轴线偏于旋转活动轴心后方8 mm。尺骨假体轴线偏于旋转活动轴心后方21.444 9 mm（图7-96）。

6. 模拟重建方法

订购左肱骨下段150 mm，将其修剪为与骨缺损相匹配的形状，与个性化肘关节组装为个性化骨修复体，植入体内修复骨缺损（图7-97）。

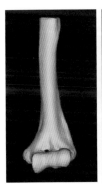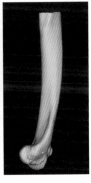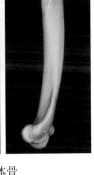

图7-88　订购异体骨

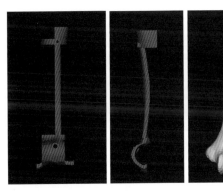

图7-89　异体骨修剪模板

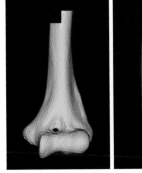

图7-90　异体骨近端修剪

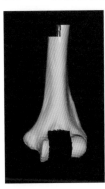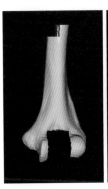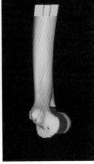

图7-91　异体骨远端修剪为鱼口状

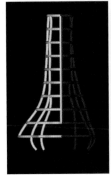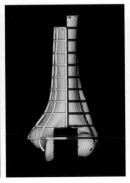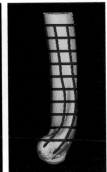

图7-92　异体骨钻孔模板

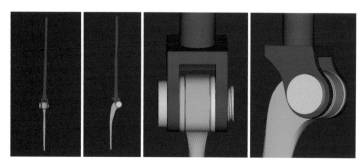

图7-93 假体组成

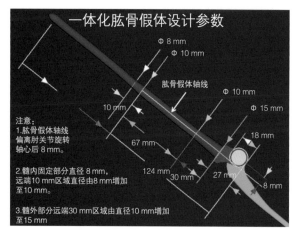

图7-94 肱骨假体参数

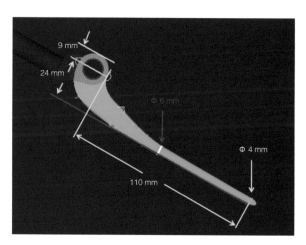

图7-95 尺骨假体参数

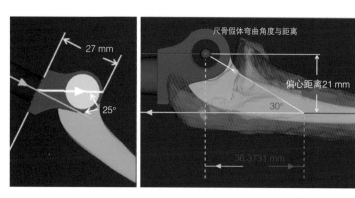

图7-96 活动轴参数

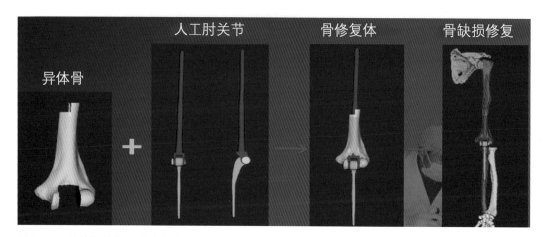

图7-97 骨缺损修复、重建方法

7.模拟重建三维效果

模拟重建三维效果见图7-98。

（二）典型病例术中情况总结

1.3D打印辅助手术模板（图7-99）。

2.左肘关节外侧切口、显露、切除肿瘤（图7-100，图7-101）。

3.订购异体肱骨下段，模板引导修剪为与骨缺损相匹配的三维外形（图7-102，图7-103）。

4.个性化人工肘关节制作（图7-104），与异体骨组装为个性化骨修复体（图7-105）。

5.遗留骨缺损（图7-106）与骨缺损修复（图7-107）。

6.术后评估

（1）X线片（图7-108）。

（2）外观（图7-109）。

（3）术后CT评估（图7-110）。

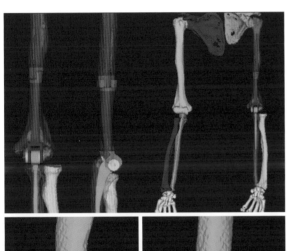

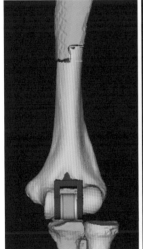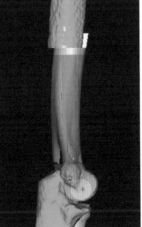

图7-98　模拟重建三维效果图

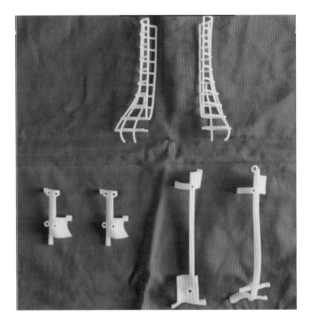

图7-99　辅助手术模板

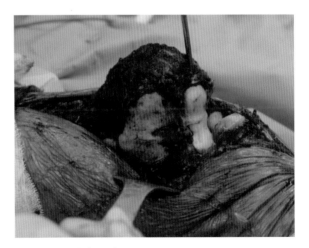

图7-100　肿瘤显露

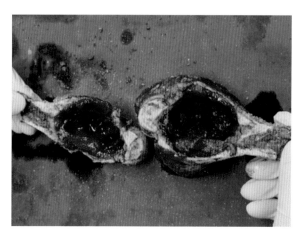

图7-101 肿瘤剖面

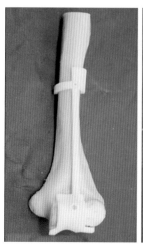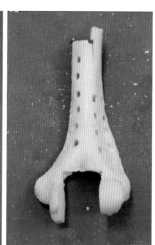

图7-102 异体骨修剪

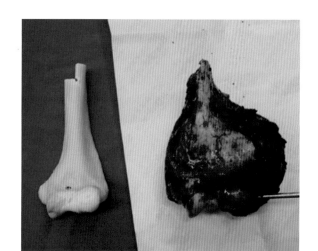

图7-103 异体骨与肿瘤比较

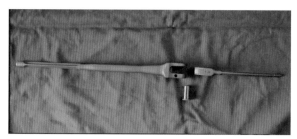

图7-104 个性化肘关节假体

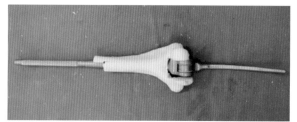

图7-105 个性化肘关节假体与异体骨体外组装

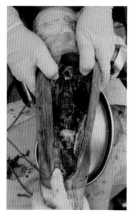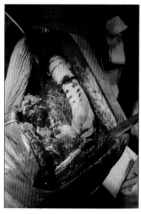

图7-106 遗留骨缺损　　图7-107 骨缺损修复

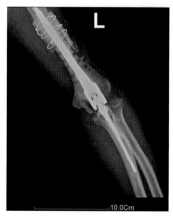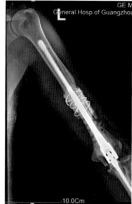

图7-108 术后左肘关节正侧位片

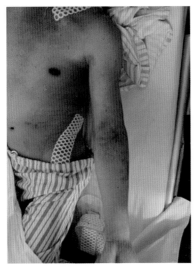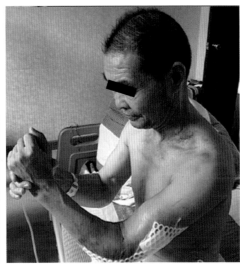

图7-109　术后外观

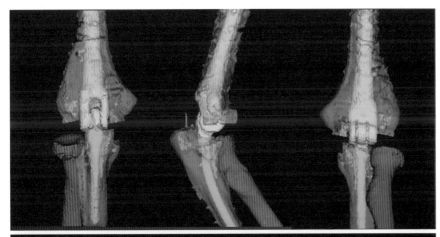

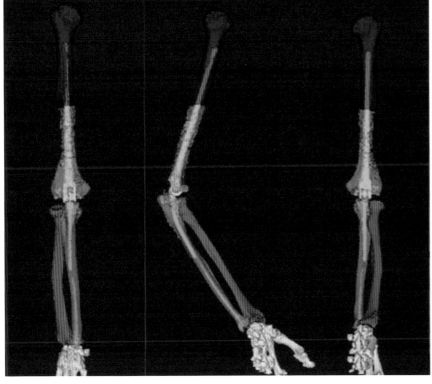

图7-110　术后CT评估

187

第四节　定制儿童膝关节在骨肿瘤外科的应用

恶性骨肿瘤是危害人类健康的重要疾病，其恶性程度高、患者的生存率低，严重影响到人类健康和生命安全。20世纪70年代以前恶性骨肿瘤的治疗目的以挽救生命为主，一般需要行扩大根治术，常造成大范围的骨缺损和关节破坏，甚至需要行截肢手术。随着新辅助化疗概念的提出和其在临床中的广泛应用，恶性骨肿瘤患者术后5年生存率得到了极大的提高，与之伴随的是综合保肢治疗的迅猛发展。恶性骨肿瘤患者的术后5年生存率可提高到50%～70%。恶性骨肿瘤的治疗目的也从单纯挽救生命，转向保留肢体功能，提高生活质量。

儿童是恶性骨肿瘤的高发人群，股骨干骺端是其好发部位。人工全膝节置换术（total knee replacement，TKR）是目前治疗儿童股骨下段干骺端恶性骨肿瘤最常见方法之一。但TKR必然会破坏患儿的胫骨生长板，从而导致患儿双下肢不等长，引起腰部疼痛、步态异常和脊柱代偿性侧弯等。因此，对于仅局限于股骨干骺端的恶性骨肿瘤，未累及膝关节腔，可考虑保留胫骨骺板，以减轻患肢术后下肢不等长。人工半膝关节假体置换术正是基于上述理念而提出，并成功地运用于儿童股骨干骺端恶性骨肿瘤的保肢治疗中。随着计算机辅助设计技术（computer-aided design, CAD）和快速成型制造技术（rapid prototyping, RP）在临床实践中的广泛应用和半膝关节假体置换术的日益成熟，使得定制化和个体化的关节假体能应用到股骨干骺端恶性骨肿瘤的治疗中。

针对经典的人工半膝关节置换术后金属假体对胫骨平台的严重磨损情况，本课题组首次提出了双屈伸运动人工半膝关节假体的概念。"双屈伸运动"的概念是将人工膝关节假体的活动过程分解为两个阶段。第一阶段的活动范围为0°～60°，这个过程中假体和胫骨平台之间处于相对静止状态，日常生活中频繁的屈伸

运动过程由假体的内部结构来承担。第二阶段是当膝的活动度超过60°时，膝关节假体在胫骨平台上进行滚动。大量的离体实验和动物实验表明这种双屈伸运动的结构设计能有效地降低膝关节假体与胫骨平台之间的摩擦频率，最大程度减少了胫骨平台的磨损，保证胫骨骺板的发育和生长能力。在此概念的基础上，本课题组借助CAD和RP技术，成功地研发了定制化双屈伸运动人工半膝关节假体。

作为全膝关节置换术的一种替代技术，双屈伸运动人工半膝关节置换手术通过保留胫骨侧骨骺而恢复患儿膝关节大部分的生长能力及关节的稳定性，手术成功的关键是假体的选择与匹配程度，而精确匹配的双动半膝关节假体置换术由于最大限度地保留健康的胫骨骨骺，所以假体的外形与韧带的重建是手术成功的保障。

一、股骨远端骨—软骨—韧带复合模型重建

采用连续螺旋CT行健侧股骨远端连续断层扫描，扫描条件：电压120 kV，层厚0.625 mm，矩阵512×512。采用1.5 T核磁共振行健侧膝关节扫描，扫描序列为三维脂肪抑制扰相梯度回波序列（3D-FS-SPGR）。①将CT扫描数据以DICOM格式导入Mimics17.0软件，利用剖面线（profile line）进行阈值分割（thresholding），生成蒙板（mask），经过适当编辑，去除毛刺及填补空腔，基于蒙板计算3D模型（calculate 3D），完成骨骼三维重建；同法将MR扫描数据导入，完成关节软骨及交叉韧带重建；②将重建好的三维模型分别以STL格式保存，再次导入Mimics17.0软件，利用对应点配准（point registration），将骨骼模型与软骨韧带模型根据对应的形态完成配准（图7-111）。

二、股骨髁旋转轴的确定

利用轮廓线生长（polyline growing）工具，将股骨远端的轮廓生长为一个新的轮廓线集。（注意：股骨远端轮廓线选择的标准是仅选择包含股骨髁的轮廓线。）

选择fit on polylines命令，将股骨远端轮廓线进行拟合，得到的线段即为股骨远端横径，该横径近似旋转轴。可以查看拟合线段的属性，两个端点坐标即为股骨远端横径的端点坐标（图7-112）。

三、临床应用

将之前得到的骨-软骨-韧带复合模型及股骨远端旋转轴坐标导入CAD软件，设计假体模型。手术假体全部为威高亚华公司生产（图7-113）。

（一）手术方法

患者仰卧，内侧切口暴露股骨下端肿瘤，保护股动静脉，于瘤段上方正常骨干截断，近端骨髓腔冰冻未见瘤细胞，于瘤体外正常肌层分离，打开膝关节囊，切断前后交叉韧带和股骨髁部腓肠肌起点，完整切除肿瘤，保留胫骨侧双侧半月板、部分关节囊和侧副韧带。松止血带，认真止血冲洗。于股骨上端残留骨干扩髓，安装双动半膝假体，假体与残留正常股骨干间植入异体骨粒（图7-114A、B）。

在胫骨结节内侧1.5 cm处固定胫骨隧道定位器，定位器钩端分别钩在胫骨髁间后窝（导向器55°）及胫骨髁间棘顶点前方7 mm的外侧坡面（导向器40°），打两个骨隧道，用两枚Endobutton（Smith&nephew公司）及两根Mersilene韧带（Ethicon公司）重建前交叉及后交叉韧带，用Mersilene韧带将残留的双侧侧副韧带及胭肌腱和关节囊附丽于假体股骨髁两

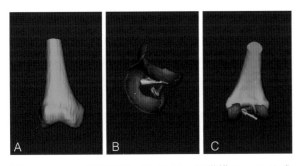

图7-111　A.骨骼模型。B.软骨—韧带模型。C.配准后生成的复合模型

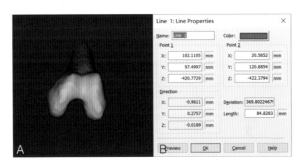

图7-112　A.红色线段为股骨髁旋转轴。B.旋转轴两端点坐标

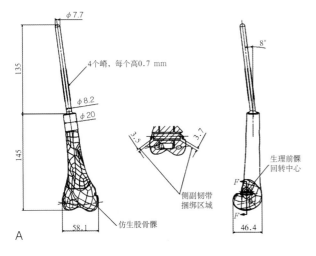

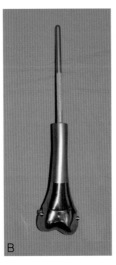

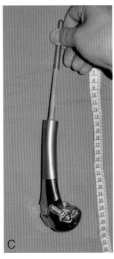

图7-113　A.假体参数示意图。B、C.假体实物

侧。检查膝关节活动及力线良好，患肢较健侧长约1 cm。放置引流，逐层缝合。

专用打入器（图7-114C）的材质为不锈钢，设计规格与个体化定制的半膝关节假体股骨柄的远端完全一致，打入器顶部设置有一个活动的锚定杆，锚定杆带有一定的弧度，在使用打入器的时候，方便术者握持，同样也可以确认打入方向，保证垂直打入。

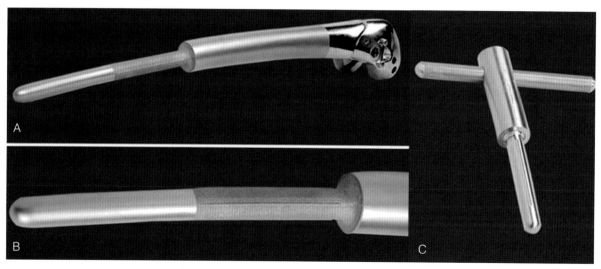

图7-114　新型非骨水泥股骨柄及专用打入器

（二）结果（表7-1，表7-2）

表7-1　6例非骨水泥股骨柄设计参数

	体重（kg）	截骨断端到股骨小转子长度（cm）	截骨长度（cm）	髓腔直径（mm）	股骨柄长（mm）	股骨柄直径（最大直径mm）	股骨柄弧度（°）
朱　某	24	9	16	9	95	9	6.0
陈　某	30	12	17.5	10	100	10	5.5
李　某	26	10	16	9	98	9	6.4
贾　某	30	12	18.0	11	108	11	5.8
王　某	32	10	16.5	10	105	10	6.0
杨　某	28	11	18.5	9.5	100	9.5	6.5
± s	28.3 ± 2.69	10.67 ± 1.21	17.08 ± 1.07	9.75 ± 0.76	101 ± 4.73	9.75 ± 0.76	6.03 ± 0.37

表7-2　6例半膝关节假体置换术患者一般情况随访

	随访时间	假体有无感染、松动、断裂	是否存活	假体存活时间	双下肢长度差	末次MSTS评分
朱　某	36	No	No	28	2.5	22
陈　某	36	No	No	32	3.5	21
王　某	48	No	No	26	0	23
沈　某	60	No	Yes	32	3.5	22
贾　某	27	No	Yes	27	1.0	27
杨　某	12	No	Yes	12	0	21

（三）影像学结果

术后次日行即刻X线片检查，6例患者均显示股骨柄植入位置满意，无异常移位，没有观察到因为压配植入造成骨折的现象。患者至末次随访（或至患者死亡）时，股骨柄未见明显的下沉和松动，没有观察到因为应力遮挡造成的骨皮质异常增生。股骨远端肿瘤假体均为稳定性骨性长入固定。股骨和半膝关节假体连接处没有观察到明显的连续性透亮线（图7-115~图7-118）。

四、应用体会

众所周知，解剖学是人工关节置换术中生物力学的基础，最大限度地恢复膝关节的解剖

形态能有效提高患者术后的生活质量，延长假体的寿命。胫股关节面和髌股关节面是膝关节正常活动的组成部分，形合度高的股骨假体，能最大限度地重建患肢的肢体功能和延长假体的使用寿命。本课题组前期的研究工作中采用

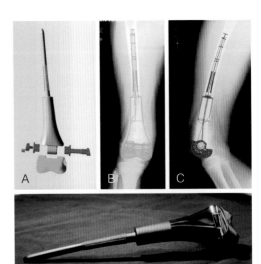

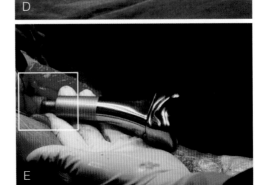

图7-116 患者朱某假体设计示意图以及术中照片

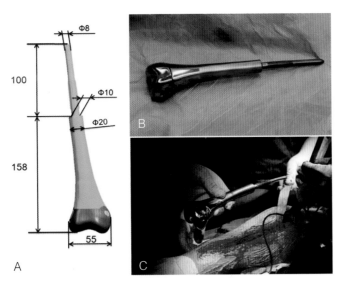

图7-115 患者陈某假体设计示意图以及术中照片

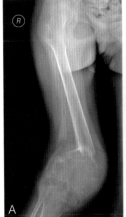
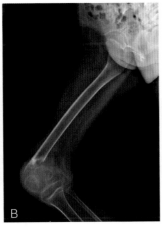
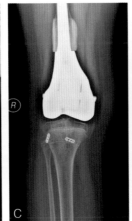
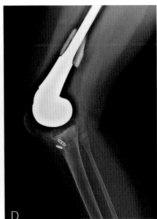

图7-117 该图显示为患者王某术前、术后即刻X线正、侧位片

Picker 6000排螺旋CT机，以1 mm精度对行人工关节置换术的兴趣区域进行逐层扫描，满足了定制化人工内植物的制作需求。但由于关节软骨的密度与骨骼相差很远，接近于软组织，因此在使用CT扫描做骨骼图像进行分割时，必然会造成关节软骨数据的丢失。仅采用CT扫描数据重建出来的三维模型只能是股骨髁部的骨性部分，而生理状态下与胫骨关节面接触的正是重建过程中丢失的软骨部分。完整重建出股骨髁关节软骨的曲面及外形，对恢复膝关节的解剖结构有重大临床意义。本次假体采用CT和MR数据建立的复合模型，同时包含有骨性和软骨的信息，更加符合生理要求。

经典的人工半膝关节假体常见并发症之一就是关节不稳，尤其是假体周围软组织严重缺损时这种不稳的情况表现得更为明显。究其原因主要是因为缺少有效的韧带附丽系统。特别是前后十字交叉韧带，其主要功能就是限制人工膝关节假体前后方向的活动。ACL的最主要功能是限制假体在胫骨平台上向前移动，并有效对抗胫骨的内外翻。而PCL的最主要功能则是限制人工膝关节假体在胫骨平台上的向后移动。本设计利用MR数据，对交叉韧带进行三维重建，明确了韧带在股骨髁上的附丽点坐标，然后在CAD模型上打孔，手术时即可将人工韧带穿过这些孔洞。有效地重建了人工假体的内外侧副韧带和前后交叉韧带的功能。

正常的膝关节的解剖中ACL是由有多束走行及起止点不同纤维组成。为方便临床中ACL的重建，ACL被分为前内侧（anteromedial, AM)束和后外侧（posterolateral, PL）束。AM是最主要的稳定结构，在整个膝关节的活动范围内

维持膝关节的前向稳定性。PL起辅助性作用，其最主要功能是在伸膝位上阻止胫骨外侧平台前向不稳。因此，临床上采用双束方式对ACL进行重建能更好地控制膝关节前后稳定性。从ACL的双束重建的角度来讲，AM是主要重建对象，而PL的重建有助于进一步增加膝关节假体在接近伸膝位时前向和旋转稳定性。

PCL和ACL不同，PCL的纤维组成无明显区别。在PCL是采取双束，还是单束重建上，本课题组查阅了大量的文献提示对PCL进行双束重建，相对于单束重建而言优势并不确定。目前暂无生物力学研究提示在重建膝关节运动功能方面双束重建和单束重建技术有统计学差异。因此本假体仍然采用PCL单束重建技术。

关节软骨三维重建技术是采用最大密度投影法进行数据重建，由于软骨信号高于周围组织信号，故能重建出软骨的三维图像。3D-FS-SPGR序列对膝关节软骨的检查较其他序列有着明显的优势，该序列采用三维容积数据采集，能任意薄层且无间隔，明显提高了图像的分辨率和信噪比，使关节软骨均呈明显高信号，骨髓呈明显低信号，两者分界清晰。由于该序列反映的是准T1W1图像，关节液也呈低信号，与关节软骨分界清楚，这对于以灰度值进行分割的Mimics软件而言，这样的高信号能明显提高软骨三维重建的效率及精度。

股骨远端横径为股骨远端最外侧一点和最内侧一点连线长度，平行于外科髁上轴线（surgical transepicondylaraxis，STEA），在矢状切面上该连线距离股骨内外侧髁的弧形关节面圆心很近，使用Mimics软件可以很方便地得到这条连线，还可以精确提供线段两端点坐标，有了这些坐标，工程师就可以轻易地在CAD软件上找到一些解剖标志，如韧带附丽点、股骨髁旋转轴等，这样就可以提高医生与工程师沟通的效率。

本研究采用三维图像重建软件对CT和MR数据在个人计算机上进行图像重建，并且结合计算机辅助设计软件UG或Rro/E，实现双动半膝关节假体多种结构的设计及优化。通过采集患者健侧膝的CT和MR数据，利用CT显示精度高、对骨的显示好的特点以及MR对软组织显示

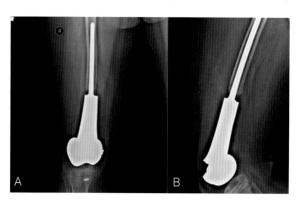

图7-118　患者沈某，术后1年X线片检查结果

好的特点，取长补短，构建了具有骨、关节软骨结构的膝关节。

但本研究也存在一定的缺陷，首先，重要结构重建不全，虽然利用此方法可以构建膝关节的关节软骨、半月板、前/后交叉韧带等结构，但由于膝关节图像的复杂性，内/外侧副韧带等结构在CT和MR影像图像上很难分割，因而也就很难三维重建。其次，软件的局限性，本研究利用Mimics软件对CT和MR图像进行重建，其分割方法为基于灰度阈值的表面绘制技术，由于膝关节的复杂性，很多地方都需要手工图像分割，而且对于MR图像，只用基于灰度分割的方法很难进行快速分割，造成重建效率较低。

参考文献

1. 范顺武, 杨迪生, 陶惠民, 等. 骨肉瘤化疗的历史和现状. 中国矫形外科杂志, 2000, 7(3):288-290.

2. 陈飚, 赵春和, 王全. 新辅助化疗结合保肢手术治疗肢体骨肉瘤. 中国肿瘤临床, 2005, 32(20):1162-1164, 1170.

3. Pala E, Henderson E R, Calabro T, et al. Survival of current production tumor endoprostheses: complications, functional results, and a comparative statistical analysis. J Surg Oncol, 2013, 108(6):403-408.

4. Neel M D, Letson G D. Modular endoprostheses for children with malignant bone tumors. Cancer Control, 2001, 8(4):344-348.

5. 刘鹏, 王臻, 李涤尘, 等. 定制化铰链内滚动式双动人工半膝关节假体的设计与研究. 科学技术与工程, 2009(07):1690-1695.

6. Komoda T, Uyama C, Maeta H, et al. Study of anatomic constraints using three dimensionally reconstructed images for total artificial heart implantation. ASAIO J, 1992, 38(3):M564-M569.

7. Yasuda K, Kondo E, Ichiyama H, et al. Anatomic reconstruction of the anteromedial and posterolateral bundles of the anterior cruciate ligament using hamstring tendon grafts. Arthroscopy, 2004, 20(10):1015-1025.

8. Milankov M, Savic D. Anatomic reconstruction of the anteromedial and posterolateral bundles of the anterior cruciate ligament using hamstring tendon grafts. Arthroscopy, 2005, 21(5):639, 640-641.

9. Ristanis S, Giakas G, Papageorgiou C D, et al. The effects of anterior cruciate ligament reconstruction on tibial rotation during pivoting after descending stairs. Knee Surg Sports Traumatol Arthrosc, 2003, 11(6):360-365.

10. Kohen R B, Sekiya J K. Single-bundle versus double-bundle posterior cruciate ligament reconstruction. Arthroscopy, 2009, 25(12):1470-1477.

11. Lewis P B, Parameswaran A D, Rue J P, et al. Systematic review of single-bundle anterior cruciate ligament reconstruction outcomes: a baseline assessment for consideration of double-bundle techniques. Am J Sports Med, 2008, 36(10):2028-2036.

12. Chhabra A, Kline A J, Harner C D. Single-bundle versus double-bundle posterior cruciate ligament reconstruction: scientific rationale and surgical technique. Instr Course Lect, 2006, 55:497-507.

13. Petersen W, Lenschow S, Weimann A, et al. Importance of femoral tunnel placement in double-bundle posterior cruciate ligament reconstruction: biomechanical analysis using a robotic/universal force-moment sensor testing system. Am J Sports Med, 2006, 34(3):456-463.

14. 刘斯润, 冷晓明, 黄力. 3D-FS-SPGR序列结合三维重建技术在膝关节软骨病损诊断中的应用. 实用放射学杂志, 2002(11):974-977.

15. 李鉴轶, 赵卫东, 余正红, 等. 膝关节关节软骨的三维构建. 解剖学杂志, 2007(6):695-697.

16. 薛瑞琪, 许杰, 翁健豪, 等. 股骨远端解剖数据测量及其与膝关节假体径线的匹配性探讨. 中国临床解剖学杂志, 2015(6):631-636.

第八章　数字骨库技术在骨肿瘤外科的应用

随着外科技术的不断提高以及骨肿瘤化疗技术的不断发展，保肢术已成为骨肿瘤治疗的常规术式，大段异体骨在肿瘤切除后骨缺损的生物重建效应日益凸显。大段异体骨与人工假体相比，优势：①提供形态、强度、弹性模量、大小均合适的支持物；②具备"爬行替代"的骨传导性，以及一定的骨诱导性，骨端可以获得牢靠的生物愈合；③保留关节囊和重要韧带的附丽，满足软组织的生物力学要求；④远期功能较好，无假体松动等并发症的发生。因此，作为生物活性和力学性能最好的组织移植材料，大段异体骨在临床上有较大的应用空间。然而，大段异体骨植骨材料形状差异大，移植的选配方法仍然存在许多不足，经常对骨肿瘤切除后重建的远期效果带来不良影响，其核心问题就是无法快速、准确、客观地挑选匹配良好的植骨材料。

我国已经有许多地区建立了规范化的异体骨库，从而使大段同种异体骨关节有固定的来源和科学的制备保存方法。空军军医大学西京骨科医院综合骨库是最早成立的骨库之一。随着数字骨科技术在临床的广泛应用，数字骨库建立的可行性大大提高，即通过骨库的数字化改建可建立起异体骨的数字化分析和管理平台。

西京医院通过国内首家数字化骨库的建立，为大段异体骨的管理、选配提供数字化信息，结合导航系统辅助进行骨肿瘤切除后骨缺损异体骨生物重建的精确切除、精准选配、精细手术，使骨库的数字化改建与计算机导航等数字骨科技术在临床方面有机而紧密地结合起来。流程包括：①数据采集和导入。将西京医院骨库大段同种异体骨按解剖部位分类并进行编号、分组，使用64排螺旋CT扫描，影像扫描层距标准为0.625 mm，扫描获取的原始DICOM数据导入数字骨库管理系统。②数字化处理和资料库管理。在软件中进行图像分割、三维重建、逐块骨骼分割，标识大段异体骨关节面、骨性标记等处的重要数据，将所有异体骨数字化信息加以编码、存档，建立一套完整的数字化管理、分析系统，即数字化骨库。③瘤段模拟切除及异体骨配准。临床应用时，将患者影像原始DICOM数据导入计算机软件中，生成肿瘤部位的骨质三维数据，通过图像融合的方法确定肿瘤及其切除范围；再将患者所需骨骼信息与骨库管理平台信息进行精确、快速的匹配查找，从而从数字化骨库中提取匹配性最佳的骨段，进行异体骨截骨设计，甚至内固定方案。④导航辅助手术。术中进行导航系统的注册、验证、跟踪、监测，重现术前设计的肿瘤切除、异体骨配准重建的方案，辅助完成手术。

采用上述流程，通过临床病例的选择与技术应用，观察数字骨库对于术前设计骨肿瘤整块切除范围、异体骨精确选配及裁剪、虚拟重建骨缺损的影响，解决应用计算机辅助导航下保肢技术中瘤段切除的精确性与异体骨生物重建的精细化程度的关键技术难题；再通过评价临床治疗效果，探讨数字骨库技术的科学性、可行性和有效性。西京医院通过数字骨库技术治疗骨关节周围原发骨肿瘤患者29例，分析总结了病例资料，旨在：①探索骨库数字化改建联合导航辅助手术的关键技术点，验证治疗流程的科学性、可行性；②通过术后随访评价，验证临床治疗的有效性。

第一节　技术介绍

一、背景

（一）骨库的建设

长期以来，由肿瘤、创伤、感染、先天性疾患等因素造成骨缺损或骨不连的修复重建一直是骨外科领域中的难题之一，骨移植是最重要、最直接的治疗方法。其中，自体骨成骨效应最佳，无免疫排斥反应，不传播疾病，被公认为是最理想的移植材料，但资源有限，增加副损伤。同种异体骨移植也是最早的移植外科手术之一，可提供形态、强度、弹性模量、大小均合适的支持物，相对来源不受限，宿主与移植骨间又可获得牢靠的生物愈合，还可保留重要软组织附丽点，实现人工假体所无法企及的生物效应，临床应用广泛。

医学史上，最早报道的首例同种异体骨移植可以追溯到1880年，苏格兰医生MacEwan使用儿童胫骨为另一名儿童修复了肱骨。1908年，Lexer率先报道了同种异体骨移植治疗膝关节肿瘤。1915年，Albee编著出版《骨移植外科》，异体骨移植技术开始受到世界范围的关注、研究、应用。1942年，古巴医师Inclan创新性提出了"骨库"的概念，发表《库存骨在骨科的应用》一文，报告在2～5℃下保存自体骨和同种骨。朝鲜战争的爆发，促使美国1950年在巴里兰州建立了世界上第一个具有现代意义的组织库——海军组织库。到了20世纪50年代，Herndon等报道通过冷冻，可降低"免疫反应"，降低异体骨移植的失败率，从而，异体骨加工、贮存的方法开始成为业界研究热点。

异体骨作为移植物的临床疗效已得到充分证实，建立能加工、制备、贮存并随时提供骨移植材料的"骨库"是客观的需要。1971年，美国麻省总医院（Massachusetts General Hospital）建立了骨库，应该是骨库的代表。1976年，美国组织库协会（American Association of Tissue Banks, AATB）的成立，是骨库发展的重要里程碑，骨库建设开始规范、快速地发展起来。规范化骨库在世界范围的普及，也使异体骨的来源不断增加，制备和贮骨方法不断改进。1984年，U PeKhin医师在缅甸建立了亚洲第一家组织库。1989年，成立了IAEA亚太地区组织库协作组和亚太外科组织库协会（APASTB）。1991年，欧洲组织库协会（EATB）成立并提出了EATB标准。发展至今，发达国家的骨库大都形成了协作和三级服务网络。

同种异体骨移植也是我国骨科学者们多年研究的课题，早在20世纪50年代就已经开始，但是由于缺乏骨保存技术和骨库的支撑，制约了该技术的发展。1988年，中国辐射防护研究院在山西省建立了我国第一家医用组织库，标志着我国骨库建设的起步。1991年，西京医院全军骨科研究所建起了综合骨库，在降低免疫活性同时保持或增加成骨活性的异体骨、人工骨研究方面取得很大进展，并建立了一整套质量控制体系。我国现代化综合骨库的骨移植和骨库技术发展不一，历史较久和经验较多的包括北京积水潭医院、上海第二军医大学（现中国人民解放海军军医大学）附属第九人民医院和西安第四军医大学（现中国人民解放军空军军医大学）西京医院、中国人民解放军总医院全军骨科研究所等数家，这些骨库配有完善的设备并建立在本院骨科，因此骨移植与骨库紧密结合，在同种异体骨移植技术方面具有丰富的临床应用经验。

（二）骨库的管理

现代骨库的核心技术和工作流程大都以AATB的标准来规范（图8-1）。

1. 异体骨供体的选择

供体的选择是保证移植材料安全、有效的最重要指标。骨库在筛选供体时，大多参照

AATB 2001年制订的标准，并结合自己的实际情况而制订。供体年龄并无绝对界限，但总的以骨骺闭合、关节无退行性改变为传。在西京医院骨库，选择供体年龄大多为20~50岁。

选择标准禁忌：①明显的全身或局部活动性感染；②恶性肿瘤；③自体免疫性疾病；④传染病；⑤严重创伤、中毒、病因不明的严重疾病、恶病质；⑥激素依赖、长期使用呼吸机；⑦取骨部位曾接受过放射治疗，以及死因不明者等。

2. 异体骨移植材料的获取

西京医院骨库的取骨方法：按照外科手术的要求进行术前准备和操作，在实体器官和皮肤组织被采集之后进行，首先切取四肢长骨，根据临床需求决定如何分段切取，可切取全关节骨段、半关节骨段或单纯骨段；无论何种骨段，均剥除骨膜和其他软组织。取骨时注意保护关节软骨，保留关节囊及主要韧带和肌腱附着点。各种骨段获取后，用无菌单多层包裹，标记号码、部位、侧别、日期等，转送至层流净化室进行再处理。

3. 异体骨的处理、加工、灭菌、保存

异体骨段通过修整清洗制成关节、半关节、骨段后，还可以制备骨板、骨条、骨粒等产品，目前，西京医院骨库已有多种同种异体骨移植材料和产品（图8-2）。有学者报道，异体骨免疫排斥反应的抗原性主要来自骨髓，因而在处理加工时，应刮除骨髓等成分。

较早一项研究表明，异体骨移植后，感染率高达10%以上，指出了灭菌处理的重要性。西京医院骨库的骨库骨均经过2次灭菌处理。现存的灭菌方法很多，国内外骨库多倾向于应用环氧乙烷（ethylene oxide, EO）气体及^{60}Co射线辐照灭菌。

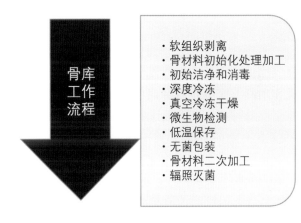

图8-1 美国AATB制订的骨库标准流程

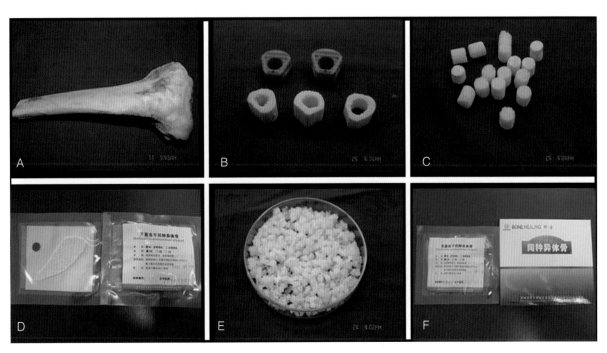

图8-2 西京医院骨库的同种异体骨产品
A.大段异体骨关节。B.椎体融合器。C.椎体松质骨块。D.松质骨板。E.松质骨粒。F.混合骨粒

异体骨贮存方法多样。1956年，Curtiss等报道深低温冷冻可降低异体骨的免疫性，降低免疫排异率；1991年，Stevenson等报道冷冻处理有利于骨移植的愈合。杨克强等研究表明，深低温冷冻储存时间的长短，对骨皮质的生物力学特性影响不大。目前，深低温冷冻（-80℃）骨被认为能够较好去除免疫原性，又可保留骨的传导性和诱导能力，是最受欢迎的一种方法。如今国内大型骨库对骨移植材料均采用深低温冷冻和冷冻干燥的方法保存。

二、骨肿瘤保肢技术

（一）骨肿瘤分期

骨肿瘤涉及骨科学和肿瘤学两个学科的内容，这就要求临床医生既要关注保肢重建的方式和功能，又要重视肿瘤学的治疗。对于原发性恶性骨肿瘤，其生物学行为关乎能否保命；而肢体功能的优劣则关乎能否正常生活。因此，在选择骨肿瘤的治疗方案时，进行系统、有效的分期至关重要。

Enneking提出了最早、最常用的经典MSTS外科分期系统（表8-1）。

Enneking提出外科分期的意义：①建立一个肿瘤分期体系；②根据不同分期合理选择手术方案；③提出辅助性治疗的指导原则。根据病理分级（G）、肿瘤与解剖学间室的关系（T）、有无远隔转移（M），设计G-T-M外科分期系统，这一系统只适用于骨骼肌肉系统中起源于中胚层的结缔组织肿瘤，不包括来自骨髓、网状内皮细胞的肿瘤，因此，尤文肉瘤、白血病、淋巴瘤、骨髓瘤、未分化小圆细胞肉瘤和转移癌等均不宜用此法分期。

（二）骨肿瘤外科边界的分类

外科切除边界是指经过外科手术的切除可获得良好效果的范围。Enneking提出的外科边界评价概念，明确了不同肿瘤切除的最理想边界，被骨肿瘤医生广泛接受。在确定肿瘤整块切除的边缘时，应考虑肿瘤是在解剖间室以内，或是已向间室外扩散。因此，分期可进一步分成T0（病损局限于囊内）、T1（间室内）、T2（间室外），说明外科间室的定义。

外科手术切缘（surgical margin）包括（图8-3）：①病灶内切除（intralesional excision）。最常用的病灶内手术是诊断性切开活检、刮除术或次全刮除术。②边缘切除（marginal excision）。手术经假性包囊或反应组织，可整

表8-1 骨肿瘤的Enneking分期

类型	分期	描述	等级	部位	转移
良性	1	潜在的	G0	T0	M0
	2	活动的	G0	T0	M0
	3	侵袭的	G0	T1~T2	M0~M1
恶性	I	低度恶性			
	IA	间室内	G1	T1	M0
	IB	间室外	G1	T2	M0
	II	高度恶性			
	IIA	间室内	G2	T1	M0
	IIB	间室外	G2	T2	M0
	III	远隔转移			
	IIIA	间室内	G1-2	T1	M1
	IIIB	间室外	G1-2	T2	M1

块切除。③广泛切除（wide excision）。包括将病损、假包膜或反应区以及肿瘤周围部分正常组织一同切除，手术完全是在正常组织内；如病变在间室内，需切除整块肌肉，称为广泛局部切除。④根治切除（radical excision）。包括将病损、假包膜或反应区以及整块骨或肌肉作整块切除，纵向包括关节近端的骨和肌肉起点，横向包括软组织间室的主要筋膜隔或超出骨内病损的骨膜。恶性骨肿瘤理论上手术范围应根治切除，但临床实际保肢术原则上是在肿瘤任何方位均保留一层正常组织。手术切缘对保肢术的成功有着重要影响。

Enneking的外科边界评价概念，开创了骨肿瘤规范化治疗的崭新时代。在其基础上，为了使Enneking的外科分期系统更具可操作性，Kawaguchi N、牛晓辉等也提出了完善补充的外科边界理念，目的是使临床医生客观地进行术前评估，充分认知复发危险因素，从而使辅助检查和手术方法更为规范、科学。

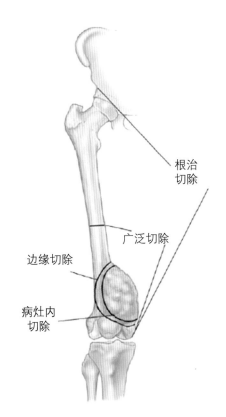

图8-3　外科手术切缘

（三）保肢术的适应证和方法

目前，恶性骨肿瘤的治疗已进入一个比较成熟的阶段，广泛切除及新辅助化疗的理念已取得广泛的共识，保肢手术已成为治疗肢体恶性骨肿瘤的经典方法。

根据患者发病年龄、解剖部位、病理分型、外科分期等具体情况，科学、合理的术式选择是保肢治疗的关键。随着相关研究和技术的不断发展，肿瘤切除重建的方法有：瘤段灭活再植、人工假体置换、大段异体骨移植、自体骨移植重建、异体骨—自体游离带血管腓骨联合移植以及异体骨—人工假体复合重建等。保肢术的并发症包括：肿瘤复发和转移、假体松动、脱位、骨不连、骨吸收、骨折、感染、免疫排斥、钢板螺钉断裂等。

骨肿瘤保肢手术指征包括：①患者配合治疗，一般情况好；②在经济、体质、心理方面准备充分，可接受化疗；③肿瘤切除后，能获得足够的软组织覆盖；④获得足够的外科安全边界的前提下，权衡术区重要血管神经束能否保留与保肢与否的意义；肿瘤活检可一并切除；⑤肿瘤晚期但发生病理性骨折的患者，在全身情况允许时也可实施外科干预。

目前的保肢方法中，人工假体置换的应用最为常见，其优势在于：①合金更耐用、强度高、比重轻、组件牢固；②即刻稳定性好、术后早期负重；③仿生人体自然关节动度、预后较好的短期及长期功能；④可大大减少骨不连、骨吸收、关节塌陷、感染等异体骨移植常见的并发症；⑤个体化假体设计和应用逐渐成熟，不同患者均可采用。其劣势在于：假体下沉、松动、翻修的必要，发育后双下肢不等长等；原发性恶性骨肿瘤多见于青少年，患者若长期生存，则需要多次假体翻修手术。

（四）大段同种异体骨移植的应用

大段异体骨移植是一项常用、便捷、有效的骨科技术，优势在于有骨库前提下，有多种大小、形状、来源可以选择，与宿主骨可以愈合，自身具有塑形能力，可重建关节及其软组织附丽，有可应用的关节面等。

骨库技术的发展，大大降低了异体骨移

植的免疫排斥和疾病传播风险，异体骨的生物重建优势也日益凸显，得到学者们的不断研究和青睐。大段异体骨作为肢体骨肿瘤整块切除后骨缺损的移植材料，临床疗效可靠，甚至包括骨盆肿瘤的切除重建。它具有良好的解剖结构、力学强度和生物相容性，又具备骨生长诱导、传导性、来源广、价格低、易塑型和软组织附丽，可与宿主形成生物融合，在保肢技术中取得了与其他治疗方法相当或更好的疗效。

1.异体骨的愈合机制

随着骨库的建立，同种异体骨移植的研究和应用逐渐活跃。德国Barth（1893,1908）和Axhausen（1907）首先指出，即使植入自体骨也要经历坏死，需要通过死骨吸收和沿骨内孔道由周围进入的血管组织形成新骨，称为Schleichenden Ersatz（爬行取代），1914年，Phemister将其译成英文Creeping Substitution，即爬行取代，迄今仍是解释自体骨和同种异体骨移植愈合机制的理论基础。

为了提高同种异体骨的移植效果，近现代学者作了许多有益的研究和探索。王臻等研究指出，宿主与移植骨结合部的外骨膜开始启动成骨过程，而结合部的稳定性是血管生成的重要条件，充足的血液供应是异体骨愈合的必要条件。异体骨质逐渐被吸收，哈弗系内有新骨形成。

2.异体骨移植的并发症

异体骨移植材料可以广泛应用于创伤、感染、骨肿瘤等因素造成骨缺损的填充，但诱导成骨能力较弱，愈合影响因素包括有：软组织覆盖、血运情况、组织相容性、内固定选择等。移植术后的并发症除免疫排斥外，主要有：骨不连、骨愈合延迟、感染、远期关节塌陷、异体骨骨折等。

据文献报道，大段异体骨术后的并发症发生率为25%～35%，包括免疫排异，以及骨延迟愈合及不愈合（9%）、疲劳骨折（10%）、感染（14%）、创伤性关节炎及关节功能障碍（3%）等。也有研究报道，术后骨不愈合的发生率为10%～15%。Cheng等报道，桡骨远端骨巨细胞瘤的分组治疗未发生明显并发症。

三、骨库的数字化改建

（一）数字骨科学概念的提出

以数字化技术为代表的现代科学的发展，给人们带来了深刻与意想不到的洞察力，使人们处理复杂信息的能力大大提高，大至宇宙深处的探秘，小至基因序列的溯源，无所不能，无处不在。

与此同时，数字化医学系统、数字解剖学应运而生。数字化技术在医学的应用被称为数字医学，在解剖学的应用称为数字解剖学；基于相同原理，数字化技术在骨科的应用同样派生出一门多学科融合、交叉的新生学科——数字骨科学，这就是数字骨科学这一概念提出的渊源与自然萌生的依据。数字化技术和数字医学的发展为数字骨科学概念的提出提供了良好的理论基础；人体虚拟技术与数字解剖学同样为数字虚拟技术在骨科学的发展拓展了空间，可以使骨科学的基础和临床与数字化技术紧密而有机地结合起来。总体上讲，凡是以数字化、虚拟化、可视化形式展示的骨科内容均属于数字骨科学的范畴。

数字骨科学概念的提出是建立在数字医学和中国数字人技术基础之上的。钟世镇院士在我国率先开展了"虚拟中国人"的人体切片建模研究工作，2003～2005年"中国男、女虚拟人一号"也在南方医科大学陆续完成。2006年，裴国献教授提出了"数字骨科学"的概念，并编撰出版了《数字骨科学》。

数字骨科学是一门全新的骨科新理念、新技术，是医工融汇的必然，是有待进一步研究、开拓与发展的崭新领域。数字骨科学的内容有狭义和广义之分。广义包括了所有骨科临床中的数字化行为，如骨骼的三维解剖、三维重建、计算机导航手术、机器人手术、快速成型技术等等；狭义仅包括数字骨科解剖、数字骨科手术、骨科虚拟仿真系统等。其数字化可视模式可三维化、动态化、可视化地完成骨科解剖、各种组织瓣的数字化构建、骨折的三维重建与分类、骨科手术的数字化及骨科仿真手术系统等，并可任意、全方位、360°旋转与定位。这些数字化骨科技术的功能与特点，突破了传统的骨科学解剖、临床与教学的模式，实现了人机对话、人机互动，是骨科学技术的一大飞跃与推进。数字化骨科技术正逐步呈现出"五化"——即数字化、个性化、精确化、显微化和人工智能化的发展趋势。

（二）异体骨数字化的应用

1. 传统选骨技术

骨肿瘤切除后异体骨移植是修复重建的一种重要方法，其生物重建效应一直受到学者们的研究和重视。然而，大段异体骨的形态因人而异，尤其是骨关节部分移植，目前采用的库存骨的选配方法仍然存在许多不足，其无法快捷、精确地挑选和匹配异体骨材料的问题一直困扰着临床医生。

20世纪以来的传统选骨技术中，仅根据患肢比对异体骨X线片或CT决定异体骨的选配，仅考虑长短粗细、主观性的手工测量、术中可否完美匹配、异体骨修整粗糙等。以上方法往往选配耗时且精度无法保证，术中精确匹配百分率较低，且可能导致骨肿瘤切除重建后远期不良效果（图8-4）。

2. 虚拟3D技术

近20年来，医学领域中各种先进的数字化技术层出不穷，并在骨科广为应用。计算机虚拟仿真和医学图像3D信息在骨肿瘤保肢术前设计中的作用日益突出，也为异体骨移植技术的数字化改建提供了研究基础和技术支持。若能改建出精确、快捷、直观的数字化异体骨选配系统，那么异体骨粗细长短不一、修复缺损区模糊匹配的弊端将大大改善，大段异体骨移植成功率也将随之提高。

异体骨的数字化改建，可以比喻成大段异体骨的3D解剖图谱，能将各部位异体骨的断面图像重构为三维图像，可对三维图像由内向外按层剥离或做任意位置的剖切以观看内部结构；并可对三维骨段做任意角度的旋转、缩放、平移，从而使临床医生在没有任何外界干

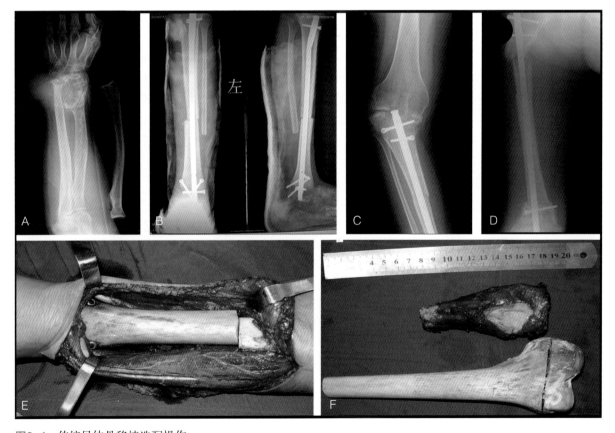

图8-4 传统异体骨移植选配操作
A. 患肢与异体桡骨X线片，比对选配。B. 术中所见。C. 术后X线片提示胫骨下段匹配不佳。D. 胫骨上段异体骨移植术后关节塌陷。E. 股骨干异体骨移植术后骨不连。F. 股骨下段异体骨手工测量、截骨面不平整

扰的情况下自由地观察、移动以及生成骨段的形状、体积和空间位置等重要解剖特征，更快捷地了解和配准解剖信息。整个过程均可在计算机上仿真虚拟进行，选配满意后再从深低温冰箱取出编号标本，而不影响其他异体骨段的贮存。

RitaccoLE等报道利用虚拟骨库和三维规划技术进行同种异体骨移植的术前设计，优化了选择流程，术中达到宿主和移植骨之间最接近的解剖匹配，解决了获得足够关节稳定性的关键技术。其流程主要包括：①图像采集。所有图像均采用东芝Aquilion64排CT扫描获得，扫描层距0.5 mm，像素512×512，存储为医学数字成像和通信格式（digital imaging and communications in medicine, DICOM）。②图像分割。使用计算机软件（Mimics software, Leuven, Belgium）进行处理。③三维模型重建。

Bou等报道为了比较和选择最好的移植材料，利用异体骨虚拟数据库，采集典型图像的分辨率，通过三维分割和重建提供高质量曲面模型，建立三维镜像模型，当CT不能提供足够的软组织对比度时，通过MR补充数据采集系统，以确定最合适的切除和重建范围，进行进一步处理。随着国外骨库虚拟信息化技术的发展，有报道自动化的3D骨骼快速选配软件也在2013年应运而生，其主要功能是基于几何特征的自动骨形态测量和配准。

3. 数字化骨库的意义

数字化技术应用于骨库改建，使传统选骨技术得到质的改变和飞跃，异体骨的3D数据也可以应用于四肢、骨盆肿瘤术前设计。研究表明，仅仅解剖匹配精确率这一个因素即可影响异体骨移植重建的效果，因为宿主与移植骨之间的匹配差可以改变关节的运动学和载荷分布，导致骨吸收和骨关节退行性变等。因而，数字骨库技术可以为临床医生提供可靠、可视、全面、优化、精准的信息，大大提高精确选配百分率；结合术前软件设计和导航辅助手术，理论上完全可以达到肿瘤精确切除与精细生物重建的要求。

目前，国内综合骨库的规模和发展仍不一致，也未形成多中心化、网络化，而数字骨库技术更是刚刚起步。建立数字化骨库的数据库模型，对其进行直观分析、精细手术设计和手术模拟，帮助临床教学训练，提高临床诊疗水平，促进我国骨肿瘤学科外科技术的发展具有重要的现实意义。郭征等研究证实，骨库的数字化改建，能够实现库存异体骨由二维到三维、由平面到立体、由静态到动态、由手动粗筛到数字化精确配准的转变。数字化骨库作为大段同种异体骨移植材料的数字化管理、分析系统，具有以下特性：①采用虚拟仿真和三维重建技术，分类贮存异体骨信息；②大大节约选骨时间，明显提高精确匹配百分率；③利于术前模拟设计；④利于开展计算机辅助导航手术；⑤利于合理使用和分配骨库资源。数字化骨库的建立，有望使我国骨库技术系统化、标准化、立体化、网络化、精确化，同时，数字化骨库系统具有低代价、零风险、多重复性、精确配准、自动指导的优点，具有广阔的发展与应用前景。

数字骨库结合临床需求，通过数字化改建技术，可以在外科治疗肿瘤整块切除后骨缺损的异体骨生物重建的过程中完成精确选配、模拟配准和精细重建，其优势体现在：术前可以进行快捷选骨，精确匹配，显示瘤段安全边界并标定、设计瘤段切除范围，测量骨缺损大小，异体骨模拟裁剪及配准，个性化的固定方式；术中可以联合导航，追踪、监测、验证手术的进行，从而使数字骨科学的基础和临床与数字化骨肿瘤保肢技术有机而紧密地结合起来，具备临床外科治疗的科学性、安全性、有效性。

四、计算机辅助导航技术

（一）导航技术的发展

如何借助现代科学技术手段以突破和延伸人类生理功能极限，逐渐成为现代外科领域关注的热点问题和发展方向。

医学成像技术最早开展于1908年，Horsley等报道X线定位测量辅助神经外科手术，立体定向外科由此开创。最早的计算机辅助外科报道于1986年，美国、瑞士和日本在同一时期开发了交互式CT导航设备。全球第一台骨科光学手术导航系统出现在1990年，经枢法模公司推出、FDA认证后投入临床使用。2000以来，计算机辅助导航系统（computer assisted navigation system, CANS）成为数字化外科发展的热点领域。CANS结合了三维图像重建、计算机辅助成像、计算机模拟操作、外科机器人等相关技术。根据导航信号原理，CANS可分为光学（红外线）定位、磁（电磁场）定位、声学（超声信号）定位、机械定位4种。CANS的基础是医学成像技术，其原理是将医学影像、跟踪定位装置、无线智能化手术器械相结合，从而实时、精确地显示解剖信息，跟踪、定位术中操作，同时减少术中射线暴露，使手术更加安全、准确、快捷，降低了手术的风险和并发症，缩短了术后康复时间，提高了治疗效果。

CANS最早用于神经外科，其目标是做好术前计划、提高手术安全性。近年来，CANS技术发展迅速并在世界范围内多个学科得以推广应用，包括神经外科、耳鼻喉科、妇产科、骨科、肝胆外科等，成为计算机科技推动医疗技术进步的一个典范。医学三维图像领域研究的最新进展是虚拟现实技术（virtual reality），临床医生能通过三维可视图像对人体解剖结构从任意角度观察，进行术前模拟、术中导向及术后评价。与此同时，计算机辅助骨科手术（computer aided orthopaedic surgery, CAOS）也蓬勃发展起来，CAOS具备安全、精确、快速的优点，在骨科各个领域都具备广泛的应用前景。

CAOS的发展历程可追溯到1999年，第一台骨科专用手术导航系统进入市场。目前，CAOS在脊柱外科、关节外科、创伤骨科、显微骨科、骨与软组织肿瘤外科等各专科手术治疗中，不断取得成功和突破。

近年来，各种先进的数字化医学技术层出不穷。随着导航技术的更新和完善及临床医生对导航系统观念的不断转变，CAOS的应用发展也将骨科手术的理念和技术向前推进了一大步。

（二）导航技术在骨肿瘤外科中的应用

CANS是一种能人机交互的系统，可以定量地利用多元数据和系统软件进行手术的计划、干预和评价，在骨科领域已经应用了二十余年。然而，近十年来该技术才不断应用于骨与软组织肿瘤的外科治疗领域。有研究表明，CAOS进行良、恶性骨肿瘤的外科治疗时，在外科边界规划、肿瘤整块切除、异体骨裁剪配准、内固定或人工假体植入、术中力线监测等方面，比传统手术更具明显的技术优势，具有巨大的发展潜力和趋势。

Hufner等2004年报道了在计算机导航技术下治疗3例骨盆恶性肿瘤病例；2007年，Yamazaki等报道了应用术前影像学确定三维模型，在计算机导航精确定位辅助下治疗颈6骨巨细胞瘤；2007年Kwok-Chuen Wong等开展了计算机辅助下骨盆肿瘤切除、人工假体重建手术；2007年Stockle等报道了CT与MR图像技术计算机辅助导航切除骨盆肿瘤；2014年O. Cartiaux等报道了3D技术和导航下骨盆肿瘤的精确切除重建。

计算机辅助肿瘤外科手术（computer assisted tumor surgery, CATS）主要包括以术前肿瘤的影像学依据进行术前边缘设计和术中切除的影像指导。结合三维重建技术和CATS，可以克服传统骨肿瘤保肢手术存在的诸多不足之处，通过术前截骨设计、模拟手术、导航辅助，有利于术中肿瘤切除、异体骨精确截骨、内固定安放等操作。

随着CAOS技术的发展，导航软件的骨肿瘤模块业已开发并投入临床使用，使许多复杂解剖关系和边界的手术不再盲目依赖于术者经验，转而在导航系统安全、精确、快捷的指引下完成，大大提高了手术的精确性。目前，新一代CAOS系统配备主动式光学导航技术，精确性更高，是现今主流的定位方法，也是导航辅助骨与软组织肿瘤外科治疗时的主导信号传导方式。

CAOS在骨肿瘤外科治疗中的优势集中体现在安全切除和有效重建这两大方面。当然，计算机辅助导航系统并未使骨肿瘤外科医生让位，它还只是充当"外科助手"，必须由经验丰富的临床医生制订手术计划，并进行严格、专业的监控、实施，而最重要的是，如果一旦系统或硬件出了差错，需要临床医生能够继续完成手术。缺点也还包括易受物体和其他反射物的干扰、价格昂贵等。

CAOS作为一种常规骨与软组织肿瘤外科手术的方法指日可待。相信在将来的骨肿瘤手术中，CAOS可以实时采集、分析生成患者体内肿瘤的三维图像，由机器人来挥动手术工具，滤过人工颤抖，实施精确程度远远高于手工的操作，使肿瘤外科治疗中的切除与重建更精准、更安全、更便捷。

五、展望

骨肿瘤保肢的数字化技术成为一种常规化、科学化、个体化的手术方法指日可待。本课题通过数字化骨库的建立，使传统骨库选骨和匹配技术有了质的飞跃。以往骨骼选配时同部位骨骼需要反复解冻，耗时耗力，同时也影响异体骨的保存时间；数字化改建后整个选配过程均可在计算机上进行，满意后再从深低温冰箱取出选配骨，而不影响其他库存骨。在系统中可同时进行手术设计，按照瘤段的安全边界进行截骨，而后根据截骨后的缺损情况裁剪异体骨，整个过程均在计算机上完成，并可根据不同要求进行反复调整。设计完成后的截骨数据可以输入到导航系统，在手术时由导航系统辅助完成骨肿瘤的切除和异体骨的修整。

骨库的数字化改建为大段异体骨管理提供了新的方式，为术前快速选配同种异体骨材料提供了精细可靠的信息，与传统选骨技术的术前准备操作相比，可以大大节约异体骨关节材料的选配时间，同时能够明显提高术中的精确选配百分率。利用CAOS技术，进行肿瘤整块切除和异体骨裁剪匹配，可以确保骨肿瘤切除的安全性，同时又可以保留更多骨量，并可做到植骨材料的个体化修整，大大避免术中匹配不当、肢体不等长与关节畸形等发生率，达到有效重建的目的。

精细化手术和生物重建是骨肿瘤保肢技术发展的方向和趋势。数字化骨库为我们提供了生物重建材料数字化信息，CAOS又是实现精细化手术的有力辅助工具，二者结合可以使我们在术前规划时统一考虑肿瘤切除和生物重建，即实现理想的切除方式，又最大限度地保留了正常骨量，为异体骨的匹配和生物重建创造条件。

数字化骨库的构建成功，加之计算机辅助设计及术中导航精确制导、直观可控、解剖部位与工具可视的优点，使二者能够有机结合，解决骨肿瘤保肢技术中如何"切除更安全、重建更高效"这一关键技术点。针对这一思路，我们进行了相关研究、探索和应用，完善了治疗流程，检索了各个环节的关键技术，按照程序和标准开展课题，并通过肿瘤学结果和术后随访，来验证和评价治疗流程的安全性、可行性和有效性。

第二节 技术路线

一、课题设计及流程

数字骨库技术在骨库沿革和数字骨科学发展的基础上，结合大段异体骨移植在骨肿瘤保肢技术中的应用特点，依托西京医院综合骨库和计算机辅助导航手术技术，在国内率先提出"数字化骨库的建立及计算机导航辅助骨肿瘤切除后骨缺损的异体骨精细化重建"这一研究。方法是对西京医院综合骨库中，深低温冷冻保存的大段同种异体骨进行CT扫描，通过3D虚拟技术进行异体骨的数字化分析和改建，进而形成一套数字化异体骨的管理和贮存系统（数字化骨库）；临床应用时，在计算机软件中进行肿瘤3D建模及精确测量和标定、设计瘤段的切除范围，同时提取数字化骨库中的数据，快速精准地选择匹配最佳的大段异体骨，模拟裁剪及配准；术中通过导航验证、追踪、监测完成手术。课题设计流程如下（图8-5）。

（一）数字化骨库的构建方法
1.DICOM数据采集
依托西京医院综合骨库深低温冷冻贮存

的大段异体骨，日常库存资源>300根。我们将其按解剖学位置分类，包括肱骨近端、肱骨远端、尺骨、桡骨、肩胛骨、锁骨、股骨近端、股骨远端、胫骨近端、胫骨远端、腓骨、骨盆、跟骨等处；同时按部位、侧别区分后，分别进行编号分组。

采用西京医院放射科的GE公司64排螺旋CT（图8-6）扫描。该设备具有64排宽探测器结构，球管一次曝光可同时获得64个层面图像数据的成像系统，可对身体任何部位进行容积扫描，其最小的各向同性分辨率达0.625 mm，能清晰显示微细结构。该设备具有快速扫描、时间分辨率较高、空间分辨率和任意剖面重建图像等优点，其三维重建功能可从冠状位、矢状位、轴位等多角度、立体观察骨骼各处病变及周围情况，对制订合理科学的治疗方案、手术计划非常有帮助。本课题中，制订异体骨影像扫描层距标准为0.625 mm。

2. 数字化处理和资料库管理

扫描获取的DICOM格式数据通过CT技术室光盘刻录，或医院影像归档和通信系统（picture archiving and communication systems, PACS）系统传输后，数据导入数字骨科管理软件。骨库

贮存大段异体骨在软件中进行数字化信息改建，完成图像生成、三维重建、骨骼分割，按部位、侧别进行逐个分析、分类管理（图8-7）。

以DICOM格式文件存储每个异体骨段的长、宽、高等三维信息，并依据骨骼部位制

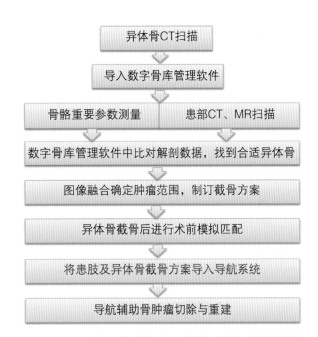

图8-5　应用数字化骨库联合导航骨肿瘤切除异体骨精细化重建的操作流程

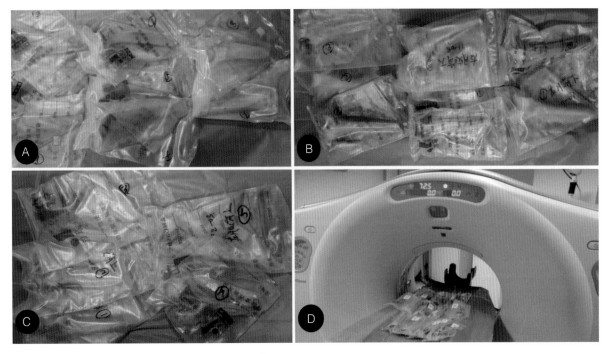

图8-6　深低温冷冻的部分异体骨进行CT扫描准备
A. 左胫骨上段异体骨。B. 右股骨下段异体骨。C. 左股骨上段异体骨。D. 进行胫骨下段异体骨的GE64排螺旋CT扫描

订特定测量标准及部位，将所有大段异体骨数字化图像信息加以编码、存档，统一分类和管理三维数据。标识大段异体骨关节面各个轴向、骨性解剖标记等处的重要数据，将所有异体骨数字化信息加以编码、存档（图8-8，图8-9），从而建立一套完整的异体骨数字化管理、分析、贮存系统，即数字化骨库。

使用时，数字化大段异体骨的三维解剖结构可以多角度、多彩色、透明或任意组合显示和切割，整体清晰、实体感强，满足临床精准、快捷的配准所需异体骨的要求，有利于提高异体骨移植材料的实际应用效果。数字化骨库主要依属于西京医院综合骨库数字化工作室，异体骨数据的采集频率主要由库存骨的数量决定。

（二）导航下模拟切除及异体骨配准

骨肿瘤保肢的关键技术点在于安全切除和高效重建。切除范围不足，易残留肿瘤，导致复发率提高，增加患者痛苦、负担和再截肢的风险，复发后肺转移率远高于无复发者；切除范围过大，给功能重建带来很大困难，导致不必要的运动系统功能和外观损失。

CAOS应用于骨肿瘤外科手术的优势在于：术前设计的理想的切除范围具有可操作性，空间构象转变为可视，术中能够实时、精确地显示解剖位置，还能指导、验证术者术前规划和术中操作结果的一致性。其局限性在于：导航技术的应用需要专有设备和操作人员，骨性解剖标志点的寻找匹配可能会导致测量误差，增加手术操作步骤和验证时间，需要临床医生提高熟练程度等。

1.硬件设备

计算机辅助三维重建技术应用于骨科后可以建立直观、立体的三维骨骼解剖模型，辅以专业设计软件即可完成对骨骼模型的精确分析，进一步提取有临床意义的骨骼信息。在计算机辅助设计领域研究进展的基础上，建立独特的数字化骨科手术新方法，并将其广泛应用于骨科临床，可大大提高骨科手术的精确性和安全性。随着手术的难度不断提高，医生已不再能够仅仅依靠患者病例、影像等资料在自己头脑中进行思维、确定手术方案，而必须熟练使用手术规划软件，建立患体的三维解剖模型，在计算机屏幕上设想、模拟手术方案、反复修正，做出最佳手术设计。目前，在骨肿瘤

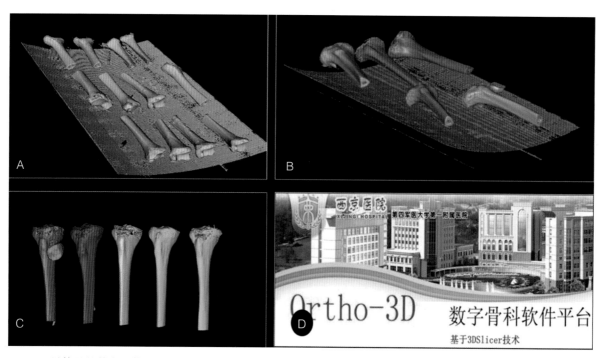

图8-7 异体骨的数字化信息处理
A.异体骨3D重建。B.骨骼分割。C.逐个分析。D.数据分类后录入数字骨科软件平台

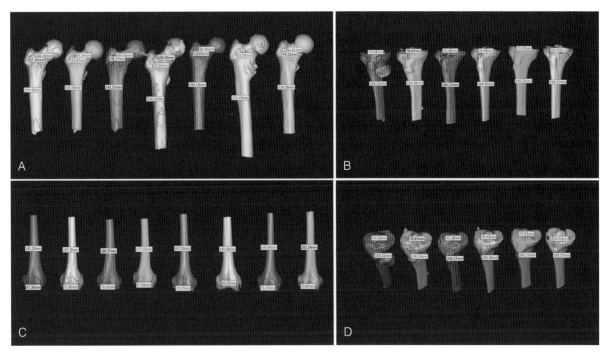

图8-8 测量异体骨数据，分类存储和管理
A. 右股骨近端冠状位数据。B. 右胫骨近端冠状位数据。C. 左股骨远端冠状位数据。D. 右胫骨近端关节面数据

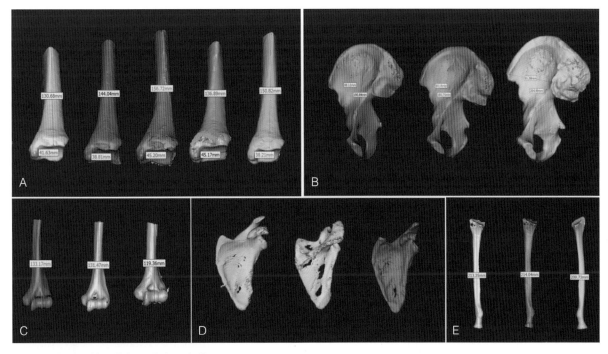

图8-9 部分异体骨数据的分类和存储
A. 左胫骨远端关节面数据。B. 右骨盆矢状位数据。C. 右肱骨远端冠状位数据。D. 右肩胛骨冠状位数据。E. 左桡骨冠状位数据

外科领域，因肿瘤位置多变、与周围组织关系复杂、病变的不确定性等特点，更适合于CAOS的应用。

本课题中，术前设计和术中应用的是史赛克公司的主动式光学导航系统（Cart Ⅱ导航系统，Stryker，美国）（图8-10），其基本配置有：①图像工作站；②图像处理软件：功能包括数据处理、数据可视化及影像数据的存储；③一个数字化坐标定位系统（位置探测装置）；④手术工具适配器和专门的手术工具。Cart Ⅱ是基于CT影像的Stryker手术导航系统，西京骨科医院手术室于2009年购入并投入使用。Cart Ⅱ与主动式光学导航系统配套，导航专用软件模块和各科专用的导航工具涵盖神经外科、脊柱外科、关节外科、创伤骨科、骨肿瘤外科等领域。本课题中，使用其脊柱模块和骨肿瘤模块。

2. 软件系统

（1）图像融合技术确定肿瘤边界：根据Enneking的外科分期标准和骨肿瘤的病变特点，我们在手术治疗时，应充分考虑到骨及周围软组织内肿瘤一并的En lock切除。因而，在术前设计时，我们需要综合参考、汇总分析肿瘤部位的CT、MR甚至包括ECT的影像资料，按

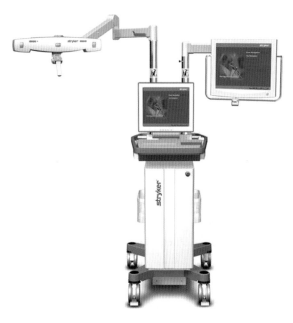

图8-10　主动式光学导航系统（Cart Ⅱ导航系统，Stryker，美国）

Enneking原则来精确设计、规划、标定能够安全切除肿瘤的三维边界；在术中实施时，术者结合经验、判断及导航系统提供的数字化信息进行验证。

根据上述考虑，本课题采用Stryker手术导航系统软件的脊柱模块和肿瘤模块，这2个工作软件均有图像融合功能，对于不同的影像学资料，融合的方法有选择类似注册点融合法及自动融合法2种，而骨肿瘤模块的自动融合功能更为强大。本课题的导航系统可以实现CT-MR乃至ECT图像融合，将肿瘤区域的不同图像融合在一起，易于确定肿瘤安全边界（图8-11）。术中，配准完成后即给术者直观、可视的图像信息，可以定位、追踪、监测、验证肿瘤切除范围的精确性和有效性。

本组病例在术前设计阶段均采用骨肿瘤模块，通过该软件的图像融合技术将患者CT-MR的图像融合，从而清晰地观察到了病变部位的骨质密度变化、形态变化和组织含水量变化；同时通过ECT也可以观察组织的代谢变化。该技术根据多个层面的图像融合，可以同时清晰显示骨内、外肿瘤的分布，使术者能够了解肿瘤精确的立体构型，直观地掌握肿瘤组织中骨性成分、软组织成分以及坏死组织成分的分布范围，由此保证了导航辅助肿瘤切除的安全性。

（2）手术模拟设计：为了能够更好地进行大段异体骨移植，术前制订计划时，我们严格对患者的症状、体征以及X线、CT、MR、ECT等检查结果和新辅助化疗效果进行分析。采集患肢CT、MR影像的DICOM数据，导入Mimics10.01医学图像分析软件（比利时Materialise公司）和Stryker计算机手术导航系统软件，使用图像融合方法区分病变区域、反应区域及正常组织区域，明确肿瘤的具体位置、大小及其与周围组织结构的关系，确定肿瘤分期和范围，观察肿瘤对新辅助化疗的效果和耐受性，构建肿瘤部位骨质的三维模型，结合肿瘤性质，在连续平面上圈选肿瘤组织后，通过立体模型重建，在三维空间模型上观察到精确的肿瘤范围，设计肿瘤切除所需要的外科边界（设计切除范围以Enneking外科原则为依据，

对于IB和辅以新辅助化疗ⅡA、ⅡB期肿瘤，均行边缘至广泛切除。原穿刺或切开活检全层通道，设计时应包绕1～2 cm软组织连同肿瘤块一并切除），包括所要切除的正常软组织及截骨长度，为截骨平面的设计和重建方案的制订提供了指导。

使用患肢DICOM格式数据完成肿瘤三维建模、模拟切除设计之后，从数字化骨库中提取匹配性最佳的骨段，数据导入，再在Mimics10.01医学图像分析软件和导航软件中进行配准，选配时的统计学方法采用差值法计算。选配最适合异体骨后，精确设计标定骨肿瘤切除和异体骨段的截骨范围。

（三）导航辅助手术实施

1.导航系统的注册和验证

通过导航软件进行骨肿瘤的精确定位及切除范围的规划设计后，根据骨缺损的三维信息进行异体骨段修整，匹配肿瘤切除后残留的关节缺损，并进一步确定内固定的位置、方向等。

术前1天进行异体骨移植材料及导航系统的准备。包括确定配准异体骨的位置和使用时间，将术前设计参数导入CAOS系统（包括患者的影像资料和肿瘤建模、切除范围的三维数据、异体骨的裁剪平面和角度、模拟内固定等），确保CAOS软硬件设施的正常工作状态。

术中显露手术操作区域，在保留的正常骨骼表面选择3～5个典型的解剖标志点。骨骼表面配准的解剖标志点的选择标准应尽量选择易辨识、距离安全、不在同一平面上的点。确定标志点后，分别与导航系统中三维模型表面的对应点精确配准，完成点注册；再通过面注册进一步提高配准精度；点配准完成后进行面配准，一般要求连续选择40～60个配准点，可达到理想的配准结果。

配准完成之后，验证虚拟空间与三维重建图像之间是否匹配。选择术区附近明显的解剖标志点，通过指示器进一步确定影像资料、患者解剖结构和操作工具之间相对空间的准确定位，验证满意后完成导航配准过程。

本课题中，误差范围界定在1 mm之内。

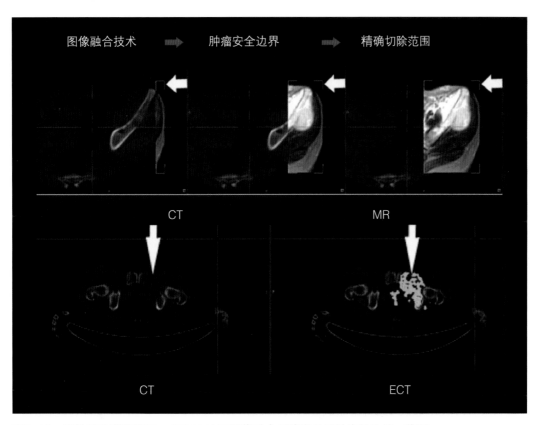

图8-11 导航骨肿瘤模块下，CT/MR/ECT图像融合后清晰显示肿瘤的边界、范围

2. 术中导航的跟踪及监测

以CT数据建立的导航系统，当术区有均匀分布的供注册的解剖标志点时，在术区内，虚拟空间与术区的组织结构相匹配。因此，术中导航系统跟踪手术器械位置，并以虚拟探针的形式将手术器械的位置同时在图像上进行实时显示；通过计算机辅助导航技术，术中导入术前设计的截骨数据，重现手术前设计的肿瘤切除、异体骨修整的方案，使用设计配准的异体骨关节材料进行移植重建，依据术前设计在导航下完成手术实施及监测；按照设计进行肿瘤切除，精确地修整异体骨进行生物重建。

二、一般资料

（一）病例采集及纳入标准

2011年1月至2014年1月，西京医院骨与软组织肿瘤科，收治29例骨关节周围的原发性骨肿瘤患者。

纳入标准：①四肢、骨盆肿瘤，生长于骨或骨周围，术前与术中肿瘤的相对位置不会发生变化，能够精确标定外科边界；主要神经血管未受累，肿瘤周围有明确的骨性标志点；②Enneking分期IA、IB、ⅡA和对术前新辅助化疗反应较好的ⅡB，全身情况和局部软组织条件良好；③需要进行肿瘤周围的精确截骨，具备保肢重建条件。排除标准：①切口或肿瘤部位有活动性感染；②周围无法固定示踪器；③肿瘤仅能部分刮除，以及软组织肿瘤等。

本组29例患者无上述禁忌证，术前均行穿刺活检，明确病理诊断后确定达到本课题要求。除软骨肉瘤外，其他恶性骨肿瘤（骨肉瘤20例，尤文肉瘤4例）均给予规范的新辅助化疗及术后辅助化疗治疗。

（二）患者资料

1. 基本情况

2011年1月至2014年1月，西京医院骨与软组织肿瘤科收治的29例骨关节周围的原发性骨肿瘤患者进行手术治疗。本组病例（表8-2）中，男性19例，女性10例，发病年龄平均22.7岁；病理分型：骨肉瘤20例，其中皮质旁骨肉

瘤7例，尤文肉瘤4例，软骨肉瘤1例，骨巨细胞瘤4例；肿瘤部位：肩胛骨1例，锁骨1例，骨盆3例，肱骨近端1例，肱骨远端1例，桡骨远端2例，股骨干2例，股骨远端6例，胫骨近端10例，胫骨远端2例；Enneking分期中4例尤文肉瘤除外，25例原发性骨肿瘤：良性骨肿瘤（3期、侵袭期）4例，恶性骨肿瘤21例（IB期7例、ⅡA期2例、ⅡB期12例）。

表8-2　本组病例一般资料

原发性骨肿瘤	29例
男性/女性	19/10
发病年龄	
8~17岁	12
18~44岁	14
45~65岁	3
平均年龄（岁）	22.7
平均随访时间（月）	20.8
左侧/右侧	11/18
肿瘤部位（侧别）	
肩胛骨（右）	1
锁骨（右）	1
骨盆（右）	3
股骨干（左/右）	2（1/1）
股骨远端（左/右）	6（4/2）
胫骨近端（左/右）	10（2/8）
胫骨远端（左/右）	2（1/1）
肱骨近端（左）	1
肱骨远端（右）	1
桡骨远端（左/右）	2（1/1）
肿瘤病理分型	
良性骨肿瘤	4
骨巨细胞瘤	4
恶性骨肿瘤	25
骨肉瘤	20
尤文肉瘤	4
软骨肉瘤	1
Enneking分期	
良性骨肿瘤	4
3期	4
恶性骨肿瘤	21
IB期	7
ⅡA期	2
ⅡB期	12

此外，根据肿瘤解剖学部位、切除后异体骨重建骨缺损的保肢方式，本组病例还可分为以下三组：①保留关节面的大段异体骨移植重

建组（10例），其中单纯异体骨干移植重建4例，异体骨干复合自体带血管腓骨移植重建6例；②异体骨关节的移植重建（16例），其中异体半髁移植重建5例，异体半髁复合带血管蒂腓骨移植重建3例，异体半关节移植重建8例；③经Y形软骨截骨髋臼肿瘤精确切除及异体骨盆重建组（3例）。

2.恶性骨肿瘤的化学治疗

青少年恶性骨肿瘤发病率的前两位分别是骨肉瘤和尤文肉瘤。

骨肉瘤（osteosarcoma）是儿童和青年人中最常见的一种原发性骨恶性肿瘤，多见于10~20岁的青少年，好发于生长活跃的干骺端，是恶性程度较高的间叶组织肿瘤，易发生血行转移，局部呈侵袭性生长，最常见的转移部位是肺。20世纪70年代之前单纯截肢手术是骨肉瘤的标准治疗方案，但术后5年生存率较低，不足10%~20%，而且截肢治疗给患者带来严重的肢体功能障碍。70年代初，Friedman报道1946~1971年1286例骨肉瘤患者截肢治疗，术后5年生存率为16%~23%，平均仅有19.7%，推测80%以上的患者初诊时已存在微小转移，预后很差。因此，探索骨肉瘤患者有效的治疗方法一直是国内外医学研究者关注的焦点。

化疗是骨肉瘤最主要治疗手段之一，选择安全、低毒、高效的化疗药物是关键。目前国际上常用的骨肉瘤化疗方案是大剂量甲氨蝶呤联合亚叶酸钙（HD-MTX-CF）、阿霉素（ADM）、顺铂（DDP）方案，在大剂量甲氨蝶呤联合亚叶酸钙（HD-MTX-CF）、阿霉素（ADM）、顺铂（DDP）化疗方案中患者需要水化，DDP肾毒性及胃肠道反应大、患者生活质量较差，而HD-MTX风险高、不良反应大、疗效不确定、使用和检测复杂。Daw等进行了一项Ⅱ期临床试验，75例来自St.Jude's研究医院的骨肉瘤患者使用卡铂、异环磷酰胺和多柔比星进行新辅助化疗，化疗药物中不包括顺铂或氨甲蝶呤。作者将这些患者的结果与之前一项使用了大剂量的甲氨蝶呤，而没有使用顺铂的临床试验进行了对比。作者认为顺铂和大剂量甲氨蝶呤会增加不良反应，而且使用甲氨

蝶呤有技术上的难度，需要复杂的药代动力学监测。患者的中位随访时间为5.1年（范围2.2~9.9年）。作者发现他们的患者中60%有良好的组织学反应（坏死率>90%），而5年生存率为79%。作者总结认为，基于卡铂、异环磷酰胺和多柔比星的化疗方案可以有效地替代顺铂或甲氨蝶呤化疗方案。

尤文肉瘤（Ewing sarcoma）为儿童和青年人中第二常见的原发性骨恶性肿瘤，80%的患者小于20岁。尤文肉瘤家族肿瘤（ESFT）包括来自骨的经典尤文肉瘤、骨外尤文肉瘤、胸肺部小细胞肿瘤（Askin瘤）及软组织原始神经外胚层肿瘤（PNET）。因为尤文肉瘤对放疗敏感，因此放疗与化疗联合可以提高局部控制率。

目前国际上最常见的尤文肉瘤化疗药物有多柔比星、异环磷酰胺、长春新碱和依托泊苷。几乎所有现在使用的方案都是基于这些化合物的四联至六联治疗，化疗通常在8~12个月中进行12~15个周期：3~6个周期的诱导化疗，然后给予局部治疗和另外6~10个周期的巩固治疗。约25%的尤文肉瘤患者在初诊时就已经有转移。其预后更差，预后和转移灶的部位及数目相关，转移性患者的无复发生存率为20%~30%。

在另外一项新近的临床研究中，Gupta等比较了成人和儿童尤文肉瘤患者的生存率，发现3年的总生存率儿童为81%，成人为59%（P=0.02）。他们推测造成这种差异的部分原因可能是由于成人使用的化疗药物剂量较低。由于尤文肉瘤预后较差，目前亟须开发新的治疗方法，比如积极研发新的化疗药物、双磷酸盐和靶向治疗。

Rosen提出的新辅助化疗概念，已经形成了手术前化疗+手术治疗+手术后化疗的治疗模式，成为骨肉瘤治疗史上的里程碑。随着新辅助化疗、外科技术及影像学诊断水平的不断进步，包括骨肉瘤和尤文肉瘤在内，越来越多的ⅡB期肿瘤可以通过广泛切除+化疗完成保肢预想，并获得较长的生存期。为有效地控制术后复发率，在新辅助化疗的基础上对肿瘤彻底、广泛切除，包括肿瘤实体、包膜、反应区及周围正常组织，在手术切除范围上保证组织病理学镜下的无瘤界

面，才能真正达到根治的目的。

规范的化疗是保肢治疗的关键因素，新辅助化疗具有重要意义，术后化疗对全身残存的瘤细胞起到杀灭作用，尤其对化疗敏感的恶性骨肿瘤术前必须大剂量联合化疗。本组患者除软骨肉瘤外，其他恶性骨肿瘤（骨肉瘤20例，尤文肉瘤4例）均给予规范的新辅助化疗及术后辅助化疗治疗。

根据近年国内外学者对原发恶性骨肿瘤的研究，最有效的化疗方案应至少包括铂类（顺铂或洛铂）、烷化剂（异环磷酰胺）和蒽环类（多柔比星）。本组患者化疗方案采用全身静脉给药、足量、联合、交替进行新辅助化疗3~4个疗程后，参照NCI实体瘤疗效评价（RECIST）标准：完全缓解（CR）、部分缓解（PR）、稳定（SD）、病变进展（PD）评价新辅助化疗效果，本组无病变进展（PD）病例，行保肢手术治疗，术后辅助化疗按术前序列再进行8~9个疗程。

对于肿瘤复发或者肺转移的患者，西京医院骨肿瘤科最常用的二线化疗方案是多西他赛加吉西他滨的联合方案。近期多组研究显示多西他赛能调高肿瘤组织中胸苷磷酸化酶的表达，从而增强吉西他滨的抗肿瘤活性，因此两药具有协同抗肿瘤效应，联合疗效可达

17%~30%且耐受性佳。Maki等报道接受多西他赛联合吉西他滨治疗转移性肉瘤的总有效率为17%。Leu等报道80%的患者接受吉西他滨联合多西他赛治疗作为二线治疗，患者中位总生存期为13个月，中位无进展生存期为6.7个月，12个月和24个月生存率分别是66%和80%。因此，多西他赛联合吉西他滨可作为骨肉瘤肺转移的有效备选二线化疗方案。

（三）术后随访和评价指标

根据制订的流程对患者进行手术治疗，评价指标主要包括术前选骨时间、精确匹配百分率、术中手术时间、出血量、术后异体骨愈合时间、并发症情况、肿瘤学结果和患肢功能恢复情况等。

术后患者需定期随访。随访时间点为术后第1、3、6和12个月之后每半年1次，2年后改为每年1次，嘱患者不适时随时复诊。每次随访时均对患者进行症状、体征、影像学的评价，常规拍摄术区X线片和胸部正位片，选择性进行CT、MR和ECT/SPECT检查，密切观察肿瘤有无局部复发或转移，术后患肢（关节）功能情况评价采用国际骨肿瘤协会（Musculoskeletal Tumor Society, MSTS）功能评分法（表8-3）。

表8-3　MSTS评分标准

评分	疼痛	肢体功能	满意度	支具辅助	行走能力	步态
5	无痛	正常	乐观	不需要	正常	正常
4	微痛	轻微丧失	较乐观	偶用简单支具	较正常	轻微改变
3	轻度	轻度丧失	满意	使用简单支具	受限	轻度改变
2	轻中度	中度丧失	较满意	偶尔使用拐杖	明显受限	中度改变
1	中度	较多丧失	接受	经常使用拐杖	限于室内	轻度残疾
0	严重	完全丧失	不满意	长期使用拐杖	不能行走	严重残疾

第三节　病例展示

一、四肢骨关节肿瘤切除重建

保留关节面的大段异体骨移植重建

1. 单纯异体骨干移植重建

一般资料：本组4例病例（表8-4），其中男性2例，女性2例，发病年龄平均26.3岁；病理分型：骨肉瘤4例；肿瘤部位：左侧股骨2例，左侧胫骨1例，右侧胫骨1例；平均手术时间161.3 min，平均出血量337.5 mL，平均随访时间19.7个月。

以一例左股骨干中段骨肉瘤为例，患者男性，41岁，影像检查及活检病理结果证实为骨肉瘤（图8-12）。

治疗过程如下：提取数字骨库信息，所有左股骨上段异体骨均测量圆韧带附着点、大转子顶点以及小转子顶点各点间的距离，股骨断端直径等数据（图8-13），以备选择骨骼时可以初步快速定位目标骨骼。

表8-4　单纯异体骨干移植重建组

序号	性别	年龄（岁）	手术时间（年月日）	侧别	部位	病理诊断	手术时间（min）	出血（mL）
1	女	31.3	2011-12-06	左	股骨下段	骨肉瘤	160	300
2	女	22.1	2011-12-24	左	胫骨中上段	骨肉瘤	135	300
3	男	41.1	2012-08-02	左	股骨中段	骨肉瘤	180	600
4	男	10.7	2012-08-15	右	胫骨中段	骨肉瘤	170	150

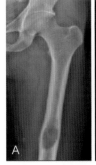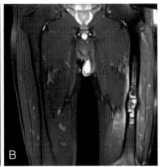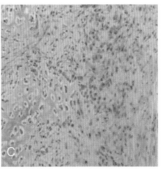

图8-12　左股骨干中段占位病变
A. 左股骨中上段X线片。B. 股骨MR冠状位T2像。C. 活检病理结果"骨肉瘤"

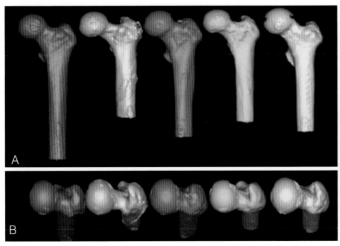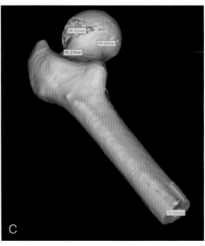

图8-13　左股骨中上段的信息提取及测量
A. 股骨正视图。B. 股骨顶视图。C. 参数测量

将患肢CT扫描所得数据以DICOM格式导入数字骨科管理软件，结合MR等其他影像得到肿瘤的三维边界数据，进一步使用曲线匹配等方法确认选择异体骨（图8-14）。验证匹配效果，并在三维空间进行骨肿瘤的模拟精确切除（图8-15）。

将所切除的瘤段形态信息输入到数字骨科管理软件中，找到尺寸、形态合适的一个或几个大段异体骨。再提取瘤段的特征形态曲线与异体骨进行比对，从而选择最合适的异体骨（表8-5）。

按照肿瘤截骨部位空间需求同样截取所需的异体骨，并模拟手术进行。在软件中模拟查看肿瘤切除、截骨、异体骨修整等环节，调整到最合适方案后，将患处截骨、异体骨裁剪的空间位置信息导入计算机导航系统中，辅助手术进行。通过术前、术后影像资料对比验证手术效果（图8-16）。

2. 异体骨干复合自体带血管腓骨移植重建

一般资料：本组6例病例（表8-6），其中男性3例，女性3例，发病年龄平均18.9岁；病理分型：骨肉瘤6例；肿瘤部位：左侧股骨1例，左侧胫骨2例，右侧股骨3例；平均手术时间358.3 min，平均出血量883.3 mL，平均随访时间17.7个月。

大段异体骨移植和带血管的自体腓骨移植是生物性重建的两种主要方法。大段异体骨复合带血管腓骨二者结合，重建骨缺损机理：大段异体骨能够提供力学支撑，一旦与宿主骨愈合即可获得良好的功能结果，带血管自体腓骨移植具有无须活化、断端愈合快等优点。Capanna等最早将这两种生物重建方法结合到一起，用于下肢长骨肿瘤切除后大段骨缺损的重建。李靖等报道大段异体骨复合带血管腓骨重建四肢长骨恶性肿瘤切除后骨缺损，证实该方法在肿瘤控制、促进骨愈合及减少并发症方面

表8-5　左侧股骨中上段异体骨与实例患肢的骨形态的对比数据（mm）

编号	头-大转子连线长度	头-小转子连线长度	转子间连线长度	断端直径	差值之和绝对值	编号	头-大转子连线长度
1	62.53	73.66	62.25	27.13	2.35	1	62.53
2	64.30	75.2	64.85	28.19	7.82	2	64.30
3	59.72	70.4	60.27	26.35	7.98	3	59.72
4	58.91	69.6	59.27	25.92	11.02	4	58.91
5	65.59	77.31	65.49	28.25	11.92	5	65.59
患肢	62.06	72.53	62.55	27.58	选编号1（差值之和绝对值最小）		

表8-6　异体骨干复合自体带血管蒂腓骨重建组

序号	性别	年龄（岁）	手术时间（年月日）	侧别	部位	病理诊断	手术时间（min）	出血（mL）
1	女	20.2	2013-05-23	右	股骨干	骨肉瘤	330	1000
2	男	15.5	2013-12-12	左	股骨中下段	骨肉瘤	410	2000
3	男	30.1	2011-05-25	右	股骨中下段	骨肉瘤	440	1000
4	女	20.8	2012-11-28	右	股骨中下段	骨肉瘤	365	600
5	男	8.7	2011-01-15	左	胫骨上段	骨肉瘤	335	400
6	女	18.2	2013-06-06	左	胫骨上段	骨肉瘤	270	300

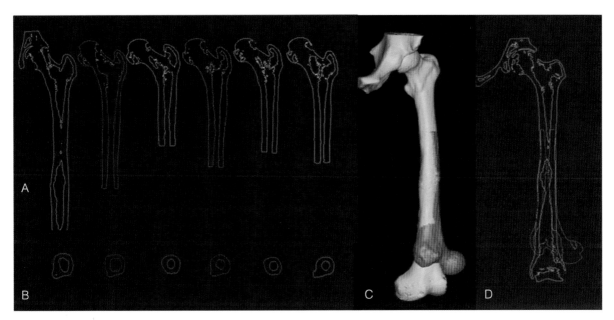

图8-14　选择最适合异体骨
A.曲线匹配冠状位。B.曲线匹配轴位。C.最佳匹配的3D效果。D.曲线匹配情况

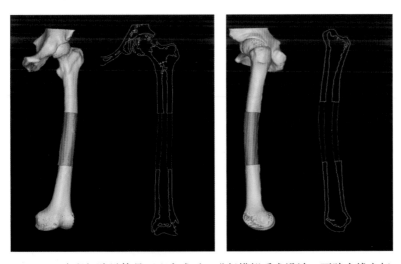

图8-15　瘤段切除异体骨匹配完成后，进行模拟手术设计，下肢力线良好

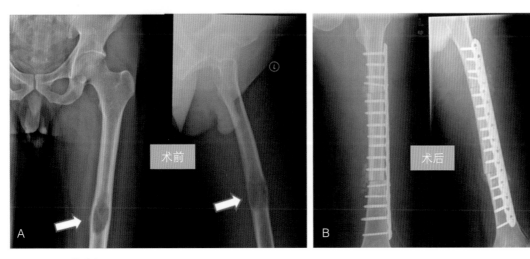

图8-16　影像资料对比
A.术前正侧位X线片，箭头所示为肿瘤区域。B.术后X线片示瘤段切除彻底，异体骨匹配良好，内固定稳定

效果良好，但要求术者有精湛的外科技术和熟练的解剖基础，否则有二次手术的危险。

术式概述：Capanna技术主要用于股骨、肱骨、胫骨等处，肿瘤切除后选择与缺损大小匹配或略大的大段异体骨，切取带血管蒂的游离腓骨。腓骨切除长度较异体骨长3~4 cm，保证两端各有1~2 cm可插入肿瘤切除后骨缺损区断端髓腔。复合时将腓骨纵向插入异体骨髓腔，在异体骨表面开窗将腓血管蒂引出。插入时以腓骨周围血管蒂及软组织无压迫为原则。如有受压可将异体骨纵向开槽，将血管蒂部置于开槽一侧。将腓骨端插入残留骨端的髓腔，用接骨板进行固定。在骨干部接骨板长度以跨越截骨线后至少有三个螺孔得以固定液为宜。单皮质固定异体骨，注意不能将螺钉固定于腓骨，以免影响血循环。寻找适合的受区血管，与腓骨血管吻合，长度不足时可以使用大隐静脉桥接。对于胫骨肿瘤的手术，西京医院使用改良术式（图8-17），即转移同侧带血管蒂的游离腓骨复合异体骨重建肿瘤切除后骨缺损。

本组病例使用导航辅助手术，手术采用双切口：小腿内侧切口用于肿瘤切除，外侧切口用于腓骨游离切取。术前匹配合适的异体骨，根据图像融合技术确定瘤段截骨平面，确保无瘤外科边界；累及干骺端的肿瘤以截骨端距肿瘤边缘1 cm以上为基准，关节面得以保留，肿瘤整块切除后远、近端的无瘤边界均得到病理学证实。虚拟仿真构象可以一并设计腓骨截骨平面，以及异体腓骨的匹配重建，术中可以准确、快捷地实施。

以一例左胫骨上段骨肉瘤为例，患者男性，8岁。治疗过程如下：将患肢CT、MR影像原始DICOM数据导入Mimics10.01医学图像分析软件中，经过3D重建及图像融合后区分病变区域、反应区域及正常组织区域，通过立体模型重建，在三维空间模型上观察到精确的肿瘤范围，设计肿瘤切除所需要的外科边界；因肿瘤未突破骺板，可在关节面下精确设计截骨、匹配及配准、重建（图8-18）。

本组选配时的统计学方法一直采用差值法计算。因本课题为单中心研究，数字化骨库尚未形成多中心、网络化，加上骨库贮存的大段异体骨来源为成年人，故本例患者进行腓骨匹配时，选配最合理的异体腓骨直径数据仍略大于自体腓骨缺损区域。选配最适合异体胫骨、腓骨后，精确设计标定骨肿瘤切除、异体胫骨腓骨骨段、自体移植腓骨骨段的截骨和重建范围。

术中在正常的左胫骨远端安装定位示踪器。显露手术操作区域时，连同活检通道一并切除。在骨骼表面选择3~5个典型的解剖标志点，完成点注册和面注册，准确性验证满意后完成导航配准过程。

术中导入术前设计的截骨数据，重现手术前设计的肿瘤切除、异体骨修整复合重建的方案，使用设计配准的异体胫骨、腓骨进行移植重建，依据术前设计在导航下完成手术实施及监测；按照设计进行肿瘤切除，对缺损区域采用腓血管近端蒂左侧腓骨转移移位复合异体骨重建，复合后固定同Capanna技术。切取后的腓骨缺损用大段异体腓骨填充，精确进行重建（图8-19）。

术后随访，根据影像学等检查观察植骨愈合及生长情况（图8-20，图8-21）。

值得术后注意的是，本组手术患者术后均

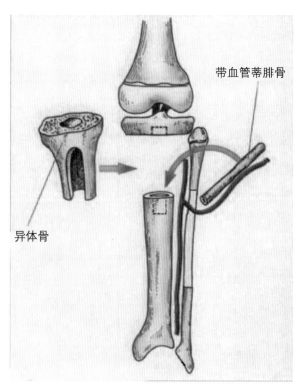

图8-17 改良Capanna术式

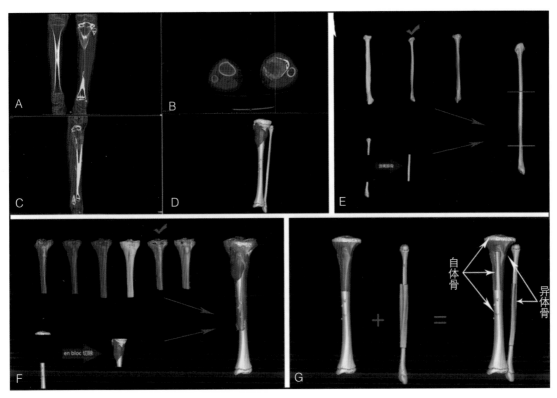

图8-18　手术设计
A. 患肢冠状位数据。B. 轴位数据。C. 矢状位数据。D. 患肢的3D重建。E. 腓骨截骨设计、异体腓骨的选择和匹配。
F. 左胫骨上段瘤段截骨设计、异体胫骨的选择和匹配。G. 复合重建的规划

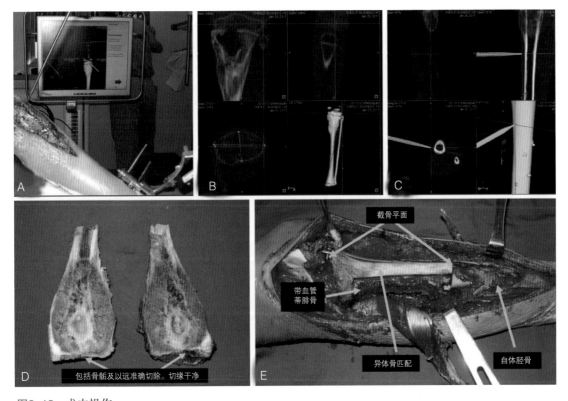

图8-19　术中操作
A. 安装示踪器，导航验证。B. 精确定位并实时显示左胫骨近端截骨。C. 远端截骨。D. 瘤段标本冠状位剖
开，箭头所示为骨骺及以远的瘤段切除彻底，切缘外观干净，送病理学检查。E. 术中重建，箭头所示分别
为截骨平面、带血管蒂自体腓骨复合异体骨匹配缺损区域，并完成牢靠内固定及软组织修复

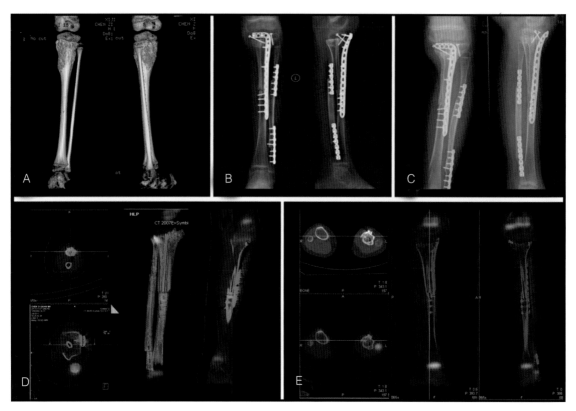

图8-20　影像学对比

A. 术前CT提示肿瘤位置。B. 术后X线片提示瘤段切除、术前设计正确实施。C. 术后2.5年X线片示异体骨、自体腓骨成活良好并塑型改建。D. 术后6个月SPECT示异体骨与自体骨结合部植骨成活。E 术后2.5年SPECT示植骨愈合

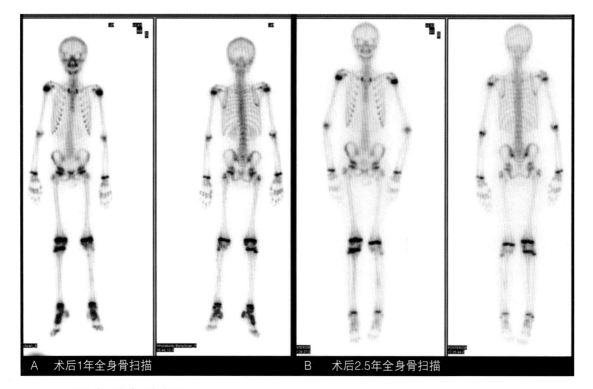

| A | 术后1年全身骨扫描 | B | 术后2.5年全身骨扫描 |

图8-21　患儿术后全身骨扫描对比

A. 术后1年，发育正常，双下肢等长，植骨成活。B. 术后2.5年，发育正常，双下肢等长，与右侧相比，左胫骨近端骨骺切除后胫骨短缩，但股骨代偿性增长，SPECT示植骨愈合，病灶无复发

需使用下肢支具，嘱其辅助固定12周后，才开始保护性负重，当影像学上有异体移植骨和宿主骨初步愈合表现时再开始完全负重。

二、异体骨关节的移植重建

异体半髁移植重建

一般资料：本组5例病例（表8-7），其中男性3例，女性2例，发病年龄平均19.9岁；病理分型：骨肉瘤3例，尤文肉瘤1例，骨巨细胞瘤1例；肿瘤部位：左侧股骨远端2例，右侧胫骨近端3例；平均手术时间284 min，平均出血量320 mL，平均随访时间20.1个月。

以一例右侧胫骨近端皮质旁骨肉瘤为例，患者女性，20岁。提取数字骨库中，右侧胫骨中上段异体骨的信息，比对平台内外侧连线长

度，内外侧平台前后连线长度。将患肢CT和MR影像资料进行数字化重建，扫描所得的数据存储为DICOM文件，并导入Mimics10.01医学图像分析软件（比利时，Materialise公司）中，生成肿瘤部位的骨质三维数据，通过图像融合的方法确定肿瘤范围后，进行手术设计。

将患者肿瘤部位的CT扫描三维影像数据与数字化骨库中的异体骨关节数据进行比对，同样测量患侧平台内外侧连线长度，内外侧平台前后连线长度，根据差值之和绝对值选择最佳匹配的骨重建骨段（表8-8）。

建立精确的截骨部位三维实体模型，将骨段的CT扫描DICOM文件导入Mimics软件中进行模拟修整，再复合到病变部位，精确标定骨肿瘤切除和异体骨段的截骨范围，并初步设计内固定方案（图8-22）。

表8-7 异体半髁移植重建

序号	性别	发病年龄（岁）	手术时间（年月日）	侧别	部位	病理诊断	手术时间（min）	出血（mL）
1	男	17.6	2011-03-24	左	股骨远端	尤文肉瘤	185	500
2	男	23.7	2014-01-11	左	股骨远端	骨肉瘤	305	200
3	女	20.5	2011-11-24	右	胫骨近端	骨肉瘤	380	300
4	男	18.3	2013-01-06	右	胫骨近端	骨肉瘤	300	300
5	女	19.4	2012-04-12	右	胫骨近端	骨巨细胞瘤	250	300

表8-8 右侧胫骨异体骨段与实例患肢的骨形态的对比数据（mm）

编号	平台内外侧连线长度	内侧平台前后连线长度	外侧平台前后连线长度	差值/绝对值	差值/绝对值	差值/绝对值	差值之和绝对值
1	78.22	47.23	45.56	1.61/1.61	−0.96/0.96	−0.98/0.98	3.55
2	78.02	45.35	43.29	1.81/1.81	0.92/0.92	1.29/1.29	4.02
3	79.75	46.08	44.67	0.08/0.08	0.19/0.19	−0.09/0.09	0.36
4	76.32	45.47	43.05	3.51/3.51	0.80/0.80	1.53/1.53	5.84
5	81.33	48.43	45.98	−1.50/1.50	−2.16/2.16	−1.40/1.40	5.06
6	80.03	47.25	44.83	−0.20/0.20	−0.98/0.98	−0.25/0.25	1.43
患肢	79.83	46.27	44.58	选编号3（差值之和绝对值最小=0.36）			

使用光盘将患肢、异体骨段CT数据以DICOM格式导入计算机辅助导航系统中（Cart Ⅱ 导航系统, Stryker, 美国），使用骨肿瘤导航模块，在导航系统中重现手术前设计的肿瘤切除、异体骨修整的方案。术中进行导航注册、验证，在导航辅助下完成手术过程，术后根据病理学、影像学和随访情况对比评价治疗效果（图8-23，图8-24）。

再以一例右侧胫骨近端骨肉瘤为例，患者男性，18岁。术前设计过程同前（图8-25）。

手术按正常程序进行：麻醉满意后，术区常规消毒、铺单，取右膝部内侧切口，依次切开，先显露术区的胫骨中上段骨性结构，在不影响手术操作部位、不影响肿瘤切除范围的前提下，选择坚硬的右胫骨中下段皮质骨处固定导航追踪器。在骨骼表面选择3～5个典型的骨性标志点，分别与导航系统中三维模型表面的对应点互相配准，完成点注册；再通过面注册进一步提高配准精度。配准点的选择原则是尽量选择距离安全、易辨识、不在同一平面上的点，配准效果较好。点配准完成后进行面配准，一般要求连续选择40～60个配准点，可达

到理想的配准结果。

配准完成后，需验证导航准确性，从而确定影像资料、患者解剖结构和操作工具之间的相对空间位置，误差范围在1 mm之内可以接受。选择胫骨近端明显的解剖标志点，如胫骨结节、平台等部位，使用指示器指向这些部位，同时观察在导航显示屏上显示的模拟指示器位置。准确性验证满意后完成导航配准过程。术中导航系统自动跟踪手术器械的位置，并以虚拟探针形式实时显示操作区域的三维空间位置。按照手术前设计进行右胫骨近端瘤段的精确切除，目前定位针主要使用克氏针，截骨工具使用摆锯，在导航系统的追踪和严格检测下完成截骨，截骨后再进行验证。瘤段按照术前设计整块切除后，重新使用无菌设备，在导航辅助下对异体骨进行修整，置于骨缺损处，给予坚强内固定，并进行软组织修复（图8-26）。

术中要点：①以图像融合为基准，瘤段切除截除平面至少在骨质破坏区以外1 cm之上，至正常骨组织为度；②取切除肿瘤后的边缘组织及髓腔组织做冰冻病理检查，确定没有残留瘤组织；③蒸馏水浸泡术区，异体半髁匹配植

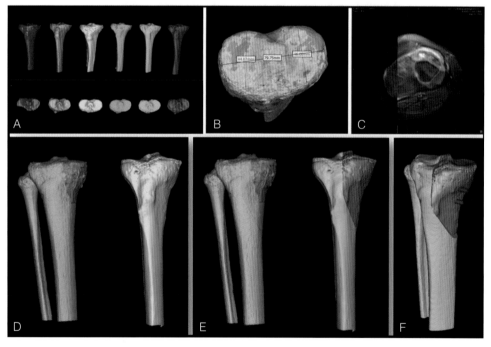

图8-22　术前设计
A. 数字骨库中测量右胫骨上段异体骨的正视图和平台顶视图。B. 平台参数测量。C. CT与MR图像融合技术确定肿瘤骨与软组织切除边界。D. 标记肿瘤的切除范围，优化选择最合适的异体骨段。E. 截骨线设计。F. 模拟异体骨匹配及内固定设计

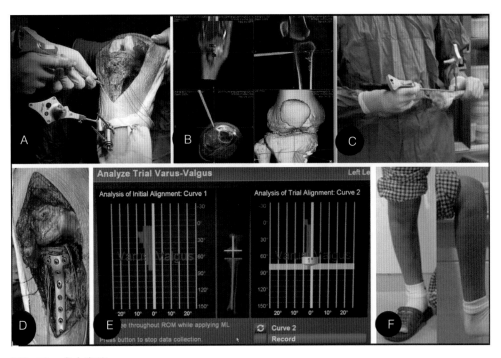

图8-23　术中实施

A. 导航系统的注册和验证。B. 实时追踪肿瘤的截骨范围、角度。C. 导航辅助异体骨截骨。D. 术中所见，异体骨关节复合内固定重建，并修复韧带等软组织。E. 导航检测，重建后下肢力线和内外翻角度正常。F. 术后3个月，患肢功能恢复情况良好

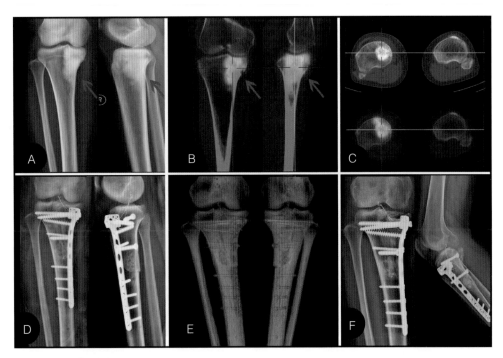

图8-24　影像学对比

A. 手术前X线片正侧位，箭头示肿瘤区域。B. 术前SPECT冠状位，箭头示肿瘤区域。C. 术前SPECT水平位显示病变情况。D. 术后X线片示肿瘤安全切除，重建满意。E. 术后3个月三维CT显示肿瘤整块切除范围和异体骨关节截骨区域与术前计划完全一致。F. 术后1年半X线片示异体骨与宿主骨愈合、塑型，无关节退变等并发症

入，选择合适内固定；④术后预防性使用抗生素5～7天。

术后根据病理学结果和肿瘤性质选择性进行辅助治疗，如是否辅助行术后放疗、化疗等；循序行关节功能锻炼，注意影像学对比、复查、随访等（图8-27）。

2.异体半髁复合带血管蒂腓骨移植重建

一般资料：本组3例病例（表8-9），其中

男性2例，女性1例，发病年龄平均16.2岁；病理分型：骨肉瘤3例；肿瘤部位：右侧胫骨近端3例；平均手术时间348 min，平均出血量900 mL，平均随访时间26.6个月。

本组患者术前患肢影像数据的采集、三维重建、肿瘤切除边界的精确数值、数字化异体骨的选配、导航辅助术中实施、术后功能锻炼及随访的步骤同前。

表8-9 异体半髁复合带血管蒂腓骨移植重建

序号	性别	年龄（岁）	手术时间（年月日）	侧别	部位	病理诊断	手术时间（min）	出血（mL）
1	女	16.9	2011-07-22	右	胫骨近端	骨肉瘤	335	600
2	男	14.3	2013-01-16	右	胫骨近端	骨肉瘤	420	1300
3	男	17.4	2011-03-31	右	胫骨近端	骨肉瘤	290	800

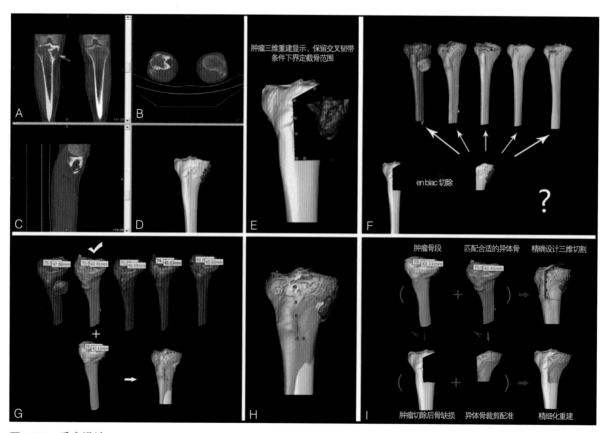

图8-25 手术设计

A.患肢冠状位数据。B.轴位数据。C.矢状位数据。D.患肢的3D重建。E.瘤段虚拟切除范围。F.整块切除后数字异体骨的选择。G.最优化匹配。H.整合规划截骨线。I.配准后重建

3.异体半关节移植重建

一般资料：本组8例病例（表8-10），男性6例，女性2例，发病年龄平均31.65岁；病理分型：骨肉瘤4例，软骨肉瘤1例，骨巨细胞瘤3例；部位：肩胛骨1例，锁骨1例，肱骨近端1例，肱骨远端1例，桡骨远端1例，桡骨近端1例，胫骨远端1例，胫骨远端1例；平均手术时间178.8 min，平均出血量393.8 mL，平均随访时间20.9个月。

以一例右侧胫骨近端骨肉瘤为例，患者男性，

表8-10　异体半关节重建

序号	性别	发病年龄（岁）	手术时间（年月日）	侧别	部位	病理诊断	手术时间（min）	出血（mL）
1	男	59.4	2013-04-25	右	肩胛骨	软骨肉瘤	160	500
2	女	12.8	2011-07-07	右	锁骨	骨肉瘤	185	300
3	女	55.5	2012-07-05	左	肱骨近端	骨巨细胞瘤	170	300
4	男	18.1	2011-08-01	右	肱骨远端	骨肉瘤	210	600
5	男	22.1	2012-08-12	左	桡骨远端	骨巨细胞瘤	180	150
6	男	46.7	2012-03-14	右	桡骨远端	骨巨细胞瘤	165	400
7	男	16.3	2012-05-04	左	胫骨远端	骨肉瘤	180	300
8	男	22.3	2013-04-26	右	胫骨远端	骨肉瘤	180	600

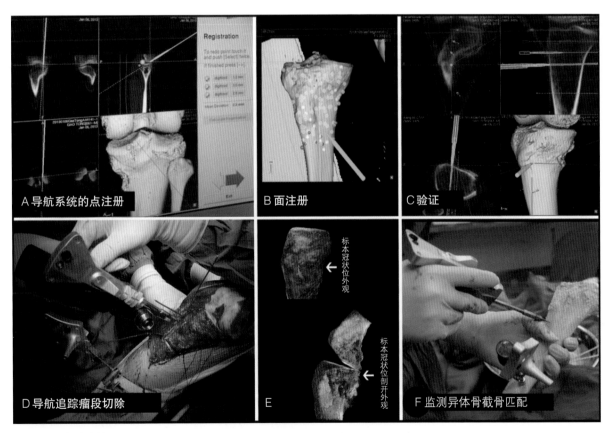

图8-26　术中实施

A.导航系统的面注册过程。B.完成导航系统的面注册过程。C.配准后验证导航的准确性。D.在导航系统的追踪下，根据术前设计的截骨范围进行瘤段切除，实时追踪肿瘤的截骨范围、角度。E.瘤段切除后，进行测量比对，并剖开，肉眼观察边界，并及时送冰冻及石蜡病理学检查。F.异体骨关节复合内固定重建，并修复韧带等软组织。G.根据术前规划，在导航监测下切割异体骨，填充缺损重建

16岁。流程同前（图8-28~图8-30）。

再以一例右侧肩胛骨软骨肉瘤患者为例，男性，59岁，流程同前（图8-31，图8-32）。

三、经Y形软骨截骨髋臼肿瘤精确切除及异体骨骨盆重建

一般资料：本组3例男性（表8-11），发病年龄平均12.2岁；病理分型均为尤文肉瘤；平均

手术时间238.3 min，平均出血量1866.7 mL，平均随访时间20.3个月。

Type-Ⅱ型骨盆尤文肉瘤累及髋臼，常常需要做全髋臼切除术。既往治疗策略包括：截肢、钉棒复合网杯重建髋臼、人工髋关节置换术、股骨—髂骨融合、关节转位等，因为疾病病理生理学特点、患者年龄等因素，缺点较为突出：①截肢。身心损害、假肢功能有限；②保肢。远期假体松动、肢体不等长、功能不尽

表8-11　经Y形软骨截骨髋臼挽救术—异体骨重建

序号	性别	发病年龄（岁）	手术时间（年月日）	侧别	部位	病理诊断	手术时间（min）	出血（mL）
1	男	11.1	2013-06-07	右	骨盆	尤文肉瘤	215	2500
2	男	13.2	2012-12-06	右	骨盆	尤文肉瘤	310	2000
3	男	12.3	2011-01-14	右	骨盆	尤文肉瘤	190	1100

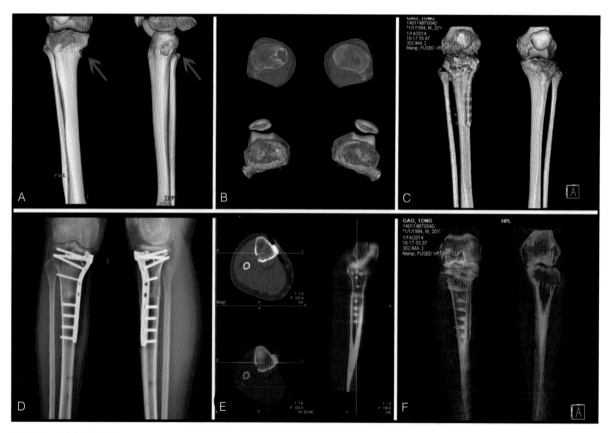

图8-27　影像学对比

A. 手术前三维CT冠状位和矢状位，箭头示肿瘤区域。B. 术前SPECT水平位，箭头示肿瘤区域。C. 术后三维CT外观示匹配精确。D. 术后X线片示肿瘤安全切除，重建满意。术后半年复查SPECT结果。E. 水平位、矢状位和冠状位（F）示异体骨成活

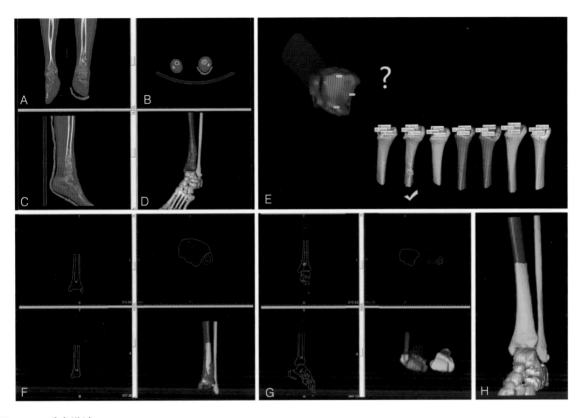

图8-28　手术设计

A. 患肢冠状位数据。B. 轴位数据。C. 矢状位数据。D. 患肢的三维重建。E. 肿瘤骨段与数字骨库材料的选配。F. 曲线法冠状位和矢状位配准。G. 曲线法关节面配准。H. 配准后虚拟重建

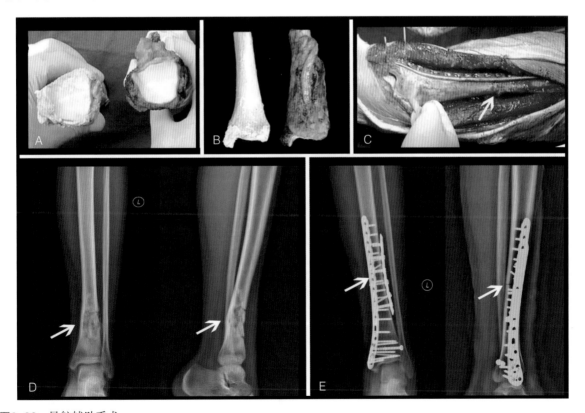

图8-29　导航辅助手术

A. 切除瘤段与异体骨关节面外观。B. 切除瘤段与异体骨大体外观。C. 异体骨关节复合内固定重建，并修复韧带等软组织，箭头所示为自体骨与异体骨结合部。D. 术前X线片，箭头所示肿瘤。E. 术后X线片，箭头所示为结合部

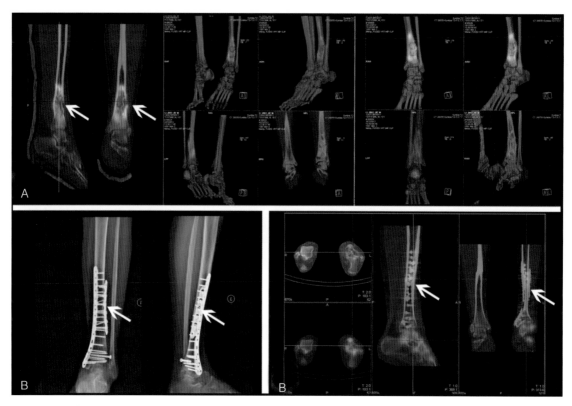

图8-30 影像学对比
A. 术前SPECT冠状位和矢状位图，箭头示肿瘤区域。B. 术后1年半X线片，箭头所示异体骨与宿主骨完全愈合。C. 术后1年半SPECT示植骨愈合

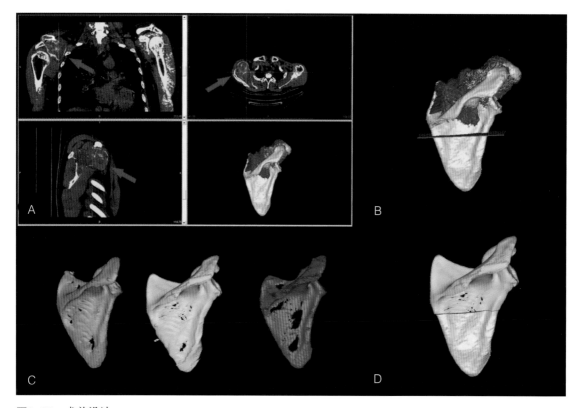

图8-31 术前设计
A. 肿瘤三维重建。B. 截骨设计。C. 异体骨配准。D. 移植重建

如人意等。术式简介：Y形软骨是位于髋臼底部髂骨、坐骨和耻骨交界处的生长板，是髋关节的次级骨化中心，在13～14岁时三骨在髋臼仍借Y形软骨相隔，到14～16岁，髂、耻骨相继愈合，以后髂、坐二骨及耻、坐二骨亦相继愈合，可能是儿童髋臼解剖结构中一处防止肿瘤广泛侵袭的天然屏障。在累及髋关节的儿童和青少年骨盆尤文肉瘤患者对新辅助化疗反应良好的前提下，髋臼挽救术可行，即通过计算机辅助经Y形软骨精确截骨，保留部分髋臼，在数字化骨库和计算机辅助导航系统的联合应用下，为骨关节缺损区域的异体骨精细生物重建提供了科学性、可行性，最大限度恢复患儿的髋关节功能，且相比机械重建可提供更好的远期疗效。

以一例右侧骨盆尤文肉瘤为例，男性，13岁。经术前肿瘤截骨设计、异体骨配准、模拟内固定操作，具备适应证，给予手术治疗（图

8-33～图8-35）。

手术按正常外科操作进行：麻醉满意后，患者侧卧位，患侧朝上，常规消毒、铺无菌单，显露患部骨骼后，在不影响手术操作区域的前提下固定导航追踪器。按设计入路逐层分离组织，显露病灶，按计划打入示踪器固定针，固定示踪器，再分别显露注册点。完成示踪器及指示器的注册后，按照术前设计的注册点进行点注册和面注册，校正。骨盆术中解剖注册点容易寻找，注册完成后，按照术前规划中设计的切除范围，将指示器定位在经Y形软骨所设计的虚拟截骨线，三维验证平面、角度方向与术前截骨设计一致后，在指示器指引下打入定位克氏针，摆锯行髋臼处精确截骨，完整切除肿瘤；并按计划修剪、匹配异体骨重建。截骨及重建都通过导航验证其正确性。术后按常规注意事项处理。

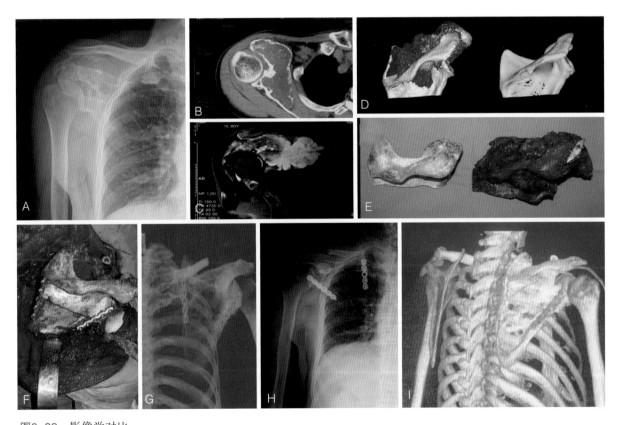

图8-32　影像学对比
A. 术前X线片。B. 术前CT。C. 术前MR提示右肩胛骨肿瘤。D. 模拟瘤段切除与植骨。E. 术中切除瘤段与植骨。F. 术中重建。G. 术后CT。H. 术后X线片。I. 术后三维CT显示肿瘤切除及异体骨重建和术前设计一致

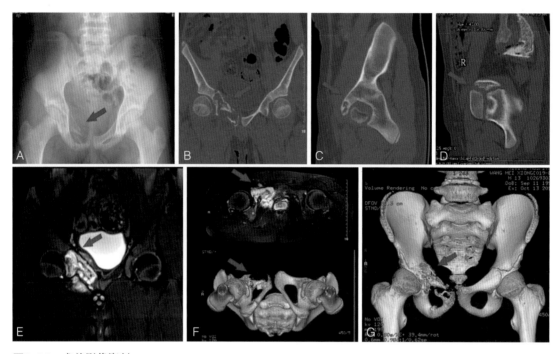

图8-33 术前影像资料
A.骨盆正位片。B.三维CT冠状位。C.三维CT矢状位，箭头所示为肿瘤区域。D.三维CT矢状位下的Y形软骨。E、F、G.为磁共振和CT资料，箭头所示为肿瘤区域，未突破Y形软骨

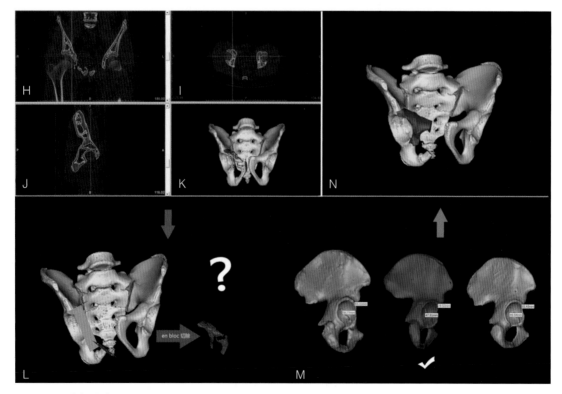

图8-34 手术设计
H.患部冠状位数据。I.轴位数据。J.矢状位数据。K.右骨盆Type-ⅡB+Ⅲ区肿瘤的三维重建。L.肿瘤en bloc切除范围的精确界定，为重建打下基础。M.异体骨盆的配准。N.虚拟重建

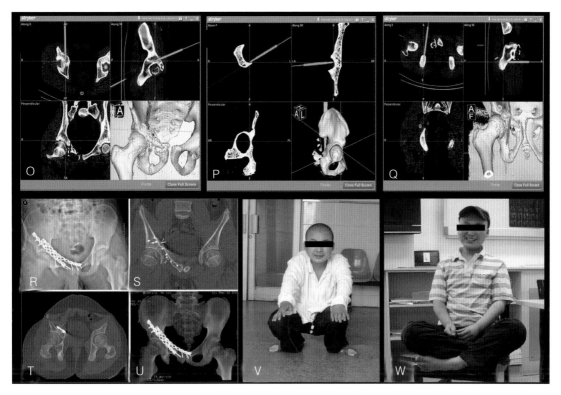

图8-35　术中和术后情况
O、P、Q. 术中导航系统追踪和监测手术实施。R. 术后X线片提示瘤段切除完整，内固定位置满意。
S、T、U. 为术后三维CT，箭头所示为Y形软骨截骨后，异体骨与宿主结合部，自体髋臼得以保留和重
建。V. 术后半年，患者康复锻炼。W. 术后9个月随访，患者髋关节功能恢复良好

第四节　结果

一、数字骨库信息使用及术前规划

本课题解决了在异体骨重建骨肿瘤整块切除后的骨缺损时，如何既能最大限度地切除肿瘤，又能最大限度地保留肢体功能的这一关键技术难题，使用数字化骨库联合计算机辅助导航技术为29例患者进行了手术治疗。

本组29例患者均顺利采集了CT、MR及ECT的原始数据，进行三维图像融合重建，根据此重建模型标定肿瘤外科边界，规划肿瘤精确切除范围并进行重建设计。与常规异体植骨材料术前准备操作相比，数字化骨库建立后，选配时间从平均1小时减少到5分钟以内，而精确选配百分率从传统选骨技术的30%提升到数字骨库技术的95%（$P > 0.05$），大大节约了选配时间，明显提高了选配的精确性。

二、导航辅助手术实施

按照课题流程，本组患者使用数字化骨库选择异体骨移植材料，在进行肿瘤切除和异体骨切割时，通过计算机导航辅助骨肿瘤切除范围与术前设计完全匹配，术中解剖注册点与术前三维虚拟CT影像匹配满意，术中解剖注册点与CT三维虚拟影像匹配满意，注册误差（0.47 ± 0.19）mm。

29例患者均按照术前计划顺利完成手术，实现了肿瘤精确切除和异体骨精细化重建。内固定方式上，除1例左肱骨近端骨巨细胞瘤患者使用髓内钉固定技术外，其余28例患者均使用

钢板螺钉内固定技术。

术前进行数字化骨库选骨并进行模拟截骨手术，以及内固定大体形态位置，必然有助于缩短手术时间。本组病例手术时间平均约255 min，术中出血量平均约680 mL。本组所有患者截骨面精确，完好实现术前截骨设计，术中进行精细化重建，异体骨重建位置满意，操作过程创伤小、匹配精度高、手术时间短、出血少，术中无一例发生偏差，无神经血管和脏器副损伤，软组织覆盖满意，术后患肢与健侧肢体等长、力线满意，标本各极向的病理学检查提示"无肿瘤残留"。

三、肿瘤学预后

术后患者需定期随访。随访时间点为术后第1、3、6和12个月之后每半年1次，2年后改为每年1次，嘱患者不适随诊。每次随访时均对患者进行症状、体征、影像学的评价，常规拍摄术区X线片和胸部正位片，选择性进行CT和ECT/SPECT检查，密切观察肿瘤有无局部复发或转移。

29例患者术后均获得随访，随访时间平均20.8个月。1例右锁骨骨肉瘤患者术后18个月局部复发，给予扩大切除旷置术、术后辅助二线化疗治疗；1例左胫骨近端骨肉瘤患者术后6个月、1例右胫骨近端骨肉瘤患者术后9个月、1例右股骨干骨肉瘤患者术后15个月出现肺转移，

给予肺部病灶放疗、二线化疗治疗；4例患者均生存至今，全组无死亡病例。

根据国际保肢学会（ISOLS）的要求，恶性骨肿瘤保肢手术的局部复发率应控制在8%以下。本组患者术后至末次随访，肿瘤局部复发率4.0%，转移率为12%，均低于传统肿瘤切除重建手术的患者。

一般认为异体骨移植后受到如下因素影响：①移植骨类型，大段异体骨（关节）移植后不愈合率高于其他移植形式；②术中切除骨膜及其他软组织的多少，血运影响的大小；③术后的放射治疗、化学治疗；④内固定稳定程度，接触端的活动和间隙影响骨愈合；⑤感染因素等。

本组29例患者术后全部获得随访，影像学检查提示，瘤段切除范围、异体骨裁剪区域与术前设计和规划完全一致，肢体重建稳定。

本组病例在随访期间，未出现明显免疫排异反应，无肢体不等长和关节畸形，目前未见感染、骨不连、异体骨骨折、深静脉血栓形成、内固定松动、断裂和关节塌陷等明显并发症出现；可能与术前数字化的精确设计和术中导航的精准监测有关，有待于进一步观察。异体骨与宿主骨平均愈合时间（6.1 ± 2.5）个月；MSTS93功能评分平均（25.1 ± 3.2）分。患者对术后肢体功能恢复情况感到满意。

第五节　讨论

一、骨库数字化改建的探索

随着外科技术的不断提高以及骨肿瘤化疗水平的不断发展，大段异体骨移植的生物重建优势日益得到关注和重视。然而，大段异体骨移植保肢技术中的"切除"和"重建"是一对有机矛盾体，切多了，重建起来勉勉强强，捉襟见肘，并发症多，外观及功能缺失；切少了，功能好，但肿瘤若有残留，则保肢失败。

因此，如何精准地把握这个度，是很多临床医生关心和亟待解决的问题。

在传统骨库技术中，选骨时大都以直观目测或是粗测二维形式数据选配，难以反映骨与关节空间位置及毗邻关系，有很大的不可预见性，还要经历困难的思维过程，也存在较大的主观性；术中异体骨的截骨和配准环节不可重复。另外，因同一部位所需数个异体骨需要反复解冻，耗时耗力，也影响异体骨的保存时间；同时，势

必延长手术时间、增加手术成本、影响手术质量。其无法快速、准确、客观地挑选匹配良好的植骨材料的核心问题悬而未决。

数字化技术在医学领域中已广泛应用，同时也为骨库的数字化改建提供了有力支持。数字化骨库的方法是将传统骨库中的大段异体骨进行CT扫描，采集到的原始数据导入软件中进行三维重建、标记、测量，虚拟仿真，为大段异体骨的管理、选配提供准确的数字化信息。将计算机辅助三维重建技术应用于骨库后，可以建立快捷、直观、立体的三维异体骨的骨骼解剖模型，辅以专业设计软件即可完成对异体骨模型的分析管理，进一步提取具有临床应用价值的骨骼信息。

本课题依托综合骨库，将综合骨库的库存异体骨通过螺旋CT扫描系统获得基本数据后，计算机专业软件处理，将其空间三维图像信息进行存档，统一分类和管理，建立起数字化骨库的分析和管理平台。使用时，异体骨的三维结构可以多角度、多色彩、透明或任意组合显示和切割，整体清晰、实体感强，可以精准、快捷地配准所需异体骨，有利于提高异体骨移植材料的临床应用效果。

数字化骨库就是大段异体骨的虚拟三维解剖图谱，能让使用者在没有任何外界干扰的情况下自由地观察、移动和生成解剖结构，更快捷地了解和配准解剖信息，整个选配过程均可在计算机上进行，选配满意后再从深低温冰箱取出，不影响其他异体骨段的贮存。

数字骨库通过图形图像处理、三维定位、多模态图像配准和空间配准与临床需要紧密联系起来，较之传统骨库优势如下：①使用特定程序软件管理、查找和匹配异体骨；②有利于大段骨缺损区域的模拟量化、精细选配；③避免术前规划的盲目和不确定性，增强医患双方的沟通和信任；④有利于缩短术中截骨及选配时间，减少出血量；⑤有利于计算机辅助导航外科手术的开展；⑥有利于大段异体骨移植材料的合理使用。

数字骨库技术对直观分析、进行精细手术设计和手术模拟、帮助临床教学训练、提高临床诊疗水平、促进我国骨肿瘤学科外科技术

的发展具有重要的现实意义；数字化骨库的建立，有望使我国骨库技术系统化、标准化、立体化；同时具有精确配准、低代价、零风险、多重复性、自动指导的优点，具有广阔的发展与应用前景。

理论上，数字骨库技术选配精确率应该是100%，但由于本课题骨库库存骨数量限制，影响了选骨效果，如果能在国内多家骨库建立数字骨库，实施联网选骨，将有助于解决此问题。

二、CT-MR三维图像融合技术

影像学资料对于肿瘤性质、诊断、治疗方案的判断有着重要影响，对患者进行全面、系统的相关检查非常必要。X线、CT、MR、ECT/SPECT等影像资料是从不同角度反映肿瘤的局部生长和毗邻情况，如果单独依靠某一种图像进行肿瘤切除的边界判断常会产生误差。X线、CT检查基于人体组织对X射线的吸收、衰减，在显示骨性结构方面有着较好的优势，而MR成像基于氢原子核对外加磁场弛豫时间的不同，可以较好地显示骨肿瘤周边软组织侵犯情况，对于准确判定肿瘤边界有着很好的指导性。依靠单一的影像学诊断方式很难达到科学的术前规划和术中精确的肿瘤切除。

骨肿瘤解剖结构变异大，稍不注意就会在术中失去术前计划好的切除边界。既往骨肿瘤医生都是在观片灯上阅读CT、MR等资料，逐层查看病变范围，这种方法往往需要医生具有丰富的临床经验和扎实的临床基本功，很大程度上浪费了医生的时间，又容易漏诊。传统的术前设计根据CT和MR等检查选择重要的骨性标志点，而后测量二维距离，建立一个合成这两种信息的肿瘤侵袭范围的三维构想，以进行术前肿瘤切除设计和规划骨缺损重建方案，但术者在实施手术时，很难准确地应用这些术前影像信息。

前已述及，CT检查可较好地显示骨性结构，其扫描获取的DICOM数据，利用Mimics等三维重建软件可得到瘤段骨及周边骨组织的精确三维重建。但是，肿瘤周边软组织的侵及情况无法准确显示，这与CT检查的成像原理相

关，于是我们有了将患者MR和CT影像学检查融合的想法。基于CT和MR设备参数的不同，获取原始数据的层厚、分辨率也不同，简单地将DICOM原始数据二维叠加不可行。因此，我们将MR检查获取的原始数据三维重建后，导出STL格式模型文件，而后以CT数据重建的三维模型为基准，以明显的骨性标志点校准，进行二者的图像融合，以此获取兼有骨性结构和软组织侵及的瘤段模型，并进行术前瘤段切除和重建设计。

导航系统骨肿瘤模块中的图像融合技术像一条纽带，可以很容易地将CT、MR、ECT等影像资料整合在一起，然后在任意切面观察病变范围，并重建三维模型，立体观察病变范围。使用图像融合技术可以缩短术前准备时间，提高诊断精度，降低技术要求，减少由于人为因素而引起的诊断差异。基于上述考虑，本组所有患者均在术前使用图像融合技术进行病灶范围确认，通过图像融合，每例患者能够明确地区分正常组织与肿瘤组织间的边界，最大限度地排除了医生主观因素的影响，为完善的术前设计提供了帮助，保证了肿瘤切除边界的安全性。

基于上述考虑，本组病例均采用CT-MR图像融合技术并应用于导航系统，同时导入ECT数据观察组织代谢变化，明确区分病变区域、反应区域及正常组织区域。不同影像学检查相融合的三维模型可清晰地显示骨内肿瘤的情况，同时还可以清楚地显示骨外肿瘤的分布，使术者能够直观地掌握肿瘤组织中骨性成分、软组织成分以及坏死组织成分的分布范围，根据多个层面的图像融合，了解肿瘤精确的立体构型，为截骨平面的设计和重建方案的制订提供了指导，由此保证了导航肿瘤切除的安全性。

三、计算机导航辅助骨肿瘤手术的优缺点

如何实现肿瘤边界安全而精确的切除，一直是骨肿瘤医生追寻和努力的目标。但由于骨肿瘤病变性质、部位、周围解剖关系的复杂多变性，传统手术技术很难实现这样的要求。更为困难的是，术中仅以术者经验判断肿瘤切除边缘，切除过少易导致肿瘤复发，切除过多常导致重建困难，重者导致残疾。

导航技术能够解决肿瘤切除的安全性与重建的高效性，是一种比较理想的方法。其优势在于：可以提供准确的解剖部位、器械及手术植入物的实时显示；手术过程中，术者能实时获知操作区域手术器械的移动轨迹，可按照术前计划确定切除边界；导航辅助下，术者能够明确地实现术前设想的目标，安全保留正常骨质，从而为保留肢体功能创造条件；导航可以验证术者操作结果的正确性，提高异体骨移植重建的准确性，同时还能减少术中射线暴露。

只有实现精确切除、精细重建，才能获得良好的保肢效果。结合三维重建技术和计算机辅助导航技术，可以克服传统骨肿瘤保肢手术存在的诸多不足之处，通过术前截骨设计、模拟手术、导航辅助，有利于术中肿瘤切除、异体骨精确截骨、内固定安放等操作，达到骨肿瘤的精确切除与个体化重建的要求，提高手术操作的安全性和有效性。术中导航设备可以反复进行病灶定位和确定边界，可以探查确定手术切除病灶的边界。技术的优点在于无创伤地确定病灶形态和位置，有利于整块精确切除病灶，从而保留重要的正常骨组织，为重建创造条件。

术前设计个体化骨肿瘤切除方案，根据骨缺损大小进行异体骨修整并模拟重建后的形态，选择合适内固定。异体骨库的数字化建立，大大缩短了异体骨材料的选配时间，与以往常规术前准备操作相比减少了主观因素影响，明显提高了异体骨选配的精确性。术者参与术前设计至关重要。普通技师或工程师很难根据影像学检查精确确定肿瘤范围，此外，术者需根据手术的可操作性选取注册点，避免术中为显露注册点进行过度损伤周边组织。手术前进行数字化手术设计并进行模拟截骨手术，术前确定内固定大体形态位置有助于缩短手术时间，术中和术后得以实施和验证。

由于CAOS操作复杂、学习曲线较长、部分医疗结构缺乏专业技师或者工程师，使得整

个手术时间相对增加，一些骨肿瘤外科医生不熟悉或不愿意使用导航系统，而凭经验判定肿瘤外科边界。随着导航技术的不断进步和专业技术人才队伍的建设，相信可进一步缩短手术时间，而达到肿瘤的精确切除，这对于降低肿瘤局部复发率、最大程度重建患肢功能至关重要。

计算机辅助导航系统是骨科手术革命性的改变，但目前利用导航技术治疗辅助骨肿瘤手术在国内尚处于起步阶段，仍存在较多问题：首先必须克服成本、安全规范和职业保守主义的障碍；其次是技术方面，定位时任何偏差都将影响到系统的精确性，如果发生标定点位置变化，系统配准发生变化，都将做出错误信息反馈，这些细节问题还需要外科医生和工程师进一步探讨和研究；第三，培训技术时间长，通常培训专业医生需要半年时间，而半年里这项技术可能已经淘汰；第四，计算机辅助手术在部分地区属于非医疗保险覆盖范围，部分医院部分科室无有效政策支持；第五，针对部分骨肿瘤侵犯软组织术中组织漂移还需要解决，目前国际上针对软组织肿瘤的计算机软件还未开发上市；第六，术前在软件设计、规划切除重建的时间较长，尤其是在复杂骨肿瘤外科手术的设计与实施上。

四、导航系统的注册、验证、追踪与监测

计算机辅助导航系统是外科手术革命性的改变，但目前利用导航技术辅助治疗骨肿瘤手术在国内尚处于起步阶段，经验较丰富的仅北京积水潭医院、上海交通大学第六人民医院、第四军医大学西京医院等数家。在技术方面，导航系统也仍存在较多问题，定位时任何偏差都将影响到系统的精确性，如果发生标定点位置变化，系统配准发生变化，都将做出错误信息反馈，这些细节问题还需要医工紧密结合，进一步探讨、研究、解决。

本研究采取64排薄层CT扫描，层厚为0.625mm，分辨率为512×512，确保了计算机导航的配准精度。导入手术前设计的截骨数据，在

导航系统中重现手术前设计的肿瘤切除、异体骨修整的方案。手术按正常操作进行：麻醉满意后，术区常规消毒、铺单，先显露术区以远的骨性结构，在不影响手术操作部位、不影响肿瘤切除范围的前提下，选择坚硬骨骼处固定导航追踪器。在骨骼表面选择3~5个典型的骨性标志点（应尽量选择不同平面、安全距离之外、容易辨识的点），分别与导航系统中三维模型表面的对应点互相配准，完成点注册；再通过面注册进一步提高配准精度，为达到理想配准，面注册一般选择40~60个配准点。配准完成后，导航的准确性需进一步验证。从而确定影像资料、患者解剖结构和操作工具之间的相对空间位置。指引器尖端触及术区周围典型标志，术者观察指引器在屏幕影像资料上同步显示的位置。若显示一致，则匹配满意。

通过点配准和面配准两步，术中骨性标志点与三维影像匹配良好，注册误差（0.47±0.19）mm，导航配准满意，达到课题设计要求，可为手术提供高精度的定位。

通过导航软件进行骨肿瘤的精确定位及切除范围的规划设计后，根据骨缺损的三维信息进行异体骨段修整，匹配肿瘤切除后残留的关节缺损，并进一步确定内固定的位置、方向等。术中使用设计配准的异体骨关节材料进行移植重建，术中导航系统自动跟踪手术器械的位置，并以虚拟探针形式实时显示操作区域的三维空间位置，依据术前设计在导航下完成手术实施及监测。

观察本组病例中，股骨半髁、胫骨半侧平台的多边形截骨，其角度及范围精确，重建中使用导航辅助修整异体骨，可使异体骨的多边截骨外形精准匹配于骨缺损部位，再通过膝关节导航模块，可以精确地调整膝关节面的高度、内外翻角度和前后倾角度等，使患肢长度、力线及外形与术前完全一致。

五、整体治疗流程的可行性和有效性

在骨肿瘤切除的安全性方面，临床医生最担心的是能否在导航辅助设计切除的同时真正实现肿瘤的安全切除，减少因边缘切除不满意

带来肿瘤局部复发的风险。数字骨库技术联合CAOS骨肿瘤精确切除、异体骨精细生物重建手术，其治疗流程要掌握各个关键技术点，如大段异体骨的数字分析与管理、三维图像融合、肿瘤分期和外科边界的确定、异体骨的匹配和裁剪、导航配准和监测手术等，整体治疗流程才得以顺利、安全、可靠的实施。

那么，精细化重建的精度是多少，对于骨肿瘤患者手术是否有意义？

本课题的临床实践验证，数字化骨库的配准以及导航辅助手术的验证、监测的精细重建精度平均到0.47 mm左右，对于手术后的重建，特别是关节部位重建，每1 mm或1°的误差，反映在整个肢体力线上都会造成很大的倾斜，从而使关节受力不均匀，使关节寿命大大降低。对于肿瘤患者而言，骨肿瘤的切除范围往往较大，切除后的重建各不相同，更容易产生误差，精细化的重建可以以毫米级的精度控制误差的产生。相比传统的经验手术，数字技术辅助下的精细化手术更适合骨肿瘤切除及大段异体骨移植重建手术。

本课题对29例患者成功实施了手术治疗，验证了该治疗流程的科学性、可行性；患者肿瘤均获en bloc切除，获得了解剖匹配的异体骨重建，实现了研究和治疗目的，随访结果验证了该治疗流程的有效性。

患者术后均获得随访，随访时间平均20.8个月。恶性肿瘤局部复发率为4%，低于文献报道水平。术后随访，影像学检查得出肿瘤骨切除边界和异体骨裁剪边界一致，关节重建稳定。

随访期间，未出现明显免疫排异反应，无肢体不等长和关节畸形，目前未见感染、骨不连、异体骨骨折、深静脉血栓形成、内固定松动、断裂和关节塌陷等明显并发症出现；异体骨与宿主骨平均愈合时间（6.1±2.5）个月；MSTS93功能评分平均（25.1±3.2）分，明显高于传统手术切除重建手术的患者。患者对术后肢体功能恢复情况感到满意。

本研究结果证实，数字化骨库联合计算机导航辅助骨肿瘤切除与异体骨重建确实是一种安全、有效的方法，更有利于避免肿瘤切除的盲目性和重建的随意性；对于提高手术精确性、安全性和重建稳定性，减少肿瘤复发，改善术后功能等方面均有重要的临床价值和推广意义。相信在骨肿瘤保肢治疗这一特殊领域，未来的数字化骨库资源更加丰富、快捷、精准、自动化，辅助导航设备会更轻便、操作更方便、注册更准确、价格更便宜，临床医生和患者都会从导航辅助的精细化生物重建手术中获益。

六、课题存在的不足

本课题在应用过程中发现一些局限性及不足。①骨源有限。单中心数字化骨库资源有限，绝大部分是成人异体骨，在选配时受到一些局限，尤其是对青少年患者。有时匹配过程没有完全合适的异体骨，只能匹配尺寸、形状相对接近的异体骨。下一步我们研究计划与其他兄弟骨库、骨肿瘤治疗中心合作，建立并完善国内的数字化骨库网络，共享异体骨资源；并进一步完善数字骨库技术，使匹配过程完全自动化。②学习曲线长。技术培训和磨合周期较长，通常熟练掌握至少需要三个月时间。③准备时间长。从数字骨库提取数据、手动配准到虚拟手术设计和规划，术前在软件中操作需要2小时左右。④术中注册操作增加手术时间，发生错误后容易造成不良后果，注册精度要求高等。本课题组人员能够掌握导航操作，术中注册时间可控制在15分钟之内，使总手术时间大为减少。⑤切割精度有待提高。术中选择骨性标志点时，还存在一定主观性；目前采用克氏针标定截骨线，使用摆锯截骨会有手工颤抖，均对精细化的程度稍有影响；课题下一步拟应用机械臂解决这个问题。⑥临床医生是主体。导航的指引仅供参考，术中多个环节仍需重复验证导航的有效性，以最大程度上避免错误的发生。⑦病例数相对较少，随访时间相对较短。

七、展望

骨肿瘤发病人群大多是青少年，保肢技术中大段异体骨移植的生物重建效应日益受到关注、重视和研究。本课题就如何解决瘤段精确切除、优化选择异体骨、精准匹配、精细化生物重建的这一技术难题，结合国外先进经验，设计了数字化骨库联合计算机导航系统手术的应用流程，成功对29例骨肿瘤患者进行了保肢治疗。

数字骨科学的不断发展促进了数字骨库技术的科学化、精确化和快捷化。本课题依托西京医院综合骨库，将库存骨按解剖部位分类并分组，通过64排螺旋CT扫描系统获得DICOM格式数据后，导入计算机专业软件处理，将其空间三维图像信息进行存档，统一分类和管理，建立起数字化骨库的分析和管理平台，即建立数字化骨库。根据临床需求，异体骨的三维结构可以多角度、多彩色、透明或任意组合显示和切割，整体清晰、实体感强，可将患者信息与骨库信息进行准确、快捷的配准，为异体骨关节的筛选提供全面、准确的信息，从而使传统选骨技术得到质的飞跃。

骨肿瘤的手术治疗包括肿瘤切除和功能重建。切除肿瘤时，过小的切除范围常导致肿瘤残留，复发率高；而过大的切除范围会增加重建的难度，影响功能恢复；计算机辅助导航可精确切除瘤段并精细化重建，成为骨肿瘤外科发展的方向和趋势。

数字骨库技术为我们提供了生物重建材料数字化信息和术前设计，CAOS又可以使空间构象转变为可视，实施精确的追踪和监测手术；二者结合可以使我们在术前规划时统一考虑肿瘤切除和生物重建，即实现理想的切除方式，又最大限度地保留了正常骨量，为异体骨的匹配和生物重建创造条件。计算机辅助导航切除骨肿瘤、异体骨匹配移植有利于术前设计、手术模拟、精确裁剪异体骨、科学重建、合理放置内固定等操作，克服常规手术存在的不足。

本课题遵循设计流程，选取2011年1月至2014年1月西京医院骨与软组织肿瘤科收治的骨关节周围原发性骨肿瘤患者29例，均具备大段异体骨移植保肢适应证，符合纳入标准，进行手术治疗。术后评价显示，数字骨库提高了选配精确度，缩短了选配时间，导航辅助的肿瘤切除和异体骨裁剪，术中骨表面标志点与三维影像匹配良好，术后影像学复查肿瘤切除边界与异体

骨裁剪边界一致，无关节不稳，肢体不等长、畸形等发生。随访观察骨愈合时间满意，患肢术后功能恢复良好，肿瘤复发和转移率低。较之经验性肿瘤手术切除，本研究纳入的临床病例凸显出创伤小、切除精确、异体骨与自体骨结合匹配性高、手术时间短等优点。

数字骨库在本课题的临床应用中具有以下优势：①有利于异体骨材料的选配和管理；②有利于大段骨缺损区域的模拟量化、精细选配；③避免术前规划的盲目和不确定性，增强医患双方的沟通和信任；④有利于缩短术中截骨及选配时间，减少出血量；⑤有利于计算机辅助导航外科手术的开展；⑥有利于大段异体骨移植材料的合理使用。再通过计算机辅助导航系统辅助，将数字骨科学的基础和临床与骨库的数字化技术紧密结合起来，术前可以进行个体化肿瘤切除范围和截骨方案、异体骨模拟修整配准与内固定方案设计，预知性和可重复性高，术中可以进行导航验证、跟踪和监测手术，从而达到骨肿瘤整块切除、骨缺损的匹配、异体骨生物重建的精确化、个体化、精细化要求，并减少了手术并发症，降低了肿瘤局部复发率，具备临床技术的创新性、安全性、有效性、可行性。

综上所述，数字骨库的构建成功，加之计算机辅助设计及术中导航定位精确、可控、直观可视的优点，使二者有机结合，遵循了骨肿瘤外科精准手术理念和技术体系，通过精确数字配准、精密术前规划、精细手术作业、精良术后处理，解决了骨肿瘤外科治疗"如何切、切多少干净？如何重建、怎样重建最好？"这一关键技术性难题，达到安全切除、高效重建的更可靠的治疗效果。虽然本课题为单中心研究，例数较少、随访时间不长，目前数据信息的自动化匹配和骨切割仪器的精密度方面也尚需临床医生操作，但近期随访结果已充分体现了其整体治疗流程具有可行性和有效性，可以使患者接受安全的生物重建手术，最大限度避免医源性失误，进一步提高保肢手术的安全性，改善临床效果；该项技术的优势和趋势，值得临床进一步应用和拓展研究。

参考文献

1. Li J, Wang Z, Guo Z, et al. Precise resection and biological reconstruction for patients with bone sarcomas in the proximal humerus. J Reconstr Microsurg, 2012, 28(6): 419-425.

2. Fan H, Guo Z, Wang Z, et al. Surgical technique: Unicondylar osteoallograft prosthesis composite in tumor limb salvage surgery. Clin Orthop Relat Res, 2012, 470(12): 3577-3586.

3. 杨庆铭. 同种异体骨关节移植在骨肿瘤保肢手术中的应用. 中华骨科杂志, 2000, 20(B12): 53-57.

4. Biau D, Faure F, Katsahian S, et al. Survival of total knee replacement with a megaprosthesis after bone tumor resection. J Bone Joint Surg Am, 2006, 88(6): 1285-1293.

5. 马振杰. 同种异体骨移植的基础研究与临床应用. 中国矫形外科杂志, 2007, 15(10): 752-754.

6. 丛宪玲, 王金成, 王亮, 等. 骨库的特点及发展趋势. 中国组织工程研究与临床康复, 2011, 15(33): 6235-6238.

7. 李丹, 毕龙, 胡蕴玉, 等. 综合骨库在现代矫形外科中的作用. 中国矫形外科杂志, 2009, 17(21): 1639-1642.

8. 胡蕴玉. 骨库的建立与管理. 中华骨科杂志, 1995, 15(1): 54-56.

9. Aponte-Tinao L, Farfalli G L, Ritacco L E, et al. Intercalary femur allografts are an acceptable alternative after tumor resection. Clin Orthop Relat Res, 2012, 470(3): 728-734.

10. Brown M D, Malinin T I, Davis P B. A roentgenographic evaluation of frozen allografts versus autografts in anterior cervical spine fusions. Clin Orthop Relat Res, 1976(119): 231-236.

11. Clatworthy M G, Ballance J, Brick G W, et al. The use of structural allograft for uncontained defects in revision total knee arthroplasty. A minimum five-year review. J Bone Joint Surg Am, 2001, 83-A(3): 404-411.

12. Macewen W. I. The Osteogenic Factors in the Development and Repair of Bone. Ann Surg, 1887, 6(4): 289-306.

13. E L. J SurgGynecolObster. 1925782-809.

14. Albee F H. The bone graft peg in the treatment of fractures of neck of femur: author's technic. Ann Surg, 1915, 62(1): 85-91.

15. Friedlaender G E. U.S. Navy Tissue Bank. J Am Podiatry Assoc, 1977, 67(1): 38-41.

16. Curtiss P J, Chase S W, Herndon C H. Immunological factors in homogenous-bone transplantation. II. Histological studies. J Bone Joint Surg Am, 1956, 38-A(2): 324-328.

17. Nielsen H T, Larsen S, Andersen M, et al. Bone bank service in Odense, Denmark. Audit of the first ten years with bone banking at the Department of Orthopaedics, Odense University Hospital. Cell Tissue Bank, 2001, 2(3): 179-183.

18. Judas F, Teixeira L, Proenca A. Coimbra University Hospitals' bone and tissue bank: twenty-two years of experience. Transplant Proc, 2005, 37(6): 2799-2801.

19. Li D, Bi L, Meng G L, et al. Multi-variety bone bank in China. Cell Tissue Bank, 2010, 11(3): 233-240.

20. Linden J V, Centola G. New American Association of Tissue Banks standards for semen banking. Fertil Steril, 1997, 68(4): 597-600.

21. 张旗. 同种骨移植与骨库的历史与现状. 生物骨科材料与临床研究, 2004, 1(5): 46-48.

22. 李丹, 胡蕴玉, 袁志, 等. 综合骨库各类骨移植材料的制备、消毒及保存. 第四军医大学学报, 2001, 22(22): 2038-2042.

23. 孙世荃, 李宝兴, 李幼忱. 同种骨移植与骨库的发展. 中国骨肿瘤骨病, 2004, 3(1): 23-25.

24. Holtzclaw D, Toscano N, Eisenlohr L, et al. The safety of bone allografts used in dentistry: a review. J Am Dent Assoc, 2008, 139(9): 1192-1199.

25. 刘勇. 同种异体骨移植的免疫反应. 国外医学: 创伤与外科基本问题分册, 1998, 19(2): 91-93.

26. 胡蕴玉, 孙磊. 建立同种异体骨库与骨制备的临床应用. 中华外科杂志, 1996, 34(8): 464-468.

27. 陆军, 吴苏稼, 施鑫. 同种异体骨移植的免疫反应. 中国矫形外科杂志, 2002, 9(4): 388-391.

28. Lord C F, Gebhardt M C, Tomford W W, et al. Infection in bone allografts. Incidence, nature, and treatment. J Bone Joint Surg Am, 1988, 70(3): 369-376.

29. 杨诚, 彭建强, 张旗. 同种异体骨的灭菌方法研究进展. 中国医师进修杂志: 外科版, 2008, 31(1): 64-66.

30. 李保文, 庞清江. 骨库的建立. 滨州医学院学报, 1998, 21(2): 160-161.

31. Stevenson S, Li X Q, Martin B. The fate of cancellous and cortical bone after transplantation of fresh and frozen tissue-antigen-matched and mismatched osteochondral allografts in dogs. J Bone Joint Surg Am, 1991, 73(8): 1143-1156.

32. 杨克强, 李光新. 深低温冷冻异体骨生物力学特性与储存时间的关系. 医用生物力学, 2000, 15(3): 183-185.

33. 张永刚, 胡永成. 现代骨库的标准和规章制度. 中华骨科杂志, 2000, 20(B12): 87-88.

34. Clohisy D R, Mankin H J. Osteoarticular allografts for reconstruction after resection of a musculoskeletal tumor in the proximal end of the tibia. J Bone Joint Surg Am, 1994, 76(4): 549-554.

35. Virkus W W, Marshall D, Enneking W F, et al. The effect of contaminated surgical margins revisited. Clin Orthop Relat Res, 2002(397): 89-94.

36. Enneking W F, Spanier S S, Goodman M A. A system for the surgical staging of musculoskeletal sarcoma. Clin Orthop Relat Res, 1980(153): 106-120.

37. 李春洪, 黄波, 姚志杰. 外科分期在恶性骨肿瘤中的临床应用. 中外健康文摘: 临床医师, 2007, 4(7): 48-49.

38. Wolf R E, Enneking W F. The staging and surgery of musculoskeletal neoplasms. Orthop Clin North Am, 1996, 27(3): 473-481.

39. 郭卫. 肢体恶性骨肿瘤保肢治疗的方法及原则. 北京大学学报: 医学版, 2012, 44(6): 824-827.

40. Healey J H. Editorial: Limb preservation: past and present. Clin Orthop Relat Res, 2013, 471(3): 733-734.

41. Matsumoto S, Kawaguchi N, Manabe J, et al. [Surgical treatment for bone and soft tissue sarcoma]. Gan To Kagaku Ryoho, 2004, 31(9): 1314-1318.

42. Kawaguchi N, Ahmed A R, Matsumoto S, et al. The concept of curative margin in surgery for bone and soft tissue sarcoma. Clin Orthop Relat Res, 2004(419): 165-172.

43. 牛晓辉. 恶性骨肿瘤外科治疗的术前计划及术后评估. 中华外科杂志, 2007, 45(10): 699-701.

44. 郭卫. 恶性骨肿瘤保肢治疗中存在的问题. 中华骨科杂志, 2012, 32(11): 995.

45. Cho H S, Oh J H, Han I, et al. The outcomes of navigation-assisted bone tumour surgery: minimum three-year follow-up. J Bone Joint Surg Br, 2012, 94(10): 1414-1420.

46. 牛晓辉, 蔡槠伯, 郝林, 等. 冷冻异体骨移植治疗肢体骨巨细胞瘤骨缺损77例临床报告. 中华外科杂志, 2005, 43(16): 1058-1062.

47. Strong D M. The US Navy Tissue Bank: 50 Years on the Cutting Edge. Cell Tissue Bank, 2000, 1(1): 9-16.

48. So T Y, Lam Y L, Mak K L. Computer-assisted navigation in bone tumor surgery: seamless workflow model and evolution of technique. Clin Orthop Relat Res, 2010, 468(11): 2985-2991.

49. Bousleiman H, Paul L, Nolte L P, et al. Comparative evaluation of pelvic allograft selection methods. Ann Biomed Eng, 2013, 41(5): 931-938.

50. Itiravivong P, Tejapongvorchai T, Kuptniratsaikul S. Allograft replacement in limb salvage surgery for bone tumors. J Med Assoc Thai, 2001, 84 Suppl 1: S396-S400.

51. Mankin H J, Doppelt S, Tomford W. Clinical

experience with allograft implantation. The first ten years. Clin Orthop Relat Res, 1983(174): 69-86.

52. Makley J T. The use of allografts to reconstruct intercalary defects of long bones. Clin Orthop Relat Res, 1985(197): 58-75.

53. Dudley C, Pohanka E, Riad H, et al. Mycophenolate mofetil substitution for cyclosporine a in renal transplant recipients with chronic progressive allograft dysfunction: the "creeping creatinine" study. Transplantation, 2005, 79(4): 466-475.

54. 王臻. 大段异体骨生物力学特性及愈合机理的相关研究. 中华医学信息导报, 2004, 19(3): 11.

55. 王臻, 刘继中, 胡蕴玉, 等. 异体骨关节移植后骨愈合的X线形式及影响因素. 中国修复重建外科杂志, 2003, 17(4): 303-307.

56. Mankin H J, Gebhardt M C, Jennings L C, et al. Long-term results of allograft replacement in the management of bone tumors. Clin Orthop Relat Res, 1996(324): 86-97.

57. 刘继中, 王臻, 李明全, 等. 大段异体骨关节移植的关节功能重建和术后康复. 中国修复重建外科杂志, 2001, 15(4): 244-247.

58. Cheng C Y, Shih H N, Hsu K Y, et al. Treatment of giant cell tumor of the distal radius. Clin Orthop Relat Res, 2001(383): 221-228.

59. 钟世镇, 张绍祥, 欧阳钧. 数字解剖学——有待开拓完善的新兴分支学科. 解剖学杂志, 2007, 30(6): 669-672.

60. 王博亮, 蔡明, 郭晓曦, 等. 数字医学在精准骨科手术中的应用. 厦门大学学报: 自然科学版, 2013, 52(2): 202-205.

61. 裴国献. 数字骨科学概念与临床初步应用. 中华创伤骨科杂志, 2008, 10(2): 101-102.

62. 钟世镇. 我国数字骨科学发展概况. 中华创伤骨科杂志, 2013, 15(1): 3-4.

63. Lv C, Tu C, Min L, et al. Allograft arthrodesis of the knee for giant cell tumors. Orthopedics, 2012, 35(3): e397-e402.

64. Yasuda H, Yano K, Wakitani S, et al. Repair of critical long bone defects using frozen bone allografts coated with an rhBMP-2-retaining paste. J Orthop Sci, 2012, 17(3): 299-307.

65. Ottolenghi C E. Massive osteoarticular bone grafts. Transplant of the whole femur. J Bone Joint Surg Br, 1966, 48(4): 646-659.

66. Muscolo D L, Ayerza M A, Aponte-Tinao L A, et al. Use of distal femoral osteoarticular allografts in limb salvage surgery. Surgical technique. J Bone Joint Surg Am, 2006, 88 Suppl 1 Pt 2: 305-321.

67. Conn K S, Clarke M T, Hallett J P. A simple guide to determine the magnification of radiographs and to improve the accuracy of preoperative templating. J Bone Joint Surg Br, 2002, 84(2): 269-272.

68. 王满宜, 王军强. 计算机辅助导航骨科手术及医用机器人技术在创伤骨科的应用. 中华创伤骨科杂志, 2005, 7(11): 1004-1009.

69. 郭征, 付军, 王臻, 等. 计算机导航辅助外科治疗骨肿瘤. 中华创伤骨科杂志, 2011, 13(12): 1143-1147.

70. Cheong D, Letson G D. Computer-assisted navigation and musculoskeletal sarcoma surgery. Cancer Control, 2011, 18(3): 171-176.

71. Ritacco L E, Espinoza O A, Aponte-Tinao L, et al. Three-dimensional morphometric analysis of the distal femur: a validity method for allograft selection using a virtual bone bank. Stud Health Technol Inform, 2010, 160(Pt 2): 1287-1290.

72. Bou S H, Ritacco L E, Aponte-Tinao L, et al. Allograft selection for transepiphyseal tumor resection around the knee using three-dimensional surface registration. Ann Biomed Eng, 2011, 39(6): 1720-1727.

73. Ritacco L E, Farfalli G L, Milano F E, et al. Three-dimensional virtual bone bank system workflow for structural bone allograft selection: a technical report. Sarcoma, 2013, 2013: 524395.

74. Ritacco L E, Seiler C, Farfalli G L, et al. Validity of an automatic measure protocol in distal femur for allograft selection from a three-dimensional virtual bone bank system. Cell Tissue Bank,

2013, 14(2): 213-220.

75. Enneking W F, Campanacci D A. Retrieved human allografts : a clinicopathological study. J Bone Joint Surg Am, 2001, 83-A(7): 971-986.

76. Muscolo D L, Ayerza M A, Aponte-Tinao L A. Survivorship and radiographic analysis of knee osteoarticular allografts. Clin Orthop Relat Res, 2000(373): 73-79.

77. 付军, 郭征, 王臻, 等. 数字骨库的建立及其在骨肿瘤手术治疗中的应用. 中华创伤骨科杂志, 2013, 15(1): 55-59.

78. Reinhardt H, Trippel M, Westermann B, et al. Computer aided surgery with special focus on neuronavigation. Comput Med Imaging Graph, 1999, 23(5): 237-244.

79. Melvin W S, Dundon J M, Talamini M, et al. Computer-enhanced robotic telesurgery minimizes esophageal perforation during Heller myotomy. Surgery, 2005, 138(4): 553-558, 558-559.

80. 张涌泉. 计算机导航辅助髋臼肿瘤切除与个体化定制假体重建的临床应用研究. 第四军医大学, 2013.

81. 译校王籍, Yoram, A., 等. 计算机辅助外科在创伤骨科中的目前观念. 中华创伤骨科杂志, 2008, 10(3): 201-206.

82. Leong J L, Batra P S, Citardi M J. CT-MR image fusion for the management of skull base lesions. Otolaryngol Head Neck Surg, 2006, 134(5): 868-876.

83. Nemec S F, Donat M A, Mehrain S, et al. CT-MR image data fusion for computer assisted navigated neurosurgery of temporal bone tumors. Eur J Radiol, 2007, 62(2): 192-198.

84. Borner M. [Computer-assisted surgery. A critical evaluation]. Unfallchirurg, 1997, 100(8): 689-691.

85. Honl M, Dierk O, Gauck C, et al. Comparison of robotic-assisted and manual implantation of a primary total hip replacement. A prospective study. J Bone Joint Surg Am, 2003, 85-A(8): 1470-1478.

86. Steinmann J C, Herkowitz H N, El-Kommos H, et al. Spinal pedicle fixation. Confirmation of an image-based technique for screw placement. Spine (Phila Pa 1976), 1993, 18(13): 1856-1861.

87. Amiot L P, Labelle H, Deguise J A, et al. Computer-assisted pedicle screw fixation. A feasibility study. Spine (Phila Pa 1976), 1995, 20(10): 1208-1212.

88. Dessenne V, Lavallee S, Julliard R, et al. Computer-assisted knee anterior cruciate ligament reconstruction: first clinical tests. J Image Guid Surg, 1995, 1(1): 59-64.

89. Venkatesan M, Mahadevan D, Ashford R U. Computer-assisted navigation in knee arthroplasty: a critical appraisal. J Knee Surg, 2013, 26(5): 357-361.

90. Iorio R, Mazza D, Bolle G, et al. Computer-assisted surgery: a teacher of TKAs. Knee, 2013, 20(4): 232-235.

91. Hafez M A. The use of computer-assisted orthopaedic surgery in complex cases of hip and knee arthroplasty: experience from a developing country. Biomed Tech (Berl), 2012, 57(4): 301-306.

92. Kraus M D, Dehner C, Riepl C, et al. A novel method of image-based navigation in fracture surgery. Arch Orthop Trauma Surg, 2012, 132(6): 741-750.

93. Berlemann U, Langlotz F, Langlotz U, et al. [Computer-assisted orthopedic surgery. From pedicle screw insertion to further applications]. Orthopade, 1997, 26(5): 463-469.

94. Sugano N. Computer-assisted orthopedic surgery. J Orthop Sci, 2003, 8(3): 442-448.

95. Hufner T, Kfuri M J, Galanski M, et al. New indications for computer-assisted surgery: tumor resection in the pelvis. Clin Orthop Relat Res, 2004(426): 219-225.

96. Wong K C, Kumta S M, Chiu K H, et al. Computer assisted pelvic tumor resection and reconstruction with a custom-made prosthesis

using an innovative adaptation and its validation. Comput Aided Surg, 2007, 12(4): 225-232.

97. Wong K C, Kumta S M, Chiu K H, et al. Precision tumour resection and reconstruction using image-guided computer navigation. J Bone Joint Surg Br, 2007, 89(7): 943-947.

98. Stockle U, Schaser K, Konig B. Image guidance in pelvic and acetabular surgery--expectations, success and limitations. Injury, 2007, 38(4): 450-462.

99. Cartiaux O, Banse X, Paul L, et al. Computer-assisted planning and navigation improves cutting accuracy during simulated bone tumor surgery of the pelvis. Comput Aided Surg, 2013, 18(1-2): 19-26.

100. Cartiaux O, Paul L, Francq B G, et al. Improved accuracy with 3D planning and patient-specific instruments during simulated pelvic bone tumor surgery. Ann Biomed Eng, 2014, 42(1): 205-213.

101. Reijnders K, Coppes M H, van Hulzen A L, et al. Image guided surgery: new technology for surgery of soft tissue and bone sarcomas. Eur J Surg Oncol, 2007, 33(3): 390-398.

102. Lanfranco A R, Castellanos A E, Desai J P, et al. Robotic surgery: a current perspective. Ann Surg, 2004, 239(1): 14-21.

103. Damron T A, Pritchard D J. Current combined treatment of high-grade osteosarcomas. Oncology (Williston Park), 1995, 9(4): 327-343, 343-344, 347-350.

104. Bellanova L, Paul L, Docquier P L. Surgical guides (patient-specific instruments) for pediatric tibial bone sarcoma resection and allograft reconstruction. Sarcoma, 2013, 2013: 787653.

105. Jaffe N. Osteosarcoma: review of the past, impact on the future. The American experience. Cancer Treat Res, 2009, 152: 239-262.

106. 赵晖, 孙元珏, 王建军, 等. 以大剂量异环磷酰胺为主的晚期骨肉瘤联合治疗方案. 肿瘤, 2008, 28(6): 524-527.

107. Daw N C, Neel M D, Rao B N, et al. Frontline treatment of localized osteosarcoma without methotrexate: results of the St. Jude Children's Research Hospital OS99 trial. Cancer, 2011, 117(12): 2770-2778.

108. Bernstein M, Kovar H, Paulussen M, et al. Ewing's sarcoma family of tumors: current management. Oncologist, 2006, 11(5): 503-519.

109. Gupta A A, Pappo A, Saunders N, et al. Clinical outcome of children and adults with localized Ewing sarcoma: impact of chemotherapy dose and timing of local therapy. Cancer, 2010, 116(13): 3189-3194.

110. Subbiah V, Anderson P, Lazar A J, et al. Ewing's sarcoma: standard and experimental treatment options. Curr Treat Options Oncol, 2009, 10(1-2): 126-140.

111. Rosen G. Preoperative (neoadjuvant) chemotherapy for osteogenic sarcoma: a ten year experience. Orthopedics, 1985, 8(5): 659-664.

112. Lewis V O. What's new in musculoskeletal oncology. J Bone Joint Surg Am, 2009, 91(6): 1546-1556.

113. Tan P X, Yong B C, Wang J, et al. Analysis of the efficacy and prognosis of limb-salvage surgery for osteosarcoma around the knee. Eur J Surg Oncol, 2012, 38(12): 1171-1177.

114. Karosas A O. Ewing's sarcoma. Am J Health Syst Pharm, 2010, 67(19): 1599-1605.

115. 朱皓东, 吴智钢, 王臻, 等. 含洛铂方案的新辅助化疗在骨肉瘤及尤因肉瘤中的疗效观察. 中国骨与关节外科, 2013(3): 225-229.

116. Bay J O, Cabrespine A, Gilliot O, et al. [Docetaxel and gemcitabine combination in soft-tissue sarcomas treatment]. Bull Cancer, 2007, 94 Spec No Actualites: S122-S126.

117. Maki R G, Wathen J K, Patel S R, et al. Randomized phase II study of gemcitabine and docetaxel compared with gemcitabine alone in patients with metastatic soft tissue sarcomas: results of sarcoma alliance for research through

collaboration study 002 [corrected]. J Clin Oncol, 2007, 25(19): 2755-2763.

118.Leu K M, Ostruszka L J, Shewach D, et al. Laboratory and clinical evidence of synergistic cytotoxicity of sequential treatment with gemcitabine followed by docetaxel in the treatment of sarcoma. J Clin Oncol, 2004, 22(9): 1706-1712.

119.Donati D, Di Liddo M, Zavatta M, et al. Massive bone allograft reconstruction in high-grade osteosarcoma. Clin Orthop Relat Res, 2000(377): 186-194.

120.Capanna R, Campanacci D A, Belot N, et al. A new reconstructive technique for intercalary defects of long bones: the association of massive allograft with vascularized fibular autograft. Long-term results and comparison with alternative techniques. Orthop Clin North Am, 2007, 38(1): 51-60.

121.李靖, 王臻, 郭征, 等. 带血管腓骨复合异体骨修复长骨肿瘤切除后骨缺损. 中华骨科杂志, 2011, 31(6): 605-610.

122.郝林, 王涛, 徐海荣, 等. 大段异体骨移植治疗骨干肿瘤. 中国骨肿瘤骨病, 2009(3): 133-138.

123.Wong K C, Kumta S M. Joint-preserving tumor resection and reconstruction using image-guided computer navigation. Clin Orthop Relat Res, 2013, 471(3): 762-773.

124.马小军, 董扬. 计算机辅助导航系统在骨肿瘤方面的治疗进展. 中国骨肿瘤骨病, 2009(1): 43-46.

125.Reijnders K, Coppes M H, van Hulzen A L, et al. Image guided surgery: new technology for surgery of soft tissue and bone sarcomas. Eur J Surg Oncol, 2007, 33(3): 390-398.

126.Temple W J, Saettler E B. Locally recurrent rectal cancer: role of composite resection of extensive pelvic tumors with strategies for minimizing risk of recurrence. J Surg Oncol, 2000, 73(1): 47-58.

127.Guo Z, Li J, Pei G X, et al. Pelvic reconstruction with a combined hemipelvic prostheses after resection of primary malignant tumor. Surg Oncol, 2010, 19(2): 95-105.

128.Jeys L, Matharu G S, Nandra R S, et al. Can computer navigation-assisted surgery reduce the risk of an intralesional margin and reduce the rate of local recurrence in patients with a tumour of the pelvis or sacrum?. Bone Joint J, 2013, 95-B(10): 1417-1424.